国家养老爱心护理工程系列丛书
国家养老爱心护理职业技能培训指定教材
国家爱心护理工程岗位资格培训指定教材

爱心护理院
养老护理员手册

主　编　李宝库
副主编　张志鑫　台恩普　苏志钢
编　委　邓德金　苏桂珠　陈蓓蓓
　　　　谭美青　吴圆圆

北京大学医学出版社

AIXIN HULIYUAN YANGLAO HULIYUAN SHOUCE

图书在版编目（CIP）数据

爱心护理院养老护理员手册/李宝库主编. —北京：北京大学医学出版社，2013.10

（国家养老爱心护理工程系列丛书）

ISBN 978-7-5659-0658-9

Ⅰ. ①爱… Ⅱ. ①李… Ⅲ. ①老年人-护理学-手册 Ⅳ. ①R473-62

中国版本图书馆 CIP 数据核字（2013）第 233674 号

爱心护理院养老护理员手册

主　　编：李宝库
出版发行：北京大学医学出版社（电话：010-82802230）
地　　址：（100191）北京市海淀区学院路 38 号　北京大学医学部院内
网　　址：http://www.pumpress.com.cn
E — mail：booksale@bjmu.edu.cn
印　　刷：北京画中画印刷有限公司
经　　销：新华书店
责任编辑：靳新强　张立峰　　责任校对：金彤文　　责任印制：张京生
开　　本：787mm×1092mm　1/16　印张：19　字数：462 千字
版　　次：2013 年 10 月第 1 版　2013 年 10 月第 1 次印刷
标准书号：ISBN 978-7-5659-0658-9
定　　价：58.00 元

版权所有，违者必究

（凡属质量问题请与本社发行部联系退换）

国家养老爱心护理工程系列丛书
编审委员会

顾　　　问　李立国　窦玉沛　陈传书
主　　　编　李宝库
副 主 编　张志鑫　台恩普　苏志钢
编 审 人 员　（以姓氏笔画为序）
　　　　　　邓德金　西彦华　孙钰林　苏桂珠　杨根来
　　　　　　豆雨霞　张慧清　黄　颖　黄长富　曹红玲
　　　　　　韩忠智　谢　琼　谭美青　魏　兵

丛 书 序

阎青春

全国老龄工作委员会办公室副主任、中国老龄协会副会长、
中国老龄事业发展基金会副理事长

"国家爱心护理工程系列丛书"是在实施和推广国家"十一五"规划纲要的实践中总结出来的成功经验，丛书的出版对爱心护理工程和从事失能老人长期照料护理工作的管理人员和专业人员具有现实指导意义，相信一定会为爱心护理工程更加广泛深入地普及与推广注入新的生机和活力，对"爱心护理工程"的深入实施形成更加有力的指导，也一定会为"爱心护理工程"的广泛开展提供有益的借鉴，由此，就会推动"爱心护理工程"再上一个新的台阶，借此机会，我代表全国老龄工作委员会办公室向出版单位表示热烈祝贺！希望"爱心护理工程"有更多的具有指导意义的书籍出版！

随着我国综合国力的增强和人们生活水平的提高，人口老龄化的进程也在不断加快，日益呈现出规模大、增速快、高龄化趋势明显等特点。我国于 1999 年进入人口老龄化社会，老龄化形势日益严峻。目前，全国的老年人口已经达到 1.85 亿，占总人口的 13.7%，平均每年要增加 800 多万老年人口，在未来 20 年间，全国老年人口数将比现在翻一番，老年人口届时将会达到 3.5 亿，居世界首位，约相当于整个欧洲 60 岁及以上老年人口的总和，并且还在以年均 3% 以上的速度递增，几近总人口增长速度的 5 倍。根据《中国人口老龄化发展趋势百年预测》[1]，2010 年老年人口将达 1.74 亿，占总人口的 12.8%（全国第六次人口普查结果显示，60 岁以上老年人已达 1.77 亿），2020 年进一步增至 2.48 亿，占总人口的 17.2%，呈加速增长之势。与人口老龄化伴生的高龄化、空巢化趋势愈加明显，失能老人不断增多。目前 80 岁及以上高龄人口已达 1700 多万，到 2020 年将进一步增至 3067 万。人口老龄化使得家庭和社会对老年人长期照料与护理的责任明显加重，养老事业发展面临的压力也十分沉重。

适应人口老龄化的发展要求，遵循构建和谐社会的内在要求，在广大城乡建立、健全包括生活照顾、文化娱乐、精神慰藉和长期照料护理在内的全方位的社会化养老服务体系迫在眉睫，其中为老年人群中那些最需要专业护理、最困难的失能老人提供照顾护理服务又是最为急需、最为紧迫的事情。加快推进"爱心护理工程"的建设和实施，正是一项顺应民心、合乎民意、关乎民生的好事和善事。中国老龄事业发展基金会率先倡导"爱心护理工程"的善举和积极试点探索的实践，我们应该给予大力的支持和褒奖

积极推进"爱心护理工程"的建设和实施，对照国际社会通行的 5%~7% 的机构护养比例，我国在机构照料护理方面存在的巨大差距虽非一朝一夕能够赶上，但是从现在起必须要有一种全新的姿态、全新的思路来一个较大较快的发展，甚至是跳跃性的发展才行。我们既要根据国情和国力，适度加快爱心护理机构建设，也要根据老年人长期

---

[1] 李本公主编. 中国人口老龄化发展趋势百年预测. 北京：华龄出版社，2006.

照料护理事业发展的内在规律，始终坚持社会化、专业化、规范化的发展方向。让全社会的人们都来关心、参与、支持和兴办养老服务机构和设施，形成众人拾柴火焰高的态势。同时对过去公办的养老福利机构大力推进改革、改制和改组，朝着公办（建）民营的方向发展。要培植和发展社会服务团体和民间组织，把第三部门的力量引入到为老服务中来，将为老服务的机构、设施和场所更多地交给他们去经办和管理，真正实现政企分离、政事分离、政资分离、政府和社团分离，使政府真正发挥宏观管理和行政监督的职能，实现为老服务事业管理的规范化和运行机制的市场化，增强养老机构的生机与活力。总结和探索5年来推进"爱心护理工程"的实践经验，感到还必须要加快养老机构服务队伍的专业化建设步伐，通过院校培养、在职教育、岗位训练、职业养成等多种途径，使为老服务的工作人员都养成尊老敬老的职业道德，成为掌握专业社会工作知识和服务技能的专门人才。

在此基础上，有关部门再共同努力把专业社会工作者职业资格认证制度和职称评聘体系建立起来，就一定能够大幅度提升失能老人长期照顾和护理服务事业的专业水平，进而影响和带动整个老龄事业的快速发展。

我们各级老龄工作部门，必须坚持以科学发展观统领老龄事业发展全局，不断加大对"爱心护理工程"的支持和扶植力度，加强对"爱心护理工程"试点实施工作的指导，协调有关部门增加对"爱心护理工程"的投入，加快老年社会福利的政策法规建设，紧密围绕"构建人人共享的和谐社会"的主题，宣传和鼓励全社会进一步弘扬中华民族尊老、敬老、养老、助老的优良传统，调动各方面积极因素，共同着力解决建设中国特色养老服务体系过程中遇到的困难和问题，为不断改善和提高老年人的生命、生活质量，为构建和谐家庭、和谐社区、和谐社会做出更大的贡献。

丛书前言

在"爱心护理工程"实施六周年之际，中国老龄事业发展基金会组织编写和出版这套"国家养老爱心护理工程系列丛书"，这对重温党中央、国务院领导给予老龄事业的亲切关怀，总结经验，规范标准，科学管理，将"爱心护理工程"不断推向健康可持续发展，是一件很有意义的事情。

进入21世纪，中国人口老龄化的特点，最突出的就是老龄化速度快，老年人绝对数量增多，人口老龄化地区差别加大。老年人的赡养、"空巢老人"的生活照料，特别是高龄老人的护理等问题，对于中国传统的家庭养老方式提出了严峻的挑战。2005年3月，在全国政协十届三次会议上，我们46位全国政协委员根据中国老龄人口发展现状和面临的问题，向大会提交了一项提案。提案建议在政府的扶持下，动员社会力量，在全国大中城市实施"爱心护理工程"，建设医养结合的"爱心护理院"，解决老年人的生活照料、康复医疗和临终关怀服务等实际问题。这一提案引起了国务院领导同志的高度重视，温家宝总理和回良玉副总理等领导同志先后对此事做出重要批示。2006年，全国人民代表大会通过的"十一五"规划纲要，把"弘扬敬老风尚"，"实施爱心护理工程，加强养老服务、医疗救助、家庭病床等面向老年人的服务设施建设"，列入积极应对人口老龄化的政府工作重点。

"爱心护理工程"是在党和政府的支持下，动员社会力量、筹集社会资金建设老年福利服务机构的德政工程。其宗旨是：帮天下儿女尽孝，替世上父母解难，为党和政府分忧。其具体做法是：统一名称，统一标志，统一理念，统一功能实施，统一服务规范。其运行机制是：政府支持，社会力量兴办，自主经营，自负盈亏。中国老龄事业发展基金会受民政部委托主管的"爱心护理工程"，绝大多数是社会力量即民间力量兴办的，由其下的"爱心护理工程工作委员会"负责。主要任务是：实施宏观管理，进行总体布局、准入审核，政策指导，经费资助，人员培训，交流经验和表彰先进等方面的工作。

"爱心护理工程"集中体现了党和政府的亲民爱民政策和推进社会主义和谐社会建设的战略，国家有关部门在政策上给予了鼓励和优惠。民政部门将"爱心护理工程"项目列入社会福利机构对待。财政部门、税务部门给予捐助单位和个人所得税税前扣除的优惠政策。卫生、人社、建设、国土等部门，也出台了相应的支持政策。

中国老龄事业发展基金会认真贯彻国家"十一五"规划和总理批示精神，及时制定并下发了《"爱心护理工程"试点工作规程》，为给"爱心护理工程"试点单位培养高素质的管理人才和专业护理人员，我们与香港理工大学共同举办了"为老服务管理人员社工培训班"；与原劳动和社会保障部社会保障能力建设中心共同举办了"全国养老护理员师资暨首届爱心护理工程高级管理员培训班"；先后在江苏、江西、山东、大连、四川等地建设了"爱心护理工程人才培养基地"、"爱心护理培训学校"和"爱心护理工程研究发展中心"。受民政部委托,自 2006 年起,我们每年都召开一次全国"爱心护理工程"试点工作会议,使试点工作向规范化、规模化方向快速推进。2008 年,我们还对在此项工作中做出突出贡献的"爱心护理院"院长、护士长和护理员分别授予"敬老功臣杯"、"敬老奉献杯"和"敬老服务杯",以此树立榜样,激励先进。最近,我们将举行第二次评比表彰活动,一批热心老龄护理事业的先进个人和集体即将涌现出来。

由于天时、地利、人和,这项事业蓬勃发展,显示出强大的生命力。六年来,"爱心护理工程"已由刚启动时的 7 家爱心护理院,发展到现在的"爱心护理工程建设基地"335 家,示范基地 48 家,许多省、市还建立了本省的爱心护理院,覆盖全国 31 个省(自治区、直辖市)的 100 多个大中城市,提供养老床位 10 万张。而且,爱心护理院的规模越来越大,有的占地近千亩,床位突破 1500 张。

"爱心护理工程"之所以发展迅猛,势头强劲。一是定位准确,这项工程既符合社会需求,又满足了广大群众的迫切愿望。二是国家和各级政府的高度重视和在优惠政策等方面的大力支持。三是中华民族的传统美德——孝道宣传教育进一步深入人心。四是采取了市场运作机制的经营方法。经营者都很珍惜自己的经费投入和历史赋予的奉献爱心的机会,工作的积极性和主动性极大提高。

"爱心护理工程"是一项开创性的事业,许多工作都是在第一线的同志们艰苦创业,积极探索,开拓创新,克服种种困难,以辛勤的汗水换来的。他们在实践中摸索和总结出来的经验和成功做法弥足珍贵,其精神可圈可点,令人敬佩。正是基于这种原因,中国老龄事业发展基金会组织了精干的编写人员队伍,对六年来的工作经验和成功做法给予系统的梳理和总结,意在规范管理、科学经营,不断提高为老年人的专业服务水平和质量,将"爱心护理工程"不断推向新的发展阶段。

我再次为提供这套丛书基础资料的第一线的护理院长们、参与这项工作的管理人员、医疗护理人员、部分老年住院朋友表示敬意,对参与编写、出版这套丛书而付出艰辛劳动的编辑同志和工作人员表示感谢!由于时间仓促,其中的缺憾和不足在所难免,望得到大家的批评,以便不断改正,趋于完善。

中国老龄事业发展基金会理事长

李宝库

2012 年 10 月 20 日

目 录

第一篇 综合管理与技能篇

第一章 爱心护理院养老护理员管理制度 ……………………………… (3)
 第一节 护理业务管理体制 ……………………………………………… (3)
 第二节 护理员工作制度 ………………………………………………… (4)
 第三节 护理员工作职责 ………………………………………………… (4)
 第四节 护理日常工作流程 ……………………………………………… (5)
 第五节 生活照料核心制度 ……………………………………………… (11)
 第六节 护理员组长岗位竞聘制度 ……………………………………… (16)

第二章 爱心护理院养老护理员工作规范 ……………………………… (19)
 第一节 护理员工作须知 ………………………………………………… (19)
 第二节 护理员工作规范 ………………………………………………… (20)
 第三节 护理员行为规范 ………………………………………………… (20)
 第四节 护理员职业道德规范 …………………………………………… (27)

第三章 爱心护理院生活照料工作质量标准 …………………………… (31)
 第一节 病区环境管理制度标准 ………………………………………… (31)
 第二节 护理员工作质量标准 …………………………………………… (32)
 第三节 生活照料工作考核办法 ………………………………………… (32)
 第四节 医护工责任小组模式 …………………………………………… (34)

第四章 爱心护理院养老护理员职业技能 ……………………………… (37)
 第一节 饮食照料 ………………………………………………………… (37)
 第二节 排泄照料 ………………………………………………………… (44)
 第三节 睡眠照料 ………………………………………………………… (47)
 第四节 清洁卫生 ………………………………………………………… (49)
 第五节 安全保护 ………………………………………………………… (52)

第五章 爱心护理院基础护理知识 ……………………………………… (59)
 第一节 消毒隔离知识 …………………………………………………… (59)
 第二节 用药护理 ………………………………………………………… (62)
 第三节 观 察 …………………………………………………………… (64)
 第四节 冷热应用护理 …………………………………………………… (70)
 第五节 尸体护理 ………………………………………………………… (71)
 第六节 老年人护理记录方法 …………………………………………… (72)
 第七节 应急救护 ………………………………………………………… (86)

第八节　心理护理…………………………………………………(89)
第六章　爱心护理院专科护理知识……………………………………(96)
　　第一节　阿尔茨海默病的护理………………………………………(96)
　　第二节　老年人骨折的护理…………………………………………(107)
　　第三节　气管切开的照料……………………………………………(109)
　　第四节　压疮护理……………………………………………………(109)
　　第五节　临终关怀护理………………………………………………(112)
第七章　爱心护理院养老护理员职业技能操作规程…………………(117)
　　第一节　基础护理操作流程…………………………………………(117)
　　第二节　生活照料操作流程…………………………………………(127)
　　第三节　护理员技能操作考核评分标准……………………………(141)
第八章　爱心护理院老年人康乐活动…………………………………(161)
　　第一节　肢体康复……………………………………………………(161)
　　第二节　老年娱乐……………………………………………………(163)
第九章　爱心护理院护理辅助器具……………………………………(167)
　　第一节　辅助器具的作用……………………………………………(167)
　　第二节　辅助器具的功能……………………………………………(167)
第十章　养老护理员职业技能岗前培训………………………………(171)
　　第一节　岗前培训目标………………………………………………(171)
　　第二节　岗前培训计划及考核………………………………………(172)
　　第三节　岗前培训内容………………………………………………(173)
第十一章　养老护理员职业技能继续教育……………………………(177)
　　第一节　继续教育计划………………………………………………(177)
　　第二节　培训方式与考核……………………………………………(178)

第二篇　生活护理实操篇

第十二章　养老爱心护理员生活护理操作要诀………………………(181)
　　第一节　康复护理……………………………………………………(181)
　　第二节　饮食护理……………………………………………………(198)
　　第三节　排泄护理……………………………………………………(203)
　　第四节　清洁护理……………………………………………………(212)
　　第五节　口腔护理……………………………………………………(217)
　　第六节　头发护理……………………………………………………(219)
　　第七节　胡须、鼻毛护理……………………………………………(221)
　　第八节　用药护理……………………………………………………(222)
　　第九节　冷、热应用护理……………………………………………(231)
　　第十节　衣、裤更换护理……………………………………………(235)
　　第十一节　衣柜整理…………………………………………………(236)

  第十二节　床铺整理……………………………………………………（236）
  第十三节　安全搬移……………………………………………………（237）
  第十四节　约束带的使用………………………………………………（249）
  第十五节　房间消毒……………………………………………………（251）
第十三章　爱心护理院的护理重点及难点……………………………………（254）
  第一节　阿尔茨海默病的护理…………………………………………（254）
  第二节　卧床老人压疮预防与护理……………………………………（257）
  第三节　紧急情况预防…………………………………………………（263）
  第四节　急救技术………………………………………………………（264）
  第五节　临终关怀………………………………………………………（275）
  第六节　消防器械操作方法……………………………………………（277）
附　录……………………………………………………………………………（281）

第一篇

综合管理与技能篇

第一章 爱心护理院养老护理员管理制度

本章重点概述

目前国内爱心护理院日渐增多，规范化的管理成为爱心护理院持续发展的关键，护理员是爱心护理院一线员工，他们的工作质量直接影响到养老机构的声誉，所以护理员工作制度与评价是做好护理工作的重中之重，护理员必须遵守各项规章制度，严格按照流程工作，爱心护理院才能健康的发展。

第一节 护理业务管理体制

护理员的管理架构是指在组织管理过程中，严格按照层级程序，明确职责。各在其位，各司其职，各负其责的管理体制。

爱心护理院的主要职责是生活护理，生活护理的质量直接关系到爱心护理院的社会效益和经济效益，所以，护理工作的管理体制清晰、岗位责任明确、有章可循，是做好护理院工作的关键。

护理业务管理架构

（一）垂直管理体制

在护理院主管副院长领导下，护理部主任负责制，下设病区护士长、总务护士与护理员大组长四级管理，护理部主任直线管理病区护士长，护士长下设总务护士和护理员大组长，均由病区护士长直接领导，形成垂直管理，在垂直管理体制中，护理部行使对护理员的分配、调动、选拔、任免、奖惩、考核等直接人事权利，并提出意见，按有关规定办理。

（二）层级管理体制

建立护理员的层次管理制度的目的是根据养老护理员的不同等级。设立技师，高级、中级、初级护理员等不同层级的生活照料岗位，给予相对应的工作权限和待遇，履行各级人员的岗位职责和工作任务，满足不同老年人的需要，确保生活护理质量。在层级管理体系中，养老护理人员结构形成梯队，与所实施的护理相适应。

（三）组织结构图

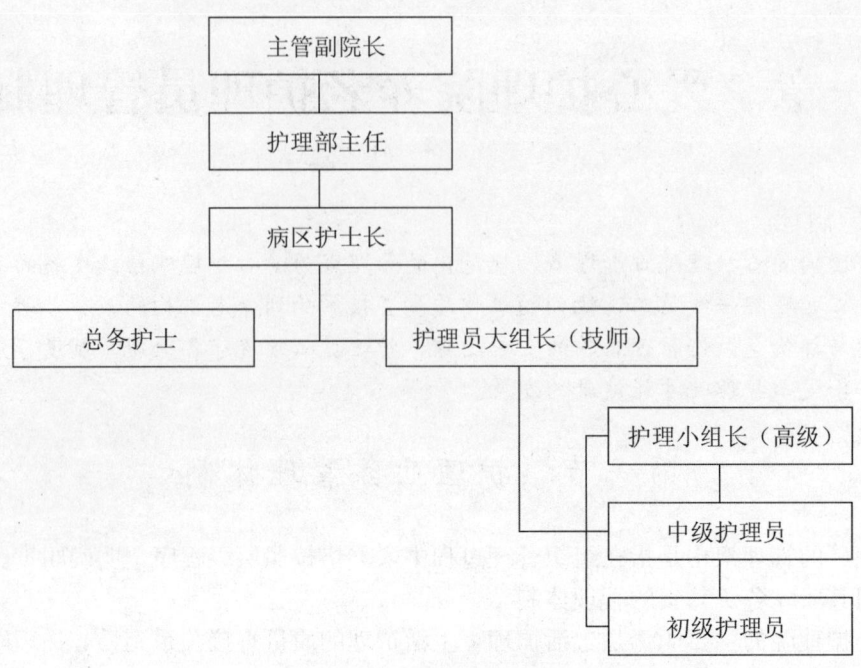

图 1-1 护理业务管理框架

第二节 护理员工作制度

1. 执行院部和科室的各项规章制度，接受护理员大组长的管理，在护士的指导下，完成职责范围内的工作。
2. 严格遵守劳动纪律，不可擅离岗位。
3. 在岗时须着装整洁，仪表端庄。工作服、工作帽、工作鞋穿戴整齐。个人卫生符合要求。
4. 在病室中，必须做到五轻（走路轻、说话轻、操作轻、拿放物品轻、开关门窗轻），病室内不准吸烟，不可带亲友在病室内闲谈和留宿。
5. 保持病室环境清洁、安全，注意老年人的行踪，以免发生意外事件。
6. 主动关心体贴老年人，认真及时观察老年人身体变化，发现异常及时向护士汇报。
7. 廉洁奉公，不得向老年人及家属索取物品和收受红包。
8. 按照护理员职责负责老年人的生活照料，有权拒绝任何人提出的替代护士做治疗性的工作。

第三节 护理员工作职责

1. 在护理员大组长的领导和护士的业务指导下，担任照顾老年人的生活护理工作。

2. 做好老年人入院的准备工作。
3. 做好病区环境的清洁工作。
4. 负责老年人所用的脸盆、茶具等物品的清洁卫生，痰盂、便器的消毒处理，协助护士做好老年人的终末消毒处理。
5. 负责给老年人洗脸、漱口、洗头、洗脚、洗澡、衣物换洗、进食、饮水、协助大小便等全部生活护理。
6. 学习掌握老年人安全护理的技巧，做好"五防"工作。
7. 及时发现和了解老年人的身体、精神状况，及时向护士汇报。
8. 了解老年人的饮食种类，严格按医嘱给予食物。
9. 及时收集和送检各类化验标本及护送老年人进行检查和治疗。
10. 保持病室整洁，床单位清洁干燥，物品放置规范，定时开窗通风，保持室内空气清新，无异味、臭味。
11. 做好消毒隔离工作，妥善管理老年人的物品及病区的被服和家具等。
12. 积极参加各类护理技能的培训，不断提高护理技术水平。
13. 严格按照护理计划，帮助老年人进行康复功能活动。

第四节　护理日常工作流程

由于爱心护理院管理模式不同，机构性质不同，收养的老年人也不同，所以，工作流程会有些差异。以下是"医养型"爱心护理院日常工作流程，主要分为三班制、两班制、全日制三种不同类型的工作模式。

一、三班制工作流程

（一）白班工作流程及质量要求

1. 工作流程

6：30　上班。
协助尚能活动者穿衣，洗漱，整理床铺。
协助排便，留取大小便标本，放标本筐内。（护士收集）
打扫病房卫生，打开水，1：1000 洁消净拖地。
7：00　开饭，协助进餐。
8：00　参加早交班。
8：10　与夜班护理员进行床头交班，检查老年人皮肤、排便情况，整理床单位、翻身叩背，更换衣被。
9：00　进行语言训练及肢体功能锻炼。
9：30　给老年人喂水，喂食点心。
10：00　翻身叩背，协助排便，及时更换尿布。完成每日重点工作。
10：30　软食开饭，饭后漱口，洗脸。
11：00　普食开饭，（喂水）饭后漱口，洗脸。

11：30　协助排便、午睡，洗除污物。整理床单位，病房保持清洁卫生。晚班者下班。

13：30　上班。

12：00　巡视病房，卧床老年人翻身叩背，检查二便。及时更换尿布。

14：00　协助尚能活动者穿衣，整理床铺。卧床者翻身叩背，检查二便。

14：20　整理收回的被服、尿布、衣裤。

14：30　给每一位老年人饮水，喂食点心或水果。

15：00　皮肤护理，会阴护理。给老年人喂水、喂食点心。

洗澡安排：夏季每日一次，春、秋、冬每周一次。洗澡时防感冒，防跌伤。

16：00　巡视病房，卧床老年人翻身叩背，检查二便。及时更换尿布。

16：30　开饭，协助进食。饭后漱口，洗脸。

17：30　早班者下班。晚班者协助排便，清除废物，打扫卫生。整理床单位，翻身叩背。

18：00　与小夜班护理员床头交接班，交班时注意老年人皮肤、神志，床上卫生，做到无污物。卧床老年人翻身叩背，检查二便，及时更换尿布。

2. 质量要求

（1）服务态度良好，安心本职工作。

（2）保持病室整洁，物品放置规范有序，空气清新无异味、臭味。

（3）床单位平整、清洁干燥。

（4）老年人做到三短、六无、六洁。

三短：头发、胡须、指（趾）甲短。

六无：无压疮、无烫伤、无坠床、无走失、无跌伤、无管道脱落。

六洁：口、头发、手、足、会阴、皮肤清洁。

（5）每日工作重点完成良好。

（6）认真落实安全防范工作，无护理责任性差错或事故。

（7）做好护患沟通工作，努力做到护理零投诉。

（8）尊重医护人员，听从护士长及护士的工作安排，配合度良好。

（9）服务技术操作规范，按要求提供服务。

（10）做到提供服务完成率100%，老年人和家属满意率85%以上。

（二）小夜班工作流程及质量要求

1. 工作流程

16：00　上班，协助进食。

18：00　床头交接班，交班时注意老年人皮肤、神志，床上卫生，做到无污物。卧床老年人翻身叩背，检查二便。及时更换尿布。

19：00　巡视病房，协助排便、喝水、漱口。

20：00　巡视病房，卧床老年人翻身叩背，检查二便，及时更换尿布。

21：00　巡视病房，观察入睡情况及神志变化，检查更换尿布，协助排便。

22：00　巡视病房，观察入睡情况及神志变化，卧床老年人翻身叩背，检查二便。

及时更换尿布。

23：30　巡视病房，观察入睡情况及神志变化，检查更换尿布，协助排便。

24：00　巡视病房，观察入睡情况及神志变化，卧床老年人翻身叩背，检查二便，及时更换尿布，保持床单位的清洁整齐。

00：30　与大夜班护理员进行床头交接班，交班时注意老年人的皮肤、神志、床上卫生，做到无污物。

2. 质量要求

（1）按时巡视病房，观察老年人的病情变化及二便情况，发现异常及时汇报值班护士。

（2）认真履行岗位责任制，按时翻身，及时更换尿布，不擅自离岗、串岗。

（3）保持病室整洁、安静，观察老年人睡眠情况，按时熄灯，节约水电。

（4）做好夜间的安全防范工作，防止院内伤害事件的发生。

（5）严禁睡觉或干私活。

（三）大夜班工作流程及质量要求

1. 工作流程

00：30　与小夜班护理员床头交接班，交班时注意皮肤、神志、床上卫生，做到无污物。

01：00　巡视病房，观察入睡情况及神志变化，检查更换尿布，协助排便。及时更换尿布。

02：00　巡视病房，观察入睡情况及神志变化，卧床老年人翻身叩背，检查二便，及时更换尿布，保持床单位的清洁整齐。

03：00　巡视病房，观察入睡情况及神志变化，检查更换尿布，协助排便。及时更换尿布。

04：00　巡视病房，观察入睡情况及神志变化，卧床老年人翻身叩背，检查二便，及时更换尿布，保持床单位的清洁整齐。

05：00　洗脸刷牙，会阴护理，更换尿布，帮老年人穿衣，整理床单位，打开水。

06：00　卧床老年人翻身叩背，检查二便。及时更换尿布，留取大小便标本。

07：00　饭前洗手，协助喂饭。饭后漱口、洗脸。

07：30　协助排便，及时更换尿布，保持床单位整洁。打扫病室卫生，房间物品放置规范有序，清理污物。

08：00　参加早会，与白班护理员进行床头交班。

2. 质量要求

（1）按时巡视病房，观察老年人的病情变化及二便情况，发现异常及时汇报值班护士。

（2）认真履行岗位责任制，按时翻身，及时更换尿布，不擅自离岗、串岗。

（3）保持病室整洁、安静，观察老年人的睡眠情况。

（4）做好夜间的安全防范工作，防止院内伤害事件的发生。

（5）严禁睡觉或干私活。

(6) 晨会交班时要求语言流利，声音洪亮，口齿清楚，简明扼要。

二、两班制工作流程

(一) 白班工作流程及质量要求

1. 工作流程

6：30　上班。

协助尚能活动者穿衣，洗漱，整理床铺。

协助排便，留取大小便标本，放入标本筐内。（护士收集）

打扫病房卫生，打开水，1：1000洁消净拖地。

7：00　开饭，协助进餐。

8：00　参加早交班。

8：10　与夜班护理员进行床头交班，检查老年人皮肤、排便情况，整理床单位，翻身叩背，更换衣被。

9：00　进行语言训练及肢体功能锻炼。

9：30　给老年人喂水，喂食点心。

10：00　翻身叩背，协助排便，及时更换尿布。完成每日重点工作。

10：30　软食开饭，饭后漱口，洗脸。

11：00　普食开饭，（喂水）饭后漱口，洗脸。

11：30　协助排便、午睡，洗除污物。整理床单位，病房保持清洁卫生。晚班者下班。

13：30　上班。

12：00　巡视病房，卧床老年人翻身叩背，检查二便，及时更换尿布。

14：00　协助尚能活动者穿衣，整理床铺。为卧床者翻身叩背，检查二便。

14：20　整理收回的被服、尿布、衣裤。

14：30　给老年人饮水，喂食点心或水果。（给每一位老年人）

15：00　皮肤护理，会阴护理。给老年人喂水、喂点心。

洗澡安排：夏季每日一次，春、秋、冬每周一次。洗澡时防感冒，防跌伤。

16：00　巡视病房，卧床老年人翻身叩背，检查二便，及时更换尿布。

16：30　开饭，协助进食。饭后漱口、洗脸。

17：30　早班者下班。晚班者协助排便，清除污物，打扫卫生。整理床单位，翻身叩背。

18：00　与小夜班护理员床头交接班，交班时注意皮肤、神志、床上卫生，做到无污物。卧床老年人翻身叩背，检查二便，及时更换尿布。

2. 质量要求

(1) 服务态度良好，安心本职工作。

(2) 保持病室整洁，物品放置规范有序，空气清新无异味。

(3) 床单位平整、清洁干燥。

(4) 老年人做到三短、六无、六洁。

（5）每日工作重点完成良好。

（6）认真落实安全防范工作，无护理责任性差错或事故。

（7）做好护患沟通工作，努力做到护理零投诉。

（8）尊重医护人员，听从护士长及护士的工作安排，配合度良好。

（9）服务技术操作规范，按要求提供服务。

（10）做到提供服务完成率100%，老年人和家属满意率85%以上。

（二）夜班工作流程及质量要求

1. 工作流程

18：00　与晚班床头交接班，交班时注意皮肤、神志、床上卫生，做到无污物。卧床老年人翻身叩背检查二便，及时更换尿布。

19：00　巡视病房，协助排便，喝水，漱口。

20：00　巡视病房，卧床老年人翻身叩背，检查二便，及时更换尿布。

21：00　巡视病房，观察入睡情况及神志变化，检查更换尿布，协助排便。

22：00　巡视病房，观察入睡情况及神志变化，卧床老年人翻身叩背，检查二便，及时更换尿布。

24：00　巡视病房，观察入睡情况及神志变化，卧床老年人翻身叩背，检查二便，及时更换尿布，保持床单位的清洁整齐。

01：00　巡视病房，观察入睡情况及神志变化，检查更换尿布，协助排便。及时更换尿布。

02：00　巡视病房，观察入睡情况及神志变化，卧床老年人翻身叩背，检查二便，及时更换尿布，保持床单位的清洁整齐。

03：00　巡视病房，观察入睡情况及神志变化，检查更换尿布，协助排便。

04：00　巡视病房，观察入睡情况及神志变化，卧床老年人翻身叩背，检查二便。及时更换尿布，保持床单位的清洁整齐。

05：00　洗脸刷牙，会阴护理，更换尿布，帮老年人穿衣，整理床单位，打开水。

06：00　卧床老年人翻身叩背，检查二便。及时更换尿布，留取大小便标本。

07：00　饭前洗手，协助喂饭。饭后漱口、洗脸。

07：30　协助排便，及时更换尿布，保持床单位整洁。打扫病室卫生，房间物品放置规范有序，清理污物。

08：00　参加早会，与白班护理员进行床头交班。

2. 质量要求

（1）按时巡视病房，观察老年人的病情变化及二便情况，发现异常及时汇报值班护士。

（2）认真履行岗位责任制、按时翻身，及时更换尿布，不擅自离岗、串岗。

（3）保持病室整洁、安静，观察老年人的睡眠情况。

（4）做好夜间的安全防范工作，防止院内伤害事件的发生。

（5）严禁睡觉或干私活。

（6）晨会交班时要求语言流利，声音洪亮，口齿清楚，简明扼要。

三、全日制工作流程

6：30　上班。

协助尚能活动者穿衣，洗漱，整理床铺。

协助排便，留取大小便标本，放入标本筐内。（护士收集）

打扫病房卫生，打开水，1：1000洁消净拖地。

7：00　开饭，协助进餐。

8：00　参加早交班。

8：10　进行床头交班，检查老年人皮肤、排便情况，整理床单位，翻身叩背，更换衣被。

9：00　进行语言训练及肢体功能锻炼。

9：30　给老年人喂水，喂食点心。

10：00　翻身叩背，协助排便，及时更换尿布。完成每日重点工作。

10：30　软食开饭，饭后漱口，洗脸。

11：00　普食开饭，（喂水）饭后漱口、洗脸。

11：30　协助排便、午睡，洗除污物。整理床单位，病房保持清洁卫生。护理员轮流就餐。

12：00　巡视病房，卧床老年人翻身叩背，检查二便，及时更换尿布。

14：00　协助尚能活动者穿衣，整理床铺。卧床者翻身叩背，检查二便。

14：20　整理收回的被服、尿布、衣裤。

14：30　给每一位老年人饮水，喂食点心或水果。

15：00　皮肤护理，会阴护理。给老年人喂水、喂食点心。

洗澡安排：夏季每日一次，春、秋、冬每周一次。洗澡时防感冒，防跌伤。

16：00　巡视病房，卧床老年人翻身叩背，检查二便，及时更换尿布。

16：30　开饭，协助进食。饭后漱口、洗脸。

17：30　协助排便，清除污物，打扫卫生。整理床单位，翻身叩背。

护理员轮流就餐。

18：00　床位护理员与小夜班护士一起检查老年人皮肤、神志、床上卫生，做到无污物。卧床老年人翻身叩背，检查二便。及时更换尿布。

19：00　巡视病房，协助排便，喝水，漱口。

20：00　巡视病房，卧床老年人翻身叩背，检查二便，及时更换尿布。

21：00　巡视病房，观察入睡情况及神志变化，检查更换尿布，协助排便。

21：30　巡视病房后，方可休息，要求睡在所护理老年人的病房内。

0：00　巡视病房，观察入睡情况及神志变化，卧床老年人翻身叩背，检查二便，及时更换尿布。

02：00　巡视病房，观察入睡情况及神志变化，卧床老年人翻身叩背，检查二便，及时更换尿布。

04：00　巡视病房，观察入睡情况及神志变化，检查更换尿布，协助排便。

06：00　巡视病房，观察入睡情况及神志变化，卧床老年人翻身叩背，检查二便。及时更换尿布，留取大小便标本。保持床单位的清洁整齐。

06：10　护理员轮流就餐。

四、一周工作重点

星期一：检查分管床位卫生情况，整理病员衣物及衣柜。

星期二：剪指甲、头发、胡须。

星期三：衣服做记号。

星期四：消毒各类卫生洁具。

星期五：更换床单、被套、内衣、内裤。

星期六：打扫分管床位卫生（做到六面光，即：台面、地面、墙面、窗面、床面、物面）。

五、陪夜护理员工作流程

（一）工作流程

20：00　签到本签到，与夜班床头交接老年人的皮肤、神志，床单位及排便情况。

每1～2小时给老年人翻身叩背，观察老年人的病情变化，协助排便，及时更换尿布，保持床单位整洁。

6：00　洗脸，刷牙，会阴护理，更换尿布，穿衣，整理床单位，清理污物，按要求留取大小便标本。

6：30　与日班交接班。

（二）质量要求

1. 在职在位，负责所陪护老年人的生活照料工作。
2. 按时翻身，观察病情变化，发现异常及时报告值班护士。
3. 保持老年人身体清洁，床单位整洁干燥。
4. 做好老年人的"五防工作"，对老年人安全负责。
5. 维持病室秩序，保持病房安静。
6. 按时熄灯，节约水电。

第五节　生活照料核心制度

一、护理员交接班制度

1. 每班必须按时交接，接班者需提前15分钟上班，穿戴整齐。
2. 晨间交接班由护士带领护理员对每位老年人进行床头交接班，危重老年人重点逐项交接。
3. 交接班双方须共同巡视病房，检查病房是否达到清洁、整齐、安静的要求及各项制度的落实情况。

4. 接班者查看老年人的皮肤、神志、精神状况、饮食、二便情况，床单位是否整洁、老年人身体的清洁状况及各项导管固定和引流情况。对尚未完成的工作也应交代清楚。

5. 交班者应为下一班做好必要的准备工作，以减少接班者的忙乱。如准备足够的尿布、开水等。

6. 接班者未到来之前，交班者不得离开岗位或脱去工作衣帽。

7. 在交班中如发现病情、老年人物品交待不清，应立即查问。接班时如发现问题，应由交班者负责。接班后如因交班不清，发生差错事故或物品遗失，应由接班者负责。

8. 交接班制度的十五个不交不接

（1）交接班双方工作衣帽不整齐不交不接。

（2）当日护理流程工作未完成不交不接。

（3）下班准备工作未做好不交不接。

（4）各留置管道不清点不交不接。

（5）老年人的物品、被服数目不符不交不接。

（6）老人物品不按规定摆放不交不接。

（7）老年人身体不清洁不交不接。

（8）公用设备物品数目不清不交不接。

（9）老年人床褥不平整、不干燥不交不接。

（10）卧床老人姿势不正确不交不接。

（11）卧床老人护栏、约束带不扣不系不交不接。

（12）重病及新来老人情况不明不交不接。

（13）病室不整洁不交不接。

（14）老年人数未点清不交不接。

（15）护理记录和口头交班不符不交不接。

二、消毒隔离制度

1. 护理员必须严格执行爱心护理院的消毒隔离制度。

2. 上班要衣帽整洁，下班、就餐、外出应脱去工作服。

3. 在实施各种处置前后均应洗手，严格执行各项生活护理操作规范。

4. 病室内保持清洁整齐，定时开窗通风，每天用1∶500含氯消毒液擦拭桌、椅、柜、门窗、洗漱间、病室地面、走廊、厕所。

5. 每周病室彻底大扫除一次，打扫门窗、玻璃、墙壁、卫生间、通道。

6. 贯彻执行一床一桌一巾一擦拭，抹布用后清洗消毒备用。老年人衣服每周更换一次，换下的脏衣服放在指定地点，不要在病区内清点脏被服。各室拖把分开使用，每天用消毒液浸泡，晾于通风处。

7. 老年人的餐具、茶杯、面盆、脚盆、每日清洗,马桶、痰盂随脏随倒随洗,每周用含氯消毒液浸泡消毒一至两次。

8. 对转院(科)、出院、死亡病员用过的衣物、被服、房间都应进行终末消毒。

三、病房管理规范制度

1. 病房整洁、安静、舒适、安全。
2. 病房工作实行规范化管理,各项工作制度化、技术操作常规化、陈设规范化。(适合老年人生活和行动)
3. 护理人员遵守病房工作制度,做到"五轻"(走路轻、说话轻、操作轻、拿放物品轻、开关门窗轻),不擅离职守。对老年人及家属态度热情,不以医谋私。
4. 床单位整洁,床上无积物。床头柜内食品、用品分开,柜面物品放置整洁美观。
5. 病房陈设统一,室内物品和床位要摆放整齐,位置固定,要做到"四条线"(床、床头柜、床旁椅、被尾成线),"四不落地"(脸盆、便盆、鞋、尿布及被服),不得随意搬动。
6. 进入病房工作时必须穿工作服,着装整齐,进行操作时必须戴口罩。
7. 禁止在病室吸烟,保持室内清洁卫生,空气清新,每日清扫两次,每周更换被服及大扫除一次,定期进行空气消毒。

四、分级护理制度

(一)特别护理(床头牌上标有特别护理红色底纹的标识)

1. 科室安排老年人入抢救室,由指定的护理员床边护理。
2. 配合医生、护士随时准备抢救。
3. 按照床头牌标识为特别护理老年人提供特殊饮食。
4. 执行护士制订的护理计划,准确记录出入量,向责任护士汇报。
5. 每2小时翻身叩背一次,必要时1小时一次,根据病情给老年人安置体位,使用护栏,确保老年人的安全。
6. 必要时使用保护性约束,定时松解,严格按照责任护士护理记录单上约束和松解时间执行。
7. 保持床单位清洁,每周更换被服一次,污染时应随时更换。每天给老年人擦身两次,每周修剪指(趾)甲、剃胡须一次,必要时皮肤护理、清洗头发。
8. 协助责任护士每日做口腔护理两次,会阴护理一次,认真做好基础护理。
9. 在责任护士的指导下,掌握管道护理的注意事项,以防导管脱落。

(二)一级护理(床头牌上标有红色标识)

1. 由护士长安排,护理员一对四护理。
2. 每1小时巡视一次,使用护栏,确保老年人安全,在责任护士的指导下,必要时进行保护性约束,严格按照约束的松解时间执行。
3. 配合责任护士做好护理工作。
4. 按照床头牌标识为老年人提供所需的饮食。

5. 按照护士制订的护理计划，执行护理措施，进行必要的健康教育和心理疏导，发现问题及时向责任护士汇报。

6. 每2小时翻身叩背一次，必要时1小时一次，护理员每日给老年人擦身两次，每周修剪指（趾）甲、剃胡须、清洗头发一次，必要时皮肤护理，定时协助老年人大小便。

7. 保持床单位清洁，每周更换被服一次，污染时应随时更换。

8. 做好病房卫生，保持室内空气清新，每日开门窗通风两次。

9. 为老年人做好口腔清洁，以防口腔异味或细菌生长。

10. 掌握各类管道护理的注意事项，避免管道脱落。

11. 为老年人进行生活照料，如喂饭、进水、服药，如有无法进食、服药或拒绝进食、服药的老年人，请及时向责任护士汇报。

（三）二级护理（床头牌上标有黄色标识）

1. 由护士长安排，护理员一对六护理。

2. 每2小时巡视一次，使用护栏，确保老年人安全，在责任护士的指导下，必要时进行保护性约束，严格按照约束的松解时间执行。

3. 配合责任护士做好护理工作。

4. 按照床头牌标识为老年人提供所需的饮食。

5. 协助翻身，护理员每日给老年人擦身两次，每周修剪指（趾）甲、剃胡须、清洗头发一次，定时协助老年人大小便。

6. 保持床单位清洁，每周更换被服一次，污染时应随时更换。

7. 做好病房卫生，保持室内空气清新，每日开门窗通风两次。

8. 为老年人做好口腔清洁，协助老年人刷牙、漱口，以防口腔异味或细菌生长。

9. 每月协助老年人称体重一次。

10. 按时协助老年人进食、饮水、服药、大小便，检查老年人进、服药的情况，如有拒绝进食、服药的老年人应及时向床位医生反馈。

11. 做好必要的健康教育，如早七点前和晚八点后是休息时间，谢绝探视等。

（四）三级护理（床头牌上标有蓝色标识）

1. 由护士长安排，护理员一对六至八护理。

2. 每4小时巡视病房一次，协助老年人生活起居。

3. 帮助老年人每周修剪指（趾）甲、剃胡须、清洗头发一次，每周给予更换被服一次。

4. 督促老年人服药，如有拒绝服药的老年人应及时汇报床位医生，并做相应的心理疏导和必要的健康教育。

5. 帮助老年人每月称体重一次。

6. 告知老年人早七点前、晚八点后是休息时间，谢绝家属探视。

表1-1 爱心护理院护理级别确认表

健康等级		护理级别评定标准	院方服务内容	备注
（1）流动服务型	全自理	意识正常，身体健康状况良好，活动能力正常。（ADL评分：80～100分）	定时打扫房间、送水，定时清洗床上用品。	院方提供文娱场所及设施，自行参加文娱活动，整理床铺及内务。（自我参与型）
（2）介助1	半自理	意识正常，身体健康状况、活动能力均一般。能自行到卫生间如厕、沐浴、到餐厅就餐。（ADL评分：60～79分）	含（1）服务内容外，定时清洗消毒衣物。	活动能力稍弱，能参加部分集体活动，个别项目需要他人协助完成。（协助参与型）
（3）介助2	一般不能自理	意识正常，身体健康状况稍差，活动能力轻度受限，但仍可自行到卫生间如厕，不能到餐厅就餐。（ADL评分：40～59分）	含（1）（2）等服务内容，送餐、个人用品清洗消毒，协助起居、整理内务，协助沐浴。	限制活动范围，行动需依赖拐杖、扶手等助行设备、设施。（室内活动型）
（4）介护1	不能自理	意识清醒，但有思维紊乱、行为异常等情况出现。身体健康状况较差，活动能力弱，卧床能自行翻身，扶助可坐、立、行走。如厕、就餐、沐浴、更换衣物等无法独立完成。（ADL评分：20～39分）	含（1）（3）服务内容，个人清洁卫生（沐浴、浴足、洗头、洗脸、剃须、剪指/趾甲、清理大小便），必要时喂水、喂食、喂药。定时巡房提醒翻身（2～4小时一次）。	日常生活绝大部分依赖他人照护、行动依赖轮椅。需要使用尿片、纸尿片/裤等卫生用品（卫生用品由家属提供）。（局部护理型）
（5）介护2	完全不能自理	意识模糊、思维严重紊乱、嗜睡、昏迷、躁狂、意识混乱、行为严重异常，身体状况极差，卧床无法自行翻身、移动，大小便失禁，完全丧失活动能力。（ADL评分：0～19分）	含（1）～（4）服务内容，提供喂水、喂食、喂药。定时巡房翻身（2小时一次）。	日常生活完全依赖他人，大小便失禁，必须使用尿片、纸尿片/裤等卫生用品由家属提供。（完全护理型）

五、护理员消防岗位制度

1. 岗前必须学好相关的消防安全知识。
2. 必须认真参加院内组织的消防演练。
3. 必须记住院内每个楼层的消防栓和干粉灭火器的准确位置及使用方法。
4. 必须记住发生火灾时第一时间情况的处理。

5. 必须记住不同的楼层或周围楼层发生火灾时，各自应尽的职责，服从统一安排，坚守消防岗位，做到不惊慌、不混乱，首先保证老年人安全。

第六节　护理员组长岗位竞聘制度

随着爱心护理院老年人的服务需求增加，生活照料质量成为目前爱心护理院发展的瓶颈，所以，必须从管理上实行体制改革，让护理员队伍得到深入规范的管理，实行护理员组长岗位竞聘制度，从根源抓起，强化基础、理顺思路，和谐关系，更要加快护理员自身建设，创造更好的服务质量。

一、指导思想

实行护理员组长的管理模式，院、科两级必须形成共识，科室领导要认真筛选、考核，确定人选，帮助提高，明确大组长不再负责具体床位，能够积极参与管理，起到模范带头作用，小组长仍需负责具体床位。

二、任职条件

（一）大组长任职条件

1. 具有护理员上岗证且在爱心护理院工作满三年以上，身体健康。
2. 热爱老年护理工作，有爱心、耐心和高度的责任感，有一定的组织协调能力。
3. 具有一定的老年护理基本知识和熟练的操作技能。
4. 服从爱心护理院院部及科室的管理，希望在爱心护理院长期工作，且自愿承担护理员大组长一职。

（二）小组长任职条件

1. 具有护理员上岗证且在爱心护理院工作满一年以上，身体健康。
2. 热爱老年护理工作，有爱心、耐心和责任心。
3. 具有一定的老年护理基本知识和熟练的操作技能。
4. 服从爱心护理院院部及科室的管理，自愿承担护理员小组长一职。

三、组长职责

（一）大组长职责

1. 在科室护士长的领导下，担任护理员大组长职务，负责本楼层护理员管理工作。
2. 负责科室护理员的排班和工资计算工作，特殊老年人的陪夜安排及检查工作。
3. 新护理员来院后的带教。
4. 负责护理员日常工作的检查及考勤。负责督促检查护理员每日重点工作的落实，每季度第一周与床位护理员做好病区物资的清点和整理工作。
5. 负责新住院老年人入院后的生活护理介绍，协助床位护理员对新住院老年人物品的整理、检查、做标识。
6. 负责出院、死亡老年人的终末处理，以及死亡老年人遗物的清点和处理。

7. 检查老年人饮食情况，参加三餐开饭，协助喂饭，如分发点心。上班后、下班前检查无人灯、长流水情况，监督护理员节约水电。

8. 每日检查危重老年人的护理情况。

9. 组织各班护理员交接班工作。

10. 组织床位护理员安排老年人洗澡。

11. 负责病区尿布、被服的管理：收发清点清洁的尿布、被服，规范尿盆的使用和定点放置。

12. 组织病区每月一次大扫除。

13. 检查病房设施，及时反馈，登记维修。

(二) **小组长职责**

1. 在科室护士长的领导下，担任护理员小组长职务，负责本区域护理员管理工作。

2. 新护理员来院后的带教。

3. 负责护理员日常工作的检查，督促检查护理员每日重点工作的落实。

4. 负责新住院老年人入院后的生活护理介绍，对新住院老年人物品的整理、检查、做标识。

5. 负责出院、死亡老年人的终末处理，以及死亡老年人遗物的清点和处理。

6. 检查老年人饮食情况，参加三餐开饭，协助喂饭，如分发点心。上班后、下班前检查无人灯、长流水情况，监督护理员节约水电。

7. 每日检查危重老年人的护理情况。

8. 组织床位护理员安排老年人洗澡。

9. 组织病区每月一次大扫除。

10. 检查病房设施，及时反馈，登记维修。

四、工作流程

(一) **每日工作流程**

上班时间：(1) 06：30—11：40　13：40—18：30　(2) 06：30—17：30

06：30 巡视病房，检查夜班工作情况及病员情况。如新入院、危重、特殊老年人的饮食、睡眠情况以及大小便留取情况。

06：50 参与早餐开饭，维持正常的开饭秩序，协助喂饭。

07：30 巡视查看老年人进食、服药情况。

08：10 参加晨会，总结前一日工作完成情况，安排当日护理工作。

08：20 参加床头交接班。

09：00 接收清点清洁被服、尿布、衣服。

09：20 安排老年人洗澡。

09：50 巡视病房，检查、督促当日重点工作及喂水、喂点心。查看危重、新入院、特殊老年人的基础护理情况。

10：30 组织午餐开饭，参与喂饭。

11：15 下班吃饭。

11：40 值中班（中晚班两日一交替），检查进食、服药情况。指导、协助、检查中班护理员的日常工作，参加交接班。

14：30 发送软食老年人的点心，督促、检查床位护理员喂水、喂点心、喂水果工作，以及安排老年人洗澡。

15：00 检查当日重点工作，参与科主任、护士长日查房。

16：40 组织晚餐开饭，协助喂饭。

17：10 参加晚班交接班。

（二）一周重点工作安排

周一：检查整理床头柜及卫生间情况。

周二：检查老年人的"三短六洁"及清理卫生间。

周三：检查衣服做记号。

周四：组织、检查消毒餐具、洁具（配制好消毒液分发给床位护理员，督促消毒到位）。

周五：检查更换内衣内裤、被服。

周六：组织病房大扫除、做到六面光（台面、地面、墙面、窗面、窗面、物体表面）。

周日：组织公共卫生区域大扫除（洗浴间、污物间、卫生间、开水炉区域，被服桶）。

（三）注意事项

1. 每月检查陪夜护理员工作两次。
2. 做好新入院老年人入院接待工作。
3. 检查每日重点工作完成情况。
4. 负责出院、死亡老年人的善后、消毒工作。
5. 每月15日组织能够起床的老年人测体重。

思 考 题

1. 生活照料工作是如何组织与管理的？
2. 生活照料中分级护理有哪些工作内容？
3. 爱心护理院护理员工作流程有哪几种形式？
4. 简述护理员组长在生活照料中主要负责哪些工作？
5. 简述护理员工作有哪些要求？

第二章 爱心护理院养老护理员工作规范

本章重点概述

　　爱心护理院中，护理员是主要的护理力量，护理员的岗位有着相对的独立性与特殊性，护理员工作的好坏，直接关系到老年人生理、心理、安全、精神、疾病的康复。因此，为了让老年人感受到优质的护理服务，本章就护理员工作规范做一些阐述。

第一节　护理员工作须知

1. 必须清楚和了解院内各个楼层不同老年人所住的区域。
2. 必须熟记自己所护理楼层内所有老年人姓名以及老年人所住房号。
3. 必须牢记和掌握自己所护理的老年人姓名、老年人的生活背景、社会背景、宗教信仰、身体状况、疾病史、生活习惯及个人性格等信息。
4. 必须记住自己所护理的每位老年人的监护人以及家属主要成员的姓名和基本情况（身份、关系）及联系方式。
5. 必须准确回答探望者询问所护理老年人的楼层、房号及身体状况。
6. 必须熟记院内常用设备以及固定设备所摆放的准确位置。
7. 必须清楚自己的职责，明白所负责任，超出护理员职责权限的事不能做。
8. 当班时必须认真填好每项护理记录。
9. 必须严格按照操作规范、护理流程进行工作，发现老年人异常及时向领导、主任或医护人员汇报。
10. 必须及时查看护理记录，了解护理老年人的现况，随时留意老年人的变化，使老年人有安全感。
11. 必须做好医生、护士的助手，在医护人员督导下做好照顾老年人的生活护理工作。
12. 面对特殊老年人的护理，必须在医生、护士的督导下进行。如指示不清楚或不完整时，必须了解清楚后才能给老年人做护理服务。
13. 必须做好当班护理楼层环境的清洁工作。
14. 必须做到工作楼层、走廊、房间、卫生间内所固定摆放的设施、设备使用完毕放回原位。
15. 必须保持老年人床铺、床头柜、衣柜整齐干净，老年人的换季衣物，清洗干净后交给保管员或家属存单处理。
16. 必须做到空床及空柜的清洁，空床上不允许摆放物品，保持干净整齐。
17. 必须了解自己所负责床位每个老年人的饮食种类、饮食情况及饮食喜好，严格按医嘱给予食物。

18. 必须保证老年人及物品的安全,做好安全防范工作。
19. 必须定时对辖区的痰盂、便器进行消毒处理,协助医护人员做好老年人临终护理,做好消毒处理。
20. 必须对抑郁、孤独、痴呆的老年人,掌握有效沟通技巧,进行必要的心理疏导工作。
21. 必须定时护理和清洁工作楼层内各种护理设备,需要检修的应及时送后勤部门,以保证护理设施设备完好和使用安全。
22. 必须配合护理组长清点去世老年人遗留物品,交给家属妥善处理。
23. 必须积极参加院内组织的各类护理培训,不断提高护理知识和操作技能水平。

第二节 护理员工作规范

1. 向家属或咨询者介绍爱心护理院情况时不允许曲解事实,如有不清楚情况,应找负责人解答。
2. 在家属或咨询者提出批评意见时,首先注意倾听,给予肯定,不随便发表自己的意见。
3. 禁止向老年人做病情或查体结果的解释,在老年人进行护理级别评估时,可提供建议和意见,但禁止擅自决定老年人的护理级别。
4. 在没有医生和护士的指导下,禁止擅自给老年人用药。
5. 禁止擅自帮老年人插入或拔出任何治疗管道,如鼻饲管、导尿管、引流管、输液管等。
6. 医生电话或口头医嘱,应由其他医生或护士接听,护理员不允许接听。
7. 禁止单独执行无菌技术的操作工作,如医护人员请求帮助时可协助进行。
8. 禁止擅自通知老年人或其家属有关老年人的病情诊断与治疗计划。
9. 禁止擅自进行医护专业的工作。
10. 禁止与老年人及家属议论其他护理员的问题。
11. 禁止涉及老年人和家属的家事纠纷。
12. 禁止和家属及咨询者谈论与护理员本职工作无关的事。
13. 禁止以任何方式擅自为当事人开据老年人的病情证明或死亡证明书。

第三节 护理员行为规范

护理员和老人们朝夕相处,护理员的精神风貌直接影响着老人,所以,护理员应对自己的职业具有自豪感,以积极向上的心态面对每一位老人。具体到形态上就是文雅健康的风姿,稳健适度的步伐,自然亲切的微笑,热情体贴的言词,将会稳定老人们失衡的心态,激起他们生活的欲望,唤醒他们对美好事物的向往和追求,这对于疾病和健康的恢复,将产生无可替代的积极影响。

一、爱心护理"十标准"

①服务操作要规范；②服务语气要和善；③对待老年人要耐心；④对待家属要礼貌；⑤管辖房间无异味；⑥床铺衣被要整洁；⑦老年人情况要有数；⑧帮助老年人要及时；⑨认真进行交接班；⑩保证老年人要安全。

二、爱心护理"十要十不准"

1. 为老年人解释要宽容，不准对老年人埋怨牢骚。
2. 为老年人安抚要大度，不准与老年人斤斤计较。
3. 为老年人讲理要文明，不准随意呵斥与教训。
4. 为老年人做事要轻柔，不准对老年人粗暴无礼。
5. 为老年人喂饭要准时，不准让老年人进冷饮食。
6. 为老年人换洗尿布要及时，不准让老年人床铺潮湿。
7. 为老年人洗刷要一盆一巾，不准多部位一盆多用。
8. 为老年人巡视房间要勤快，不准让老年人长时间等待。
9. 为老年人服务要同情老年人衰老变化，不准随便讲述老年人的不是。
10. 为老年人服务要体谅家属的无奈，不准随便议论家属的长短。

三、爱心护理"四五六七"

（一）四做到

1. 安全第一在心上。
2. 微笑服务在脸上。
3. 文明用语在嘴上。
4. 勤奋工作在手上。

（二）五关心

1. 关心老年人饮食。
2. 关心老年人排泄。
3. 关心老年人卫生。
4. 关心老年人安全。
5. 关心老年人睡眠。

（三）六清洁

1. 保证老年人头发清洁。
2. 保证老年人面部清洁。
3. 保证老年人口腔清洁。
4. 保证老年人会阴清洁。
5. 保证老年人手脚清洁。
6. 保证老年人皮肤清洁。

(四) 七知道

1. 知道老年人姓名性别。
2. 知道老年人兴趣爱好。
3. 知道老年人疾病情况。
4. 知道老年人治疗用药。
5. 知道老年人家庭状况。
6. 知道老年人心理活动。
7. 知道老年人护理重点。

四、爱心护理"四有四避"

(一) "四有"

第一有分寸
第二有礼节
第三有教养
第四有学识

(二) "四避"

第一避隐私
第二避浅薄
第三避粗俗
第四避忌讳

五、爱心护理礼貌用语

(一) 十讲

1. 请不要着急,我尽快给您办好。
2. 对不起,我没听懂,请您再说一遍,好吗?
3. 对不起,我不太清楚,但我可以帮您问一问。
4. 对不起,请稍等,这个情况我不太了解,我找负责您房间的人来解决。
5. 对不起,打扰您了,不好意思!
6. 对不起,我一个人不行,等我再找个人帮忙一起解决,好吗?
7. 对不起,我们暂时还没提供这项服务,但我会把您的意见反映给领导。
8. 对不起,我们努力改进。
9. 对不起,请小点声,别影响其他老年人。
10. 我的态度不好,请原谅!

(二) 十忌

1. 忌说:急什么?毛病!就你事多!
2. 忌说:嘟囔什么!听不懂!
3. 忌说:我不知道!不关我事!
4. 忌说:不关我事!你找他们吧!

5. 忌说：我没有时间听你说，我要干活！
6. 忌说：我弄不了！我搬不动！你找别人吧！
7. 忌说：我不会！我不知道！你找领导告状去吧！
8. 忌说：我这样就不错了！你还想要怎么样？
9. 忌说：怎么了！怎么了！还让不让人家休息了？
10. 忌说：我这人就这样！你看着办吧！

（三）十二注意

1. 任何情况下都不可回答：不知道、不清楚、不明白。
2. 见面打招呼说：您好！
3. 节日期间问候说：××节日快乐！
4. 让对方说话和行动时说：请讲、请问、请回答、请坐、请帮我……、请把……
5. 对方说话和行动完毕后说：谢谢！我明白了。谢谢您的帮助！
6. 来电和来人查询信息时说：请稍等，我马上帮您查。
7. 无法及时回答对方问话时说：
（1）不好意思，请稍等一会儿，我查一下再给您回答，好吗？
（2）不好意思，请稍等，我让熟悉这方面的人来给您答复，好吗？
8. 受到批评时说：谢谢，我马上改正！
9. 与对方沟通失误而分不清责任时说：不好意思！我们请示领导好吗？
10. 受到表扬时说：不客气，这是我应该做的！
11. 工作失误时说：对不起！给您添麻烦了，我承担责任，请给我改正的机会，好吗？
12. 征求意见时说：欢迎您提出宝贵意见。

六、怎样受老年人欢迎

（一）仪态得体，自然大方

1. **容貌服饰美**　护理员工作时应着淡妆，自然、明快、精神焕发、贴近生活的淡妆，能增进老人的亲近和信任。服饰要庄重得体。这既体现了护理员职业特征，又展示了护理员特有的气质和形象。护理员服装应整洁庄重、大方合体，内衣不可外露，不配戴耳环、手镯、戒指等首饰。头发前不遮眉，后不过肩，侧不掩耳。

2. **行为举止美**
（1）自然站立姿态：抬头，身体自然挺直，双手自然摆放。
（2）行走姿态：行走时双眼平视前方，收腹挺胸，两臂自然摆动，步态轻稳。
（3）推车姿态：推车时双手扶住车缘把手两侧，躯干略向前倾，进老人房间时先停车，用手轻轻开门，再把车推至老人床前。
（4）和老人交流时：不应坐靠老人床铺，不要坐着同站着的老人谈话，与老人保持平视。不参与或打听老人的家事。
还要做到"四轻"，即说话轻、走路轻、操作轻、关门轻。

3. **语言交流美**　护理员的语言具有"治病"和"致病"的作用，是进行心理治疗和心理护理的工具。所以，一个优秀的护理员必须掌握文明用语。语音要清晰、语气要温和、语意要准确，融洽感情沟通。

（二）学会和老人沟通

一般情况下，入住养老机构的老人都会有孤独、抑郁的情况，长时间感情失落使他们对生疏的环境具有恐惧和不信任感。学会和老人交流，是一个优秀护理员必备的技能。打开老人封闭的心结，让他们重新获得生命的希望，是神圣而伟大的举动。

1. 沟通的目的性　老人来爱心护理院养老，护理员要有目的性地介绍院里的一些情况与院内老人有趣的事，使老人的心情放松，同时对老人要细心的观察和耐心的呵护，使老人能安心住在爱心护理院。

护理员必须是个杂学家，即精通护理专业知识和专业的护理技能技巧，还要有一定的知识面及多样的兴趣爱好，才能更出色完成任务。

护理员即是老人的工作合作伙伴，又是担当亲人、家属的角色。

2. 沟通的重要性

（1）接纳老人——通常人换了新环境会产生陌生感，护理员通过积极、主动与老人沟通，让老人感受到自己已被接纳，没有被嫌弃，老人才愿说出他们内心的问题，这样我们才能更好地成为老人的协助者。

护理员借着与老人沟通的机会，尽快建立相互信任关系，才能更好地为老人提供服务，完成好本职工作。

（2）尊重老人——护理员与老人沟通时要站在老人的立场上，了解老人的内心感受，用自己的真心和爱心去化解老人焦虑失落的心。

（3）关怀老人——通过沟通，建立起了互相信任，护理员要处处为老人着想，时时以老人为中心、以关怀为本质，这种从心里流出来对老人非语言的关怀，是非常重要的。将为自己有效地工作，提供最大的便利。

3. 沟通的方式

（1）用文字沟通：对丧失语言功能，但意识清醒的老人，要尽量用简单的字和易懂短句进行沟通。

（2）语言沟通：对意识清醒和半清醒老人。要用语言耐心交流（如是、不是、要、不要等）。利用赞扬的方法让老人感到愉悦。

（3）非语言沟通：肢体语言沟通有时会达到事半功倍的效果。利用抚慰（如用微笑眼神注视老人、用微笑和老人打招呼，触摸老人头、脸、手等），还可以通过肢体语言了解老人的需求。

4. 沟通要做到"三心、二意"

（1）"三心"

关心——真心真意地对待老人，了解老人的喜好，老人合理的需要应及时帮助解决。

虚心——不要拿自己或别人的优势与老人对比，克制自己的"自我优势"的心态（要知道老人的人生经历比我们丰富），坚决避免与老人争辩。

专心——和老人交谈时态度要亲切和蔼，切忌似是而非、东张西望的敷衍行为（这也是做人的基本礼貌问题）。

（2）"二意"

传情达意——口语、非口语都要把意思尽量表达清楚。

倾注诚意——要真心诚意地对待老人，不能应付了事，要耐心倾听老人的意见。

（三）护理员的多重角色

护理员在爱心护理院扮演着极为重要的角色，24小时和老人生活在一起，除了负责日常生活、起居饮食外，还担负着其他人所替代不了的"六大角色"。

1. 护理员通过观察老人的异常变化及时通报医务人员，是老人的信息传递员。
2. 护理员对老人护理实施直接操作，是老人的健康安全员。
3. 护理员是老人手脚的延伸，是老人安居的警卫员。
4. 护理员实施每一次工作流程，最了解老人的身心特点，是老人的勤务员。
5. 护理员耐心倾听老人表述情感的闲谈，是老人贴心的心理疏导员。
6. 护理员无论老人何时有需求，都要竭力满足，是老人的家属成员。

七、怎样受同事欢迎

（一）具有团队精神

1. 有责任心、同情心、荣誉感，处处维护集体和同事的声誉，虚心好学，知识渊博，积极参加集体活动，遵守各项规章制度。
2. 尊重别人的隐私和空间 "打搅了"、"不好意思"，先敲门再进入别人的房间。不要背后议论打听别人的私事。
3. 管好嘴巴，少说多听

（1）别人说话切忌乱插话。

（2）切记不要炫耀自己。

（3）别忘记称赞别人。

（4）不要虚耗别人的时间。

（5）借东西切记要还。

（二）注重细节

1. 上班时互相问早，下班时互相道别。
2. 请求别人帮助时表达谢意，打扰别人时先说对不起。
3. 进出电梯时为需要帮助的人按住电梯门。
4. 在开会或同事聚集的场合，不对任何持不同意见的人做出轻蔑的举止。
5. 在公共场所不要有不雅举动。
6. 将手机的声音调低或调为振动，以免影响他人。
7. 打电话时尽量放低声音，如果是私人电话，尽量减少通话时间。
8. 有工作需要交待给他人时，一定留言，写清时间、内容、签名、谢谢。
9. 尽量不在公共场所化妆。
10. 见到同事不忘微笑。
11. 主动打扫公共区域卫生。

12. 主动承担难度工作，不推诿，不扯皮。具有协助精神。

八、职业责任感

（一）老龄化已经上升为国家战略

老龄化的不期而至为国家、政府、社会、家庭以及各个方面带来了很大挑战，这是社会责任！我们每一个身在其中的国人都要为之而努力奋斗，靠大家的力量渡过难关。目前，失能老人达到了三百多万人，爱心护理工程在国家"十一五"规划中，得到国家领导人的认可和支持，其目的，就是为解决大中城市失能老人长期照料难的问题。在国家养老金不足、老龄化日益加深的情况下，这就是我们护理员的责任，用我们的奋斗为国家分忧，在护理员的岗位上，勤勉奉献，视老人为亲人，将我们所应承担的社会责任，落实到为老年人服务的实际行动中。

1. **爱心护理员应为职业责任而感动** 养老护理员是一种职业名称，国家之所以将其纳入职业大典，就是在强调其中的责任。老人的生活照料是护理员的职责，也说明老人把晚年余生的幸福和荣辱交给了我们，这是何等的肩负重任，是何等的责任重大。

2. **爱心护理员应为责任而自豪** 世界万物只要存在的都具有其本身的责任，水具有濡养人类和各种生物的责任，阳光有阳光的责任，空气有空气的责任。只要有责任生命就是有意义的，护理员职业为了老年人的需要而存在，让我们有机会报答父辈们期望的眼神。有机会领略父母和老师教给我们的，和我们自己理解的责任。

3. **做好自己的事，就是责任** 希腊神话中说，人的一生都在赶路，肩上担负着家庭、朋友、儿女、事业、希望等，历尽艰辛，却无法丢弃其中任何一件，因为这背囊上写着两个字：责任。

面对列强欺凌，周恩来发出"为中华之崛起而读书"的誓言，就是责任！

无论在什么岗位上，无论是扮演什么角色的人，做好自己的事，就是责任！

列夫·托尔斯泰说："一个人若是没有热情，他将一事无成，而热情的基点正是责任心。"

（二）职业的自豪感

在我们的成长过程中，曾经得到了许多人的关爱、教育、帮助、奖励，因此，我们也应该在不断的得到之中，不断地付出与回馈。在学校里，我们努力学习，不断地积累和充实自己，这是责任。在家里，为父母长辈削一个苹果，承担一些家务，这是责任。在护理员的岗位上，一个微笑、一句安慰都是责任，为了肩负的责任，为了老人们的微笑，再苦再累也值得。

感觉到了责任，就会产生职业的自豪感，就不会认为自己做的都是伺候人的生活琐事，就会热爱自己的职业，并为做好本职工作开动脑筋，发挥智慧，让更多的老年人生活得更好。

1. **对护理事业要有崇高的奉献精神** 养老护理员的工作是"帮天下儿女尽孝，为亿万家庭分忧"的高尚职业，为我国的老龄事业不断地增强责任感和自豪感，这是护理职业基本道德的主要内容和出发点，也是作好护理工作的基础。例如，节假日休假的问题、24小时轮班的问题、家庭亲情的问题等。每时每刻都须坚守在自己的工作岗位，用辛勤的劳动换来老人的身心健康，不断地培养自己自觉献身护理事业的高尚品德和高尚情操，为老年事业贡献出智慧和力量。

2. 对护理工作要勤奋而细致　护理员应头脑清醒，反应灵敏，手脚勤快灵活，要懂得巧用时间，干脆利落地去完成各项护理工作，如老人的仪容仪表等。

3. 对老年人要热情和蔼　老年人曾经受到社会、家人、朋友的追捧和尊重，现在年老体衰脱离了曾经叱咤风云的社会，依靠别人才能生存，甚至受到过很多冷眼和冷遇，这巨大的落差，使他们成为心理上的弱者，老人希望从护理员的言语和行动中获得安慰、依赖和希望。因此，护理员的情绪好坏直接影响到老人的情绪。当护理员着装上岗就意味着进入"角色"，对老人的照顾和关怀是通过护理员的一言一行而表现出来，如果带着情绪工作或在老人身上发泄，会给他们带来精神上的伤害，甚至会让他们丧失生活的乐趣，有时护理员的一句话、一个眼神都会对心理极度脆弱的老人带来不可挽回的伤害，那后果是可怕的，是不能允许的。要把老人视为亲人、长辈、老友，从内心发出亲情，所有的出发点都是为老人所想，让老人在我们的护理中得着安慰和信任。

4. 要有熟练的技能知识　只有为老人服好务的愿望，而缺乏护理的技能技巧，是无法完成好工作任务的。由于老年护理专业的特殊性，许多时候老人的日常生活都需要护理员来照料，如流程的执行、个案的护理等，不仅要有熟练的护理技能技巧，还要具备其他的技能，如心理学、社会学等。因此护理员应加强各种知识的学习，开阔眼界，扩宽知识面，不断提高自己的专业技能。

第四节　护理员职业道德规范

一、养老护理员职业守则

尊老敬老，以人为本
服务第一，爱岗敬业
遵章守法，自律奉献

（一）职业守则的概念

《养老护理员国家职业标准》规定了养老护理员职业守则，高度概况了养老护理员在护理工作中应遵循的基本职业操守和要求，是养老护理员核心价值理念和基本职业道德观的集中体现。

（二）职业守则的含义

1. 尊老敬老，以人为本

（1）发扬传统美德，以"孝"为先：这是养老护理员职业守则的核心内容。尊老爱老是中华民族的传统美德，具有悠久的历史和文化底蕴。在老龄化日益严峻的今天，越来越多的人走上养老护理员的岗位，肩负着老年人生活护理的重要责任。所以，养老护理员应该具有职业责任感，担负起历史重任，以满腔的工作热情和娴熟的工作技艺，用我们的汗水换来老年人幸福的晚年。和全社会一起，为实现老有所养，老有所医，老有所学，老有所为，老有所乐而工作。

(2) 家家有老人，我们也会老：思想家孔子说过：做子女的能活下来，是因为有父母的养育。孟子说："老吾老以及人之老"，要求人们不仅要孝敬自己的老人，还要孝敬社会上所有的老人。每个人都有自己的年轻时代，每个家庭都有老人、长辈，我们每个人也都有老的一天。古往今来，是中华民族"孝道"的传统美德，承袭了一个又一个"孝亲"的佳话，使得社会更加美好、和谐。在中国历史上，有许多敬老爱老的传说和故事，如古有花木兰女扮男装代父从军、九龄童小黄香扇枕温席、王祥卧冰求鲤、孟宗哭竹生笋的佳话。今有毛泽东尊师、陈毅探母等感人肺腑、润人胸襟的故事。一代伟人毛泽东给他的老师徐特立祝寿时动情地说："您过去是我的老师，现在也是我的老师，将来仍是我的老师。"伟人的风范感动一代又一代人。

(3) 为老年人的快乐、安康而工作：照顾好老年人是每一位公民的责任，更是养老护理员的工作职责。既然我们选择了为老年人服务，就要热爱养老护理员这个职业，就要把老年人当成自己的亲人来照顾、来呵护。一定要以真心、真爱来安抚老年人衰老、脆弱、充满矛盾的心，激起他们对生活的欲望，唤醒他们对美好事物的向往和追求，建立起康复与治疗的信心，延长自理能力，提高生活质量，健康快乐的生活。对临终的老年人应具有高度的责任感，用我们善良、美好的心灵和细致周到的服务，对待他们的每一天。

2. 服务第一，爱岗敬业

(1) 生活护理服务是护理员首要的职责：老年生活护理是指对患有各种疾病或因年老而需要他人帮助和照顾的人提供的服务。主要职责为：

1) 提供日常生活服务，包括老年人的饮食护理、排泄护理、身体清洁照料、体位变换与移动、睡眠护理、日常身体活动护理等内容。

2) 对老年人不健康的行为进行干预、引导、提醒、帮助他们延缓或提高自理能力。

3) 参与临终关怀，通过姑息护理，减轻或缓解老年人精神上和身体的痛苦。帮助临终老人和他们的亲属正确对待人生的生死离别，减少因亲人离去没有思想准备造成的痛苦。

(2) 养老护理员与护士工作职责的划分：养老护理员与护士在爱心护理院中具有密切的联系，又有明确的职责。

1) 服务对象相同：养老护理员与护士都是服务于养老机构中的老年人。

2) 服务场所相同：养老护理员与护士都是在养老机构中服务。

3) 服务内容不同：养老护理员的服务内容主要包括老年人的生活服务，如清洁、翻身、喂饭、排泄、活动等。具有护士职业资格的护士主要负责医疗护理工作，如打针、给药、处置、包扎、消毒等。

(3) 生活护理对老年人的重要性：老年人失去自理能力或因身体疾病活动受限时，日常生活成为非常艰难的事情。由于子女工作忙或其他原因，老年人会产生自己是累赘、拖累儿女的自卑感，进入养老机构也是无奈之举。不管老年人还是他们的亲属，都会觉得养老机构是一个没有办法不得不来的地方，养老护理员通过自己的爱心和专业水平，让老年人和亲属安心和放心是非常重要的事情。

3. 遵章守法，自律奉献 老年人由于年老体衰容易受到精神及身体的伤害，而对于失去自理能力的老人更是需要养老护理员精心的呵护和悉心的照料，遵纪守法、道德高尚是每一个养老护理员必备的素质。《老年人权益保护法》规定了保护老年人的合法权益是全社会的共同责任，要求养老护理员从遵守国家法律到遵守执行护理院规章制度、操作规范，都是对老年人权益的实现和护理员的行为准则的体现，不能有半点的违反。

尊重和保护老年人的隐私是养老护理员素养的体现和必须遵守的义务。在和老年人交往中，老年人可能将家庭的琐事和矛盾向护理员倾诉，护理员应从老人健康角度出发，进行开导，决不能进行评价、议论，火上浇油，更不能参与老年人的家事。

"帮天下儿女尽孝，替世上老人解难，为党和政府分忧"是国家爱心护理工程工作宗旨，也是爱心护理院工作的真实写照。老龄化为独生子女家庭和养老金不足的国家带来了前所未有的挑战，办好养老机构，为失能和半失能老年人解决长期照料难的问题是我们的责任，所以，要求护理员要具备职业的责任感和自豪感，在工作中坚持护理员职业原则。

二、护理员职业原则

（一）职业特殊性原则

老年人是一个庞大的弱势群体，由于他们生理、心理以及社会的特殊性，使他们容易处于发生不良后果的较大危险中，身心极度脆弱。因此老年护理是一种更具社会意义和人道主义精神的工作，对护理人员的道德修养提出了更高、更严格的要求。

（二）对老人尊重原则

护理从本质上说是尊重老年人的生命、尊严和权利。护理是极其神圣且道德水准较高的职业，尊重老年人，满足老年人的身心需求，体现护理工作道德的风尚，在尊重和体谅老人的环境中做好护理工作。

（三）护理员职业责任原则

老年人反应不灵敏，容易掩盖一些疾病的体征，加之老年人病情变化快且不善于或无法表达自己的感受，很容易延误病情的治疗，从而使护理工作的难度增强，这就不仅要求护理员具有较高的专业护理知识水平，还要有强烈的责任心。一切为老人的利益着想、避免或消除对老人的伤害是护理员最主要的职责。

（四）给老人安全感原则

耐心、周到、细致的服务是满足老年人身心需求的具体表现。在护理工作中要时时注意老年人的情绪和表情的变化，始终贯穿着孝心、真心、爱心、细心、耐心的原则，尽量满足老人的需求，保证老人的安全舒适。杜绝"脸难看，话难听，需难求"的现象，给老人一种亲切温和、依赖庇护的安全感。

（五）对待老人公正平等原则

护理员面对各种不同种族、肤色、年龄、职业、社会地位、经济状况、文化水平的老人，都要给予公正的服务，一视同仁，平等待人。

扩展训练

在与老人交流时，对老人提出的要求，要反复核实，帮助老人确认，护理员在没有完全明白老人的意愿时，不要按自己理解的去做，重大问题需向领导汇报，以免发生误会，造成损失。

案例分析

刘老先生，82岁，入住养老院5年。女儿刘洋是养女，一出生就来到了这个家，刘老先生的妻子不能生育，视这个孩子为己出，疼爱无比。父母吃苦受累也没委屈过孩子，女儿结婚时没有房子和父母一起住了10年，后来女婿单位分了房子，女儿一家就搬走了。母亲在世时回家好吃好喝，母亲过世之后，父亲一人生活，这个女儿回家渐渐少了，由于刘老先生年老多病，家里又脏又臭，女儿去了不仅不收拾，还大骂父亲懒惰，刘老先生无人照顾度日如年，请邻居帮忙联系了养老院，一住就是5年，把护理员当成了亲人。家里锁门，嘱咐邻居替他保密，女儿的儿子到了结婚年龄，想到了父亲的房子，找父亲找不到，还报了警。父亲很生气，想瞒着女儿把房子卖了，护理员也很气愤，当时答应老人帮忙卖房子。

在护理员的帮助下，房子很快就卖了，女儿通过买房子的人找到了父亲，说父亲年老没有行为能力，把护理员和养老院告上了法庭。

调解结果参考：

法庭征求了双方意见，为了维护家庭关系，调解了此诉讼。

1. 法律上规定的行为能力不是以年老作为依据。
2. 刘老先生虽然年事已高，但思维清晰，语言条理清楚，完全具有行为能力。
3. 买卖双方法律程序合法，买卖行为有效。
4. 女儿也向父亲检讨自己行为过错，表示赡养父亲晚年。
5. 护理员的行为违反了院内护理员职业守则，养老机构承担管理制度不严的过错，由刘老先生说情，此护理员未被辞退，向刘洋当面道歉。

思 考 题

1. 爱心护理院护理员有哪些工作规范？
2. 护理员的职业道德具有哪些特点？
3. 护理员应具备怎样的职业道德？
4. 爱心护理院护理员应做到哪些基本的礼仪？
5. 护理员应严格按照哪些行为工作？

第三章 爱心护理院生活照料工作质量标准

本章重点概述

　　爱心护理院的护理工作主要体现在生活照料中，生活照料的质量直接关系到爱心护理院的整体护理质量，制订标准化管理，对爱心护理院护理管理具有非常重要的意义，为爱心护理院的持久发展奠定基础。

第一节　病区环境管理制度标准

一、清洁卫生标准

病区走廊、室内外、楼梯，无灰尘、无蜘蛛网、无杂物、无死角，并有制度要求。

1. 实行分片包干，定期打扫形成制度，每日勤小扫，每周一大扫。
2. 门窗、玻璃保持清洁、明亮，每周擦 1 次。
3. 走廊、楼梯、墙围每周抹 1 次，无污垢、无痕迹、无杂物。
4. 厕所每天至少打扫 2 次，随脏随扫，无污垢，无臭味。
5. 大小便器随脏随倒，每周彻底消毒 2 次。
6. 地面每日至少用 1∶1000 含氯消毒液湿式打扫 2 次，随脏随打扫，无积水，病室每日消毒 1 次。

病区经常保持整洁，定期进行检查监督。

二、安静标准

1. 一般病区噪声应控制在 50 分贝以内。
2. 严禁在病室内喧哗，保持病区肃静，做到五轻：走路轻、说话轻、操作轻、拿放物品轻、开关门窗轻。
3. 所有人员一律穿软底鞋。
4. 尽量减少不必要的巡回路线，减少陪客和探视时间。

三、整齐标准

1. 病区所有物品定点放置，陈设统一，墙壁除规定外，不张贴宣传品。
2. 病室、治疗室、办公室等，陈设应有统一规范要求。
3. 老年人衣着适中，整洁，无长指（趾）甲，按时理发、刮胡须。
4. 室内光线柔和，色调适合，被褥适宜，有条件的病房可摆设盆景。

第二节 护理员工作质量标准

护理人员工作质量标准如下：

1. 服务态度好，安心本职工作。
2. 积极配合护士做好临床护理，尤其是危重、一级护理老年人的护理。
3. 关心、协助、帮助老年人饮食，送饭送水到床头，及时喂水喂食。
4. 做好生活护理工作，做到六无：无压疮、无坠床、无烫伤、无跌伤、无窒息、无管道脱落。五关心：关心老年人的饮食、卫生、安全、睡眠、排泄。六洁：头发、口腔、皮肤、手足、会阴、肛门清洁。七知道：知道每位老年人的姓名、个人生活照料的重点、个人爱好、所患疾病情况、家庭情况、使用药物治疗情况、精神心理情况。
5. 保持床单平整、干燥、无皱无迹。
6. 对卧床被动体位的老年人协助护士定时翻身（1~2小时），做好压疮预防护理，杜绝因护理不当而发生的压疮。
7. 协助护士观察补液情况，对不合作的老年人注意保护，防止针头拔出或滑出，不可随意调节滴速，保持输液管无扭曲，确保滴注通畅。
8. 保持各种管道无扭曲、受压，如在护理时导管脱落及时通知护士。
9. 协助护士观察病情变化，有情况及时通知护士。
10. 老年人如发生意外（如跌跤、出走、烫伤等），及时向护士汇报。
11. 做好病室内的清洁卫生，执行每日工作重点，保持病室整洁、空气新鲜、无异味。
12. 提供服务完成率100%，压疮发生率为0，老年人和家属的满意率在85%以上。

第三节 生活照料工作考核办法

一、生活照料质控标准及考核评分

见表3-1。

表3-1 生活照料质控标准及考核评分表

标准	标准分	评分标准	扣分原因及扣分	得分
1. 按规定着装，整洁规范，挂牌上岗。	5	未穿工作服扣3分。 不整洁扣2分。		
2. 病室整洁有序，无异味。 ①床头柜上只放洗漱用品及茶杯，床上无渣屑和废物，尿布覆盖橡皮单。 ②床下物品上架，无杂物。	5	病房有异味扣3分。 床头柜物品放置不规范扣1分。 床单位不整洁扣1分。		

续表

标准	标准分	评分标准	扣分原因及扣分	得分
3. 生活照料规范，质量达标。 ①对老年人要做到五勤：勤翻身，勤擦洗，勤按摩，勤整理，勤更换。 ②六无：无压疮，无坠床，无烫伤，无跌伤，无走失，无管道脱落。 ③六洁：皮肤，口腔，脸，头发，指（趾）甲，会阴清洁。	5	未做到五勤一项扣1分。 未做到六无每项扣2分。 未做到六洁每项扣1分。 约束老年人松紧不适宜，出现肢体青紫扣2分。		
4. 饮食护理：严格按医嘱执行饮食的种类，且要采取正确的进餐姿式，避免呛咳、窒息。具体包括： ①自理的老年人进餐时上半身要挺直，身体稍向前倾，以利食物顺利进入胃内。 ②对能下床的老年人采用坐位或半坐位，身体背后及周围用棉被、软枕或支架加以固定，再协助进餐。 ③对坐起有困难的老年人，可抬高床头30°~50°，利于老年人吞咽。 ④对不能抬高上半身的老年人，应尽可能为老年人取侧卧位，并使头部向前倾斜。 ⑤喂食速度不可过快以免呛咳和窒息，食物不可过烫。 ⑥保证老年人每日饮水量，1000ml左右为宜。 ⑦餐具每日及时清洗和消毒。	5	未按医嘱执行饮食种类扣3分。 喂食过快或姿势不正确引起呛咳甚至窒息者扣3分。 每日不给老年人适度喂水扣2分。 餐具未及时清洗消毒扣3分。		
5. 严格遵循人性化的服务理念，一切以老年人为中心，尽量满足老年人的需求。要求做到：语言文明，态度诚恳。对老年人有爱心，有耐心，做事细心，尽心。严禁体罚、谩骂老年人。服务及时到位，老年人及家属反映良好。	10	老年人及家属投诉扣2分。 体罚老年人一次扣3分。 谩骂老年人一次扣3分。 服务不及时扣2分。		
6. 遵守劳动纪律，坚守岗位，不迟到，不早退，上班时不串岗，不扎堆聊天，不看电视及吃东西。严禁夜班睡觉，积极巡视病房，保持病室安静。	6	迟到或早退一次扣1分。 串岗聊天一次扣1分。 吃东西或看电视一次扣1分。 夜班睡觉扣2分。 未按时巡视病房扣1分。		

续表

标准	标准分	评分标准	扣分原因及扣分	得分
7. 维持和谐的人际关系。尊重领导和医护人员，服从领导和管理，工作配合度良好。同事间无吵架现象。	6	不尊重领导扣2分。 不服从管理扣2分。 吵架一次扣2分。		
8. 陪夜制度 ①每日20：00前到岗。 ②负责所陪护老年人的生活照料与安全。 ③认真履行职责，在岗在位，不在病区大声喧哗。 ④按时熄灯。	7	迟到每次扣1分。 在病区大声喧哗每次扣1分。 老年人发生意外伤害扣2分。 未按时熄灯扣1分。 脱岗扣2分。		
9. 积极维护爱心护理院的利益，有岗位主人翁精神。严禁说损害爱心护理院利益和形象的话，做损害爱心护理院利益的事。同时注重勤俭节约，不开无人灯，无长流水现象。	9	有损害爱心护理院利益和形象言行酌情扣5分。 开无人灯一次扣2分。 长流水一次扣2分。		

二、考核办法

1. 根据生活照料质控标准及考核评分表作为检查护理员工作质量的依据，护理部组织成立护理质控小组，由护理部主任与病区护士长参加，每月对全院各病区生活照料质量进行检查一次。科室由护理骨干与护理员组长参加，每周对本病区生活照料质量进行检查一次。

2. 护理部主任每月在护士长例会上通报生活照料质量检查的情况。科室检查的具体情况由病区护士长在每月科务会上通报，对通报的问题须于次月进行整改，护士长详细制订整改计划与执行的情况。

3. 护理部对病区生活照料检查的内容作为每月质控考核内容，记入绩效考核。

第四节 医护工责任小组模式

为进一步加强爱心护理院规范化建设，提高护理质量，推动爱心护理院护理工作的有序开展，转变服务理念，缩短医患距离，把时间和服务最大化的送给老年人，目前已有爱心护理院建立医护工责任小组，完善其目标、组织形式、职责、工作内容和要求，达到明确重点、分清主次，合理安排人力，使病区各项规章、职责认真落实，顺利扎实推进工作。

一、目的

1. 建立一种全新的护理模式,以满足爱心护理院发展的需要,成为爱心护理院的特色。
2. 提高爱心护理院的医疗、护理管理水平,让所有工作人员都树立主人翁意识,在全院形成尊老、敬老、爱老的"孝"文化。
3. 以老年人为中心,由医生、护士、护理员共同为其提供医疗、护理、生活照料、康复、临终关怀等全方位的服务。全面、深入了解和掌握住院老年人的身体、心理状况及其家庭背景,从而制订完善的医疗、护理、生活照料及心理疏导方案。
4. 医护工团队密切配合,优化医疗、护理服务质量,将院内伤害的发生率减少到最低,为老年人提供高效的服务。
5. 与老年人及其家属建立友好沟通的桥梁,增进医患感情,减少医患纠纷。
6. 提高医生、护士、护理员的业务水平和整体素质,激发学习热情,培养争先创优的工作氛围。

二、组织形式

各小组人员设置如下:

组长1名:由床位医生担任。

副组长1名:由责任制护士担任。

组员:包括2~3名护士和4~5名护理员。

三、护理员工作内容

1. 在组长、副组长及护士的指导下负责本组病员的生活照料工作。
2. 参加每周两次的小组查房,掌握所护理老年人目前存在的护理问题,执行副组长制定的护理措施。
3. 掌握老年人的有关异常情况及时向副组长汇报。
4. 关心老年人的个人爱好与家庭情况,以便必要时给予心理疏导。
5. 严格按照副组长的指导,做好管道护理,掌握管道维护的注意事项,以防置管脱落。
6. 做好病房内清洁卫生,执行每日工作重点,保持病室整洁、空气新鲜、无异味。
7. 根据床头牌的指示标识,做好各类安全防范措施,严防意外发生。
8. 按时参加医护工小组会议,虚心吸取工作中的不足之处。
9. 积极参加医护工小组组织的业务学习与技能培训。
10. 与家属建立和谐的护患关系,虚心接受家属的意见,拒收家属红包及礼物。

四、工作组合

1. 服从组长与副组长布置的工作任务,认真执行护理工作计划的内容。
2. 积极参加家属座谈会,聆听家属的意见或建议。

3. 主动向组长或副组长反映工作情况。
4. 要具有团队精神，和谐医护理员之间的关系。
5. 发现潜在的医患矛盾要及时向组长反映，以便及时地沟通，化解矛盾。
6. 对医护工质控小组检查存在的问题要及时整改。

思 考 题

1. 简述爱心护理院病房管理制度的内容？
2. 爱心护理院护理员工作质量标准有哪些？
3. 爱心护理院生活照料工作质控采取怎样的形式？
4. 护理员在医护工责任小组中承担哪些工作？
5. 护理员在医护工责任小组中如何与医生、护士配合？

第四章 爱心护理院养老护理员职业技能

本章重点概述

本章概述了对老年人饮食照料、排泄照料、睡眠照料、清洁卫生、安全护理五个方面生活照料的知识、方法和技巧,爱心护理院护理员应重点掌握,为老年人提供优质、专业的老年护理服务,提高老年人的生活质量。

第一节 饮食照料

进食和进水是人的基本需求,护理员应了解基本饮食的种类和适应对象,通过协助老年人完成正常进餐保证老年人获取均衡营养,维护健康。

一、老年人营养素需求

(一) 营养的基本知识

营养是人体摄取、消化、吸收和利用食物中的营养素来维持生命活动的整个过程。健康的营养对老年人的身体健康、增强体质起着重要的作用。

1. 营养素 食物中具有营养作用的有效成分称为营养素。人体需要的营养素有几十种,可概括为7大类:蛋白质、脂肪、糖类、维生素、无机盐、水和膳食纤维。要维护人体正常生理功能,任何一种营养素都是不可缺少的。

营养是指能够供给人体所需的各种营养素,并且质和量的比例分配适当,可使人们精力充沛,体格健壮,抵抗疾病的能力增强,防止过早衰老。反之,营养不良或营养不当,就会导致老人健康状况不良,对疾病的抵抗力下降,精神不振。因此营养与健康的关系密切,直接影响老人的健康、寿命。

2. 营养素的功能

(1) 蛋白质:蛋白质是一切生命的基础,是人体组织细胞的重要成分。主要生理功能有:构成与修复身体组织、调节生理机能、供给热量。提供蛋白质来源的食物有奶类、蛋类、瘦肉、大豆、小麦、玉米等。

(2) 脂类:脂类是指脂肪和类脂(胆固醇、磷脂、糖脂等),它们在人体具有十分重要的功能。脂类分布于皮下、腹腔、肌肉和脏器的周围。生理功能为:提供热能、构成组织细胞、供给人体必需脂肪酸、促进脂溶性维生素的吸收和利用、填充各内脏器官之间的空隙、增加膳食的香味。提供脂类来源的食物有各种含脂肪的食物,如各种油类、肉类、动物内脏、蛋黄、奶油等。脂肪尽管有多方面的功能和作用,但它在体内的含量是有一定限度的,过多则会影响机体的代谢活动,产生许多疾病。

(3) 糖类(碳水化合物):糖类是人体重要的能源,其提供热量是人体总热量的60%~70%。体内糖的储备量很小,因此人们每日需要多次补充糖。糖的生理功能有:

提供热量、构成人体组织、具有保护肝的解毒作用、维护心脏和神经系统的正常功能等。提供糖的主要来源是米、面、薯类、水果等，蔬菜中也含有可利用的糖类，如果糖等。糖类不能摄入过量，因为甜食过量可影响蛋白质、矿物质、维生素的补充可导致营养不足、肥胖病、糖尿病、高脂血症等。可使体内维生素 B_1 的含量减少，降低神经和肌肉的活动能力，偶然摔倒易发生骨折。还是造成某些癌症的诱发因素之一，严重者可使平均寿命缩短。

（4）维生素：维生素是一种维持机体正常生命活动的重要物质，是人体不可缺少的营养物质。维生素的生理功能是参与并促进新陈代谢的调节。

（5）矿物质：矿物质又称无机盐，由许多微量元素组成，是人体内无机物的总称，是人体必须的元素。现在已知的元素有50多种，其中一部分在人体含量较多，如钙、钾、钠、磷。另一部分含量较少，如铁、锌、碘等。矿物质无法自身产生、合成，都是从食物中摄取。摄取不足会影响人体代谢活动。摄取过多，容易引起中毒。所以一定要注意矿物质的适量摄取。

（6）膳食纤维：膳食纤维是植物性食物中不能被人体消化吸收的一类物质，膳食纤维是一些大分子物质，虽不能被人体吸收，但它有重要的生理功能。其主要作用是使粪便体积增大、变软、刺激肠蠕动，有利于排便，减少便秘和肠癌的发生。可与胆酸结合有利于减少胆固醇的吸收，降低胆固醇，防止高脂血症。还可以延长食物在胃内停留的时间，减慢人体对葡萄糖的吸收，使餐后血糖上升延缓。膳食纤维存在于植物性食物中，如玉米、粗加工小麦、薯类、豆类、水果和绿色蔬菜中。

（7）水：营养过程离不开水，水是极重要的营养素。人体中没有纯水，而是以体液的形式存在。营养物质必须溶于水中才能被充分吸收利用，代谢产物和废物也必须通过水才能被运送和排出体外。水还具有润滑、蒸发散热、调节体温、保持皮肤柔软等重要生理功能。保持机体水平衡十分重要，正常成人每天需摄入水量约2500ml，排出水量约2500ml才能达到水的平衡。若摄入水量过多、过少或排出水量过多、过少都会导致水代谢的不平衡，引发多种健康问题。

（二）老年人的营养需求

饮食的质与量影响老年人的健康与寿命，由于老年人的生理特点，对营养饮食有特殊的要求。

1. **适当控制热能的供给** 老年人的基础代谢逐渐降低，一般比成年人低10%～15%，又加上体力活动减少，所以热能的需要量相对减少。由于老人摄取热能过多，容易转变成脂肪储存在体内，使身体过于肥胖，并且易导致动脉硬化和糖尿病，以至影响生命。因此，老年人应适当控制热能的供给。

2. **提供足够的优质蛋白质** 蛋白质对老年人的营养非常重要，因为老年人体内的新陈代谢过程以分解代谢为主，所以膳食中要有足够的蛋白质来补充机体蛋白质的消耗。

人体每天所需热能仅有10%～15%来自蛋白质。人体蛋白质由20多种氨基酸组成，其中有8种是人体自身不能合成的，必须从食物中摄取，这些氨基酸被称为必需氨基酸。营养学上将含有必需氨基酸种类齐全，数量充足，并易于消化吸收的蛋白质称为优质蛋白质。

富含优质蛋白质的食品包括瘦肉、鸡蛋、鸡鸭肉和鱼虾类。此外豆类、低脂牛奶也是代替肉类的优良蛋白质食品。

对于老年人来说，蛋白质的功能仅有维护与修补身体的功效，所以少量摄入有利，而无节制的摄入，不但会加重胃肠道负担，其产生的过多的代谢产物还会对身体带来不良影响。

3. **脂肪的摄入要适当** 对老年人脂肪的供给不能太多也不能太少。太多即不易消耗，也对心血管和肝不利。太少又影响脂溶性维生素的吸收和饮食的制作，也会影响老人的食欲。对老年人脂肪供给的关键，是要尽量供给不饱和脂肪酸含量较多而胆固醇含量较少的脂类食物，这对预防动脉粥样硬化的发生有重要意义。因此，老年人的膳食中脂肪的供给要以植物油为主，如橄榄油、花生油、葵花籽油等，尽量减少胆固醇高的食物，如动物内脏、肥肉等。

4. **注意补充矿物质** 对老年人来说，钙的供给尤为重要，因为一般老年人的胃酸减少，影响钙的吸收和利用，老年人也容易发生钙代谢障碍，甚至出现骨质疏松症。因此，应供给含钙丰富的食物，如奶类、豆类、虾皮、木耳等。另外要注意铁的补充，以预防贫血。

5. **维生素的摄入要充足** 维生素对人的健康非常重要，从食物中得来的维生素，比从化学制品中得来更容易，而且更容易被人体吸收和利用，食品多样化是保证足量维生素的重要因素。

(1) 维生素A：维生素A具有抗氧化、抗癌、增强免疫力、保护视力的作用。能预防夜盲症、维持上皮细胞组织健康、促进生长发育、增加对传染病的抵抗力、预防和治疗干眼病等作用。

维生素A的主要食物来源包括动物肝、蛋黄、鱼肝油、牛奶，以及多叶蔬菜、橙黄色蔬菜、橙黄色水果等，如胡萝卜、菠菜、空心菜、青辣椒、杏、柿子、橘子等。

(2) 维生素B_1：能维持人体循环、消化、神经和肌肉的正常功能。有保护神经系统的作用。有促进肠胃蠕动、增加食欲、调整胃肠道的功能。能构成脱羧酶的辅酶，参与糖的代谢。还能预防脚气病。

维生素B_1缺乏时，能引起多发性神经炎，使老年人的周围神经末梢有发炎和退化现象，出现皮肤瘙痒、四肢麻木、肌肉萎缩、心力衰竭、下肢水肿等症状。

维生素B_1主要存在于种子的外皮和胚芽中，如米糠和麸皮中含量很丰富，在酵母菌中含量也极丰富。瘦肉、白菜和芹菜中也有较丰富的含量。为了补充维生素B_1，老年人应该适量多吃一些粗杂粮。

(3) 维生素B_2：维生素B_2又叫核黄素，主要作用是维持皮肤、口腔和眼的健康，如果缺乏，常发生口角溃疡、舌炎、唇炎等病。食物中以猪肝、鸡肝、鹌鹑蛋、菠菜和小米中居多，每日需要量1～2mg。

(4) 维生素C：主要作用是提高免疫力，增强人体抵抗细菌感染的能力。能帮助伤口愈合。能预防癌症、心脏病和脑卒中。能保护牙齿和牙龈。能促进红细胞成熟，减少黑斑等。菠菜、油菜、西兰花、包心菜、红椒、黄椒等新鲜蔬菜中含量很高。樱桃、柿子、草莓、猕猴桃、橙子、橘子等水果中也有丰富的含量。

(5) 维生素D：维生素D的主要生理作用是促进钙的吸收。维生素D缺乏会严重影响钙和磷的代谢，使血钙、血磷浓度下降，所以补钙的同时要补充维生素D。

维生素D的食物来源主要有动物肝、鱼肝油、蛋黄等。经常晒太阳是机体获取维生素D的重要途径。长期卧床的老年人户外活动减少，皮肤光反应减弱以及常服用各种药物等，很容易缺乏维生素D，必要时可以服用药物治疗，中国营养学会的推荐摄入量是每天10μg。

(6) 维生素E：维生素E具有抗氧化、抗衰老的作用。能保护多元不饱和脂肪以及可溶解于脂肪中的维生素A免遭破坏。能维持正常的生殖能力和肌肉正常代谢。能维持中枢神经和血管系统的功能。维生素E的食物来源主要是各种植物油、麦胚、坚果类、种子类和豆类。维生素E推荐摄入量为每天14mg。

(7) 叶酸：叶酸是身体组织辅酶的主要成分，有维护皮肤、消化道、神经的功能，如果缺少会表现为皮肤粗糙，即所谓癞皮病，也可发生腹泻和神经症状。叶酸虽然广泛存在于动植物中，但动物肝、植物种子、黄豆、绿豆等食物中含量丰富，其次为鸡肉、鸭肉、酵母、花生中也有较多含量。在而谷类、肉类、鱼类、水果中含量较少。《中国居民膳食营养素参考摄入量》建议老年人的叶酸摄入量与成年人相同，为每人每天400μg。

(8) 维生素K：属脂溶性维生素。由于其具有促进凝血的功能，故又称凝血维生素。

6. 提供丰富的纤维素　膳食纤维不是营养素，但对于促进人体消化和排泄有很重要的作用。膳食纤维可使肠道中的食糜增量、变软，促进肠道蠕动，从而加快了排便速度，防止便秘。富含纤维素的食品能使人产生饱腹感，减少进食量，有助于调节血糖，预防糖尿病。还可减少消化过程中机体对脂肪的吸收，起到预防高血压病、心脑血管病的作用。

7. 补充水分要充足　随着年龄的增长，各系统功能的降低，老年人机体排泄毒素的能力越来越弱。因此，老年人必须适当补充水分，以保证代谢毒素的排除，一般每天喝进6～8杯温开水，大约2000ml即可。除了水以外，清汤、未加糖的果汁也是补充水分很好的选择。但是补水不能过量，过量会增加老年人心脏和肾的负担，对健康不利。

二、老年人饮食种类、特点、适应对象

(一) 老年人基本饮食种类

基本饮食的种类主要包括：普通饮食、软质饮食、半流质饮食、流质饮食，适合大多数老年人的饮食需要，营养素种类和摄入量未作调整而食物质地各有不同。

1. 普通饮食（简称普食）

(1) 特点：与健康人饮食相似，包括各种基本食物，营养素平衡，容易消化，无刺激，品种丰富，其中总热能、蛋白质、矿物质和微量元素、维生素、水分等，应充分均匀地供给，以达到平衡饮食的要求。

(2) 适应对象：咀嚼功能、消化功能好，病情较轻或疾病恢复期，体温正常，能下

床活动或卧床,但不需要饮食治疗的老年人。

(3) 饮食原则:每日三餐,主食、副食(蔬菜、水果、禽蛋类)、汤类均衡搭配,烹调方法保持美观可口,以增进食欲。避免生冷刺激性食物。少吃煎炸、易胀气、过分坚硬的难以消化的食品。

2. 软质饮食

(1) 特点:所含的营养素平衡,食物碎、烂、软,如软米饭、面条、煮烂和切碎的菜,剁碎的肉、鱼、家禽类等,含纤维素少,便于咀嚼,比普食容易消化的食品老年人容易咀嚼和消化。

(2) 适应对象:口腔疾患或处于疾病急性期和恢复期之间,咀嚼和消化功能较差的老年人。

(3) 饮食原则:每天3~4餐,蛋白质、脂肪、碳水化合物按正常需要供给,以平衡饮食。蔬菜及肉类在切碎煮烂的过程中,会丧失许多维生素和矿物质,为预防维生素C及矿物质供给不足,应注意补充菜汁、果汁、番茄汁等。选择主食应比普食软烂,如包子、饺子、馄饨都可食用,但馅料应选用含纤维少的蔬菜。水果和蔬菜选用含纤维少的为宜,水果应去皮,做成水果羹或蒸烂后食用。禁用煎炸的食物,忌用强烈辛辣调味品。

3. 半流质饮食

(1) 特点:食物呈糊状、冻状、汁状等半流质状态,是软质饮食与流质饮食的过度,如米粥、馄饨、蛋羹、藕粉、豆腐脑等。半流质饮食纤维素的含量极少,比软食更容易咀嚼和消化。

(2) 适应对象:发热、口腔疾病、咀嚼困难、胃肠炎和其消化功能不能适应正常饮食的老年人。

(3) 饮食原则:少食多餐,每日5~6次,每次的餐量视老年人的病情需要而定。

4. 流质饮食

(1) 特点:流质饮食是一种食物呈流动的液体状态,老年人可直接吞咽,容易消化和吸收。如乳类、豆浆、米汤、稀藕粉、肉汁、菜汁、果汁等。

(2) 适应对象:进食有困难、高热、大手术后的老年人。消化道有疾病和病情危重的老年人。全身衰竭的老年人。使用鼻饲喂食的老年人。

(3) 饮食原则:每日6~8次或2小时一次,每次200~300ml。流质饮食供给机体的热量及蛋白质较少,不可长期食用。

(二)治疗饮食种类、特点、适应对象

针对营养失调及疾病的情况而调整某一种或几种营养素的摄入量,以达到治疗的目的的饮食。护理员有责任帮助老年人重建饮食习惯,以符合治疗要求。

1. **高蛋白饮食** 每日进食蛋白质在100~200g之间,饮食中增加肉、鱼、蛋、豆制品等植物蛋白,适用于营养不良、长期消耗性疾病、严重贫血、烧伤、癌症晚期等老年人。

2. **低蛋白饮食** 每日进食蛋白质在40g以下,适用于肝、肾功能不全的老年人。

3. **糖尿病饮食** 一般情况下,体重正常,无并发症,从事重体力劳动的糖尿病老年人，每日主食量可在300g以上，肉、蛋类可在200～300g，蔬菜400～500g，烹调油40g。肥胖伴有轻度并发症者，每日主食限定在200～250g以内，蔬菜400～500g，肉、蛋150g，烹调油30g。护理糖尿病老年人，护理员要针对老年人的体重和病情控制饮食。

4. 低盐饮食　每日用盐2～3g，忌用一切腌制品，如香肠、咸肉、皮蛋等，适用于患高血压、心力衰竭、肾炎、肝硬化等疾病引起水肿的老年人。

5. 无盐饮食　炒菜忌用盐，可以用醋等佐料调味，适用于患高血压、心力衰竭、肾炎、肝硬化等疾病引起严重水肿的老年人。

6. 低脂饮食　每日进食脂肪在40g以下，尤其要限制动物脂肪的摄入，适用于冠心病、肝、胆、胰腺等疾病和高脂血症的老年人。

7. 低嘌呤饮食　每日进食嘌呤含量在150mg以下，适用于患痛风病及高尿酸血症的老年人。

8. 高钾饮食　每日进食钾含量在4000mg以上，适用于低血钾老年人。

9. 低钾饮食　每日进食钾含量在200mg以下，适用于高血钾老年人。

10. 低纤维饮食　忌用膳食纤维含量丰富的粗粮和蔬菜，适用于腹泻、肠道手术前后和食管静脉曲张的老年人。

11. 鼻饲饮食　不能自主从口中进食，要通过胃管注入流质饮食，常用于因各种原因导致昏迷、吞咽困难的老年人。

三、促进饮食营养的方法

（一）了解老年人饮食习惯、促进合理膳食

了解老年人每日进餐次数、每日餐量、每次餐量等，根据老年人饮食习惯选择食品和烹调方法，适当补充蔬菜、水果，经常调换口味，以促进老年人食欲，保证其摄入营养丰富的合理膳食。

帮助养成良好的饮食习惯，向老年人说明凡是有营养价值的食物都要食用，不要挑食和偏食，进食要定时定量。进食速度不宜过快。不宜进食生冷、过热及刺激性食物。

（二）促进老年人食欲的措施

1. 良好的进餐环境

（1）进餐时室内环境要清洁，空气要新鲜，不要有异味，必要时室内通风换气。

（2）餐桌、凳椅要擦净，没有水渍和污渍。

（3）根据老年人所吃的食品和习惯准备好餐具，餐具尽量定人使用，用后要洗净，集体使用的餐具要定期消毒。

（4）创造和谐气氛，有条件时让老年人与大家共同进餐。

2. 采取正确的进餐姿势

（1）进餐时要保持老年人上半身挺直，身体稍向前倾，以利于食物顺利、安全地进入老年人的胃内。不要让老年人的上半身后仰，这样会造成食物下咽困难，甚至发生呛咳或吸入呼吸道导致疾病、威胁生命安全。

（2）对不能下床的老年人，应扶助老年人采取坐位或半坐位，身体的背后及周围用

棉被、软枕或支架加以固定，再协助进餐。

（3）对坐起有困难的老年人，应尽可能将老人的头胸部用软枕或摇高床头30°～50°，利于老年人吞咽。

（4）对完全不能抬高上半身的老年人，应尽可能为老年人采取侧卧位并使头部向前倾斜。

3. 食物的温度要适宜，以防过热的食物造成口腔黏膜的损伤，过冷的食物导致胃肠不适。夏天不宜给老年人喝过多的冷饮。

4. 主动征求老年人对食物种类、烹调方法、就餐环境等方面的建议和意见，及时改进。

5. 协助老年人每日进行适当的身体锻炼和活动，促进胃肠道的消化和吸收并可保持大便通畅。多和老年人说话，使老年人的心情在舒畅状态下愉快进餐。

四、饮水

1. 正常情况下，保证老年人每日饮水2500ml以上，起到增加体内排泄作用，预防尿路感染和便秘。

2. 协助老年人饮水时应多次缓慢地喝，一次大量快速饮水，会增加心脏和肾的负担。

3. 饭后不宜马上饮水，会冲淡胃液，影响食物的消化。

4. 老年人清晨起床后，先饮一杯水，给排空的胃肠清洗，能防止便秘，补充体内水分，降低血液黏稠度。

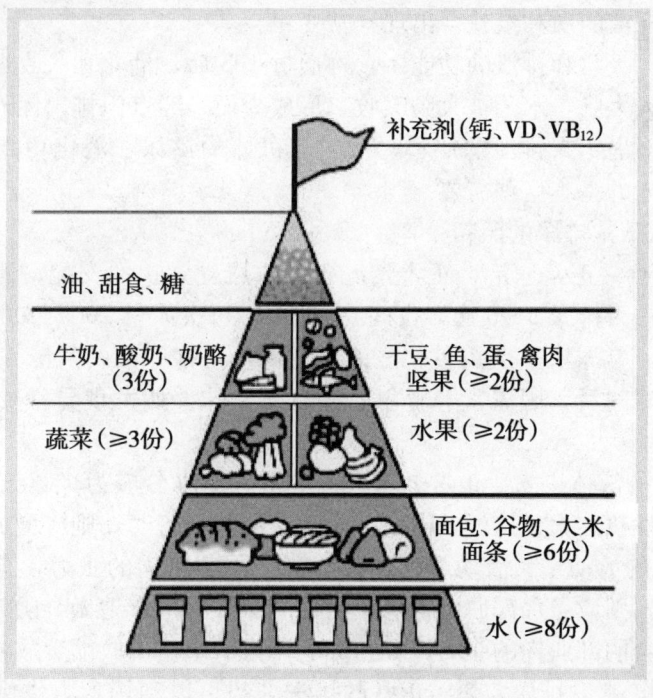

图4-1 70岁以上老人食物金字塔

五、老年人膳食宝塔的内容

第一层：谷类食物位居底层。
第二层：蔬菜和水果。
第三层：蛋等动物性食物。
第四层：奶类和豆类食物。
第五层：塔顶是烹调油和食盐。
膳食宝塔特别强调，老年人每日至少喝1200ml水（图4-1）。

第二节 排泄照料

排泄是机体将新陈代谢的产物排出体外的生理过程，如排尿、排便。排泄也是维持生命的必要条件。老年人随着年龄的增长，机体调节能力逐渐减弱，自理能力下降，或者因为疾病原因导致老年人排泄功能出现问题。因此，护理员应理解、同情和尊重老年人，仔细观察，给予指导和援助，根据老年人的不同情况，采取不同的方法以满足老年人排泄方面的生理需要。

一、正常排泄的照料

肾是机体的主要排泄器官，体内的代谢产物和某些有害物质等，大部分通过肾滤过，以尿的形式经肾盂、输尿管流入膀胱储存，然后经尿道排出体外。当肾、输尿管或膀胱有病变时，尿液的质和量就会出现异常变化。

肠道有消化、吸收和排泄的功能。食物通过小肠后，消化和吸收过程基本完成，余下的食物残渣进入大肠，水分被大肠吸收，形成粪便，经肛门排出体外。

因此，通过对老年人排泄的照料，可了解机体的泌尿、消化功能，协助疾病的诊断，并满足老年人的基本生理需要。

（一）老年人正常排尿的照料

1. 尿液的观察　正常尿液：正常情况下，排尿受意识的支配，无痛、无障碍、可自主随意进行。白天排尿3～5次，夜间0～1次，每次尿量200～400ml，24小时尿量1000～2000ml。正常尿液呈淡黄色、澄清、透亮，正常尿液的气味来自尿内的挥发性酸，如静置一段时间后，因尿素分解氨，故有氨臭味。如发现异常要及时报告医生和护士。

2. 保证充足的液体摄入　正常老年人每日摄入的水分应为1500ml，当老年人有额外水分丧失，如发热、大量出汗、呕吐、腹泻及液体引流时，则应增加液体的摄入量。

3. 保证一定的活动量　活动可增加腹部和会阴部肌肉的张力，有助于排尿。如果老年人活动受限，则应做局部肌肉锻炼，指导老年人有节律地做会阴部肌肉的收缩与放松活动，以增加会阴部肌肉的张力，如指导老年人有节律的收缩、放松肛门等。

4. 协助维持正常的排尿姿势　正常的排尿姿势可以利用重力作用及腹内压促进排尿，护理员应尽可能协助能下床的老年人下床排尿，因病情无法下床的老年人，应给予舒适体位。

5. 维护老年人的隐私　提供隐蔽的排尿环境，隐蔽性有利于老年人自我放松，尤其在老年人处于疾患或其他压力所造成的焦虑状态时，为老年人创造隐蔽的排尿环境非常重要。

(二) 老年人正常排便的照料

1. 粪便的观察　正常粪便：每日排便1~2次，平均量150~200g，粪便柔软成形，呈黄褐色，含极少量黏液，有时伴有未消化的食物残渣。粪便的量和颜色随摄入食物及种类而变化，也可受药物的影响。

2. 协助养成规律的排便时间　良好的排便习惯建立在稳定的生活规律上。老年人应养成早睡早起、三餐固定的生活习惯。对于老年人最适宜的排便时间是在每日早餐后，因为餐后是胃肠活动最活跃、对刺激最敏感的时间，长此以往就能逐渐养成定时排便的习惯。

3. 安置舒适隐蔽的排便环境　要为老年人创造一个独立、隐蔽、宽松的排便环境。能够下床活动的老年人，应尽量协助老年人如厕排便。对自理困难，需要在床上排便的老年人，在照顾中要做到周到、耐心。室内最好给予遮挡，老年人便后要及时清理环境。为老年人盖好衣被、开窗通风，保证老年人居室环境清洁、空气清新、无异味。

4. 协助采取舒适的排便姿势

(1) 蹲位排便：蹲位排便是最佳排便姿势，老年人在下蹲时腹部肌肉受压，使腹腔压力增加，可促进粪便排出。如果老年人患有高血压、心脏病，应避免采取蹲位排便，以防老年人下蹲时间过久导致血压改变或加重心脏负担而发生意外。

但是蹲位排便容易使老年人疲劳，特别是体力较弱的老年人，常常难以长时间坚持，护理员要在旁陪同，格外加以注意，防止老年人发生意外伤害。

(2) 坐位排便：为了避免老年人蹲位排便的疲劳，采用坐位排便较适宜老年人，排便时老年人身体要向前倾，这样可以增加腹压，促进排便。排便时，要扶持老年人在便桶上坐稳，帮助老年人手扶于身旁的支撑物（栏杆、凳子、墙壁扶手等），以便老年人在排便后能够助力起身，护理员应在旁陪同。同时嘱咐老年人起身时速度要慢，避免摔倒等意外伤害发生。

(3) 卧位排便：体弱或因病不能下床排便的老年人，如果病情许可可将床头抬高30°~50°协助老年人取半坐位后在床上进行卧床排便。

(4) 帮助卧床老年人使用便盆：对于卧床不起的老年人，护理员要准备便盆，帮助老年人在床上使用便盆。便盆必须清洁、无破损，以防引起老年人的不适、皮肤损伤。放便盆时，便盆下方要衬有衬垫，以防污染床铺。大便后要及时清理环境，开窗通风，并注意观察粪便的性状有无异常，如发现异常及时报告医生和护士。

二、异常排泄的照料

老年人常因膀胱肌张力差，常有尿频的现象，老年男性常因前列腺增生压迫尿道而引起滴尿和排尿困难。如果胃肠功能发生障碍，就会出现胃肠活动的异常表现，如恶心、呕吐、腹泻、便秘等。

排尿异常的照料

1. 尿潴留老年人的照料

（1）尿潴留的概念：尿潴留是指膀胱内潴留大量尿液而不能自主排出。老年人主诉下腹部胀满、疼痛、不能排出尿液，用手抚摸下腹部膨隆，有囊样包块。尿潴留多见于尿道后膀胱颈部被堵塞，如前列腺肥大、肿瘤等。

（2）尿潴留老年人的照料：

1）及时报告：发现老年人有尿潴留的情况，要及时报告医生和护士。

2）体位舒适：如果有的老年人不习惯床上排尿，在病情许可下协助老年人以习惯的姿势排尿，也可以将床头支起或扶助老年人坐起排尿。

3）按摩、热敷下腹部：用热水袋或热毛巾热敷下腹部或轻轻按摩下腹部，以便解除肌肉紧张，促进排尿，注意热敷时避免烫伤老年人。

4）利用反射条件，诱导排尿：让老年人听流水声或用温水冲洗会阴部，以引起排尿反射。

5）积极配合医生和护士的各种操作：如导尿术等，在使用这些方法时护理员要注意观察老年人尿液的颜色、量，以及管道的固定、通畅，尿道、会阴部清洁，防止尿路感染等情况。

2. 尿失禁老年人的照料

（1）尿失禁的概念：尿失禁是指排尿失去控制，尿液不自主排出。随着老年人年龄的增长，排尿器官的功能逐渐减弱，膀胱、尿道括约肌的收缩力降低，大脑皮层对排尿的控制能力衰退。部分老年人因瘫痪、脑部疾患等导致意识障碍，发生尿失禁，这种原因最为常见。

（2）尿失禁老年人的照料

1）心理安慰与支持：尿失禁老年人容易产生困窘、恐惧、自卑、自我厌恶等不良情绪反应，个别老年人因此而不愿与外人交往，变得呆滞。养老护理员在照顾老年人的过程中，要充分理解和关心老年人，用适合老年人心理状态的护理方法，帮助老年人摆脱困境。

2）保持皮肤清洁和干燥：尿失禁会因尿液的刺激，导致臀部及会阴部皮肤发生皮疹、炎症，如不及时处理可导致严重并发症。养老护理员要为老年人及时更换潮湿的尿垫和衣裤并用清洁的温水洗净会阴和臀部，用柔软的毛巾擦干。

对长期卧床的老年人，要选择合适的尿垫，尿垫应选用吸湿性强、通气性良好、柔软的棉织品。一次性纸尿垫吸水性强，对皮肤刺激性小，但纸制品通气性较差，不适宜长期使用。

3）排尿功能的锻炼：要协助老年人养成定时排尿的习惯，无论有尿与否，每隔2小时都要去卫生间排尿一次或为老年人送一次便器，以训练排尿功能。排尿后用手按压下腹部，以排空膀胱残余尿。坚持一段时间后，再逐渐延长排尿间隔时间，使老年人逐渐恢复至正常状态。

在训练排尿功能的同时，要鼓励老年人多喝水，以便有足够的尿量，刺激排尿反射的恢复。液体的摄入一般应在白天供给1500～2000ml为宜，夜间应限制液体的入量，以免夜间尿量增多，影响老年人的睡眠。

4）使用合适的接尿器：夜间可为老年人使用尿壶、集尿器接取尿液。女性老年人可用女式尿壶紧贴外阴部，接取尿液。男性老年人可用阴茎套连接集尿袋接取尿液，但此法不宜长期使用。长期尿失禁的老年人，必要时可留置导尿管。

3. 留置导尿管老年人的照料

（1）留置导尿管的概念：留置导尿管是为老年人导尿后，将导尿管保留在膀胱内，引流出尿液的方法。常用于长期昏迷、瘫痪，或前列腺肥大排尿有困难时，由医护人员插入导尿管，保持排尿的通畅及会阴部的清洁和干燥。

（2）留置导尿管老年人的照料：

1）保持引流管的通畅：留置的引流管要放置妥当，防止受压、扭曲、堵塞。为老年人翻身、活动身体时，注意导尿管固定的部位不要松脱。

2）防止感染：保持会阴部的清洁，每日用热水毛巾擦拭会阴部，必要时用消毒剂擦拭尿道口及周围皮肤。鼓励老年人多饮水和更换体位，促进排尿，尿液增多可达到冲洗膀胱的目的，防止发生泌尿系统感染和结石。

3）注意尿液颜色和性质：发现尿液混浊、沉淀时要及时报告医生、护士。

4）每日定时更换储尿袋，测量尿量并记录：在更换储尿袋时，不可将橡胶引流管末端提高（应低于老年人会阴部），防止尿液逆流，引起逆行感染。

5）训练膀胱反射功能：采用定时夹闭和开放引流管的方法，以训练膀胱排尿功能的恢复，一般每4小时开放一次，使膀胱能定时充盈和排空。

6）如果老年人离床活动时，要注意导尿管和集尿袋的安置。

第三节 睡眠照料

良好的睡眠能增强老年人抵抗力，达到预防疾病、延年益寿的效果。而睡眠障碍可以使老年人身心疲惫，影响健康。护理员通过了解正常睡眠的知识，为老年人创造易于睡眠的环境和生活方式，帮助老年人舒适入睡。

一、睡眠与健康

（一）睡眠的重要性

1. 睡眠是一种每个人不可缺少的生理现象，是人类赖以生存的必要条件，更是老年人获得健康的必要因素。人每天大约1/3的时间在睡眠中度过，所以保证充足的睡眠是人体生命活动不可缺少的部分。

2. 充足的睡眠可以帮助老年人消除疲劳，保护大脑神经细胞的生理功能，稳定神经系统的平衡，延缓衰老。如果长期失眠或睡眠不足，会加速神经细胞的衰老和死亡。所以高质量、有规律的充足睡眠，有助于老年人的健康与长寿。

3. 环境的舒适程度也与老年人的身心健康和疾病的康复有密切的联系。宽松、和谐、舒适的生活环境可使老年人心情愉悦，提高睡眠质量。同时还可增强战胜疾病的信心。老年人休养的环境应做到安静、整洁、光线充足、空气流通、房间温度和湿度适宜。

（二）影响老年人睡眠质量的因素

1. 大脑老化　随着年龄的增加，进入老年期后，机体大脑皮层的抑制过程减弱，会使睡眠时间减少，睡得不深，容易被吵醒并且醒后不易再入睡，这是老年人大脑老化的表现。大多数老年人每天睡眠6～7小时，加上午睡0.5～1小时，就可满足机体的生理需要。

2. 下肢痉挛和小腿不适　老年人常有下肢肌肉周期性收缩，有时一夜可发生30次以上，使得老年人感觉小腿不适，严重影响老年人的睡眠（多发生于高龄老年人）。

3. 皮肤瘙痒　由于老年人的皮肤皮脂层逐渐变薄，使得皮肤干燥、感觉神经末梢表浅，受外界轻微刺激即可引起瘙痒，也会影响老年人进入深度睡眠。

4. 夜间尿频　老年人的膀胱生理性缩小、括约肌收缩无力，极易使膀胱饱满，尿液不容易完全排空。男性老年人大多患有前列腺肥大，从而使夜间尿频，影响睡眠。

5. 疾病　当老年人有饥饿或腹胀、关节肌肉等部位的疼痛，组织器官出现各种疾病时，都会影响正常睡眠。

6. 运动和活动　适当的运动和活动能促进睡眠。不运动、不活动或过度运动、劳累都会降低睡眠质量，甚至使入睡困难。

7. 心理因素　情绪激动、低落或出现恐惧、焦虑、悲痛等心理状态时会影响睡眠。而舒畅、愉快的情绪能促进睡眠和提高睡眠质量。

8. 环境因素　空气污浊、灯光过强、环境嘈杂、房间温度过低或过高、床铺不舒适（被子不柔软、枕头高低和软硬不适度）等因素影响睡眠。环境和作息时间改变也会影响睡眠。

9. 睡眠节律及其他　更换睡眠地点、不安稳的旅途生活等，可破坏老年人的睡眠节律。睡前饮用浓茶、咖啡等饮料，不适当服用安眠药，看兴奋刺激性的电视或杂志，都会影响老年人的睡眠。

二、促进睡眠的护理措施

（一）仔细了解老年人平日睡眠习惯

每晚需要睡眠几小时，每天几点就寝，早晨几点起床，睡前有没有特殊习惯如喝热饮料、热水坐浴或背部按摩，睡前是否需要服用安眠药等。

（二）安排舒适的睡眠环境

1. 室温和光线

（1）根据老年人的要求和习惯，关闭门窗、调节室内温度。夏季最适宜的温度为25～28℃，冬季为18～22℃，相对湿度60%左右。

（2）拉上窗帘（最好深色）遮挡室外光线，关闭照明灯，可根据需要打开洗手间灯，创造舒适、安静、光线暗淡的睡眠环境。

2. 通风换气　在老年人入睡前的1小时，将卧室门和窗户打开，保证卧室空气流通和新鲜。一般通风时间大约为20分钟。

3. 安静　老年人睡眠的环境要保持安静，不要有噪声。为老年人做各项护理工作时要尽量集中时间，不要在老年人睡眠时操作。养老护理员要做到走路轻、操作轻、关门轻、说话轻。保持房间通道的通畅。

（三）促进老年人身体的舒适，诱导睡眠

1. **做好洗漱照料** 主动协助老年人做好睡前个人卫生。清洁口腔。用热水洗脸、洗手、洗脚。排空大小便，清洗会阴部和臀部。老年人双脚发凉时，要用热水泡脚，确保老年人身体清爽、温暖和舒适。

2. 整理床铺

（1）铺好被窝，拍松枕头，枕头高低调节合适，一般最舒适的高度是6～9cm，或按照老年人的习惯选择高度。

（2）根据季节冷暖增减盖被，天气寒冷时可使用热水袋或其他方法温暖被窝，但要注意在老年人入睡前将热水袋取出，以防发生意外。

3. 保持良好的睡眠姿势

（1）主动倾听老年人主诉，协助老年人采取适当体位。对腰部疼痛或关节痛的老年人要确保身体在充分放松和体位舒适的情况下入睡，必要时对受压部位、头皮、颈部、肩部实施按摩，以减轻疼痛。

（2）及时设法解除和控制老年人身体的不适，如疼痛、气喘、胸闷、瘙痒等，无法解决的不适问题，应报告医生或护士。

4. **心理安慰** 老年人心理有压力会导致睡眠障碍，养老护理员要注意观察。如果老年人有不愉快或烦心的事情，要及时与老年人谈心，陪伴老年人，耐心倾听老年人的诉说，给予安慰，使老年人的心理压力得以缓解。

第四节 清洁卫生

清洁是每一位老年人的基本需要，是保持和促进老年人健康的重要保证。通过清洁可达到清除体表微生物及其污垢的目的，防止病原微生物的繁殖。清洁时按摩、揉搓皮肤表面，可促进血液循环，有利于体内代谢废物的排出。清洁还可以使身体感觉舒适，心情愉快，满足老年人的自尊需要。因此，清洁不仅是老年人的生理需要，也是老年人的心理需要。

日常生活的照料

（一）晨晚间照料

晨晚间照料主要包括协助老年人更衣（即穿、脱衣裤）、排便处理、刷牙、漱口（不能自理者做口腔清洁）、洗脸洗手、梳头、洗脚、会阴部清洁、整理床单位等。

（二）清洁口腔

1. **口腔的生理功能和特点** 口腔有进食、咀嚼、品味、语言等功能，口腔内的腺体分泌消化液可帮助食物的消化和吸收。同时口腔也是病原微生物侵入机体的途径之一。正常人的口腔内存在一定量的微生物，当健康状况良好时，饮水、漱口、刷牙等活动，对细菌可起到一定的清除作用，所以很少发病。老年人，尤其是患病时，机体抵抗力下降。饮水少,进食少,消化液分泌减少,对口腔内细菌清除能力下降。进食后食物残渣滞留,口腔内适宜的温度、湿度使细菌易于在口腔内生长繁殖,常引起口腔内局部炎症、溃疡、口臭及其他并发症。

2. 口腔清洁的意义　口腔是病原微生物侵入人体的主要途径之一。因为口腔内的温度、湿度和食物残渣适宜微生物的生长繁殖。正常人的口腔内经常存有大量致病菌和非致病菌。当身体健康时。由于机体抵抗力强,饮水、进食和漱口等活动,可对细菌起到一定的清洁作用,因此很少发病。由于老年人,机体抵抗力降低,饮水、进食减少,为细菌在口腔内迅速繁殖创造了条件,常可引起口腔的局部炎症、溃疡,还可致口臭,影响人与人之间的正常交往,影响食欲及消化功能,导致其他并发症的发生。有些人长期应用激素和抗生素,易发生真菌感染,所以保持口腔清洁十分重要。

3. 口腔清洁的方法

(1) 刷牙与漱口:养老护理员要鼓励自理的老年人自己刷牙。半自理的老年人刷牙时,养老护理员应扶助老年人呈坐位或半坐卧位。对牙齿稀少或完全脱落且神志清醒的老年人,在每次进食后,要协助其进行漱口。不能起床的老年人,要协助其用吸管吸水漱口刷牙,以使口腔清洁。

(2) 棉棒(棉球)擦拭清洁口腔:适用于病情危重、卧床不能自己刷牙或存在意识障碍的老年人。

(3) 义齿的清洁:许多老年人使用义齿,养老护理员要叮嘱老年人在饭前、饭后漱口,每天清洁义齿,以防口腔感染。同时告诉老年人不宜吃太硬或黏性较大的食物,以防损坏义齿。每半年或一年到专业爱心护理院复查一次,以确保义齿佩戴舒适。

(三) **头发照料**

头面部是人体皮脂腺分泌最多的部位。皮脂、汗液伴灰尘黏附于毛发、头皮中,形成污垢。不洁头发除散发难闻气味外,还可以诱致脱发和其他皮肤疾病。干净整齐的头发可以保护头皮,促进毛囊的血液循环,并可预防感染。整洁美观的头发外观对人的自尊和身心健康能起重要影响。老年人大多头发干涩、易脱落,做好头发的梳理、清洁,可清除污物,减少脱落,焕发青春活力。清洁头发,做到经常梳理,还可帮助疏通经络,促进血液循环,获得良好的保健效果。

1. 头发状况的评估

老年人的头发可能脱落增多,变干变脆。若清洁情况不良时,头发及头皮可积存污垢,散发不洁气味。要注意观察头皮有无皮疹、损伤、感染,有无虱、蚤等寄生虫。虱、蚤可使局部皮肤发痒,抓破皮肤易引起感染,还可传播疾病。

2. 头发护理的目的

(1) 去除头发污垢,按摩头皮,促进血液循环。

(2) 预防和消灭头虱,防止疾病传播。

(3) 使老年人清洁、舒适、美观,促进其身心健康。

3. 头发护理的措施

(1) 应向老年人讲明头发清洁的重要性。

(2) 对生活不能自理的老年人,可采用床上梳头,床上洗头,帮助其保持头发清洁。

(3) 运用沟通技巧与老年人及时交流，增进与老年人的和谐关系。

4. 头发护理的方法　根据老年人的自理程度和病情，对头发的照料可采取梳头、坐位洗头、床上洗头等方法。

(四) 皮肤清洁

皮肤具有保护机体、调节体温、吸收、分泌、排泄及感觉等功能。完整的皮肤具有天然的屏障作用，可避免微生物入侵。皮肤的新陈代谢迅速，其排泄的废物如皮脂及脱落的表皮碎屑，能与外界细菌及尘埃结合成赃物，沾附于皮肤表面，如不及时清除，将会引起皮肤炎症。汗液呈酸性，停留在皮肤上可刺激皮肤，使其抵抗力下降，以致破坏其屏障作用，成为细菌入侵门户，造成各种感染。皮肤的清洁护理可促进皮肤的血液循环，增强皮肤的排泄功能，预防皮肤感染和压疮等并发症的发生，同时可满足老年人的身体舒适和清洁的需要。

1. 皮肤的生理功能　皮肤具有保护机体、调节体温、吸收、分泌及感觉等功能。完整的皮肤是天然的屏障，可阻止微生物侵入。清洁的皮肤使老年人身体舒适，心情愉快。

2. 老年人的皮肤特点　人到老年，由于皮肤逐渐老化，皮脂分泌减少，皮肤大多干燥，容易发生瘙痒。皮肤对冷、热刺激等感觉功能减弱。随着年龄的增长，皮肤抵抗力下降，使老年人容易发生皮肤疾病，如出现老年斑、老年性湿疹、老年皮肤瘙痒症等。

3. 皮肤照料的要点

(1) 外出回来后要注意洗脸、洗手。沐浴时要用温水，不要使用碱性皂液。冬季洗澡每周一次即可，浴后适量涂擦乳液滋润皮肤。

(2) 夏季出汗多时，要及时洗浴，保持皮肤的清爽。当紫外线照射强烈时，外出应戴遮阳帽或涂擦防晒用品，以防紫外线对皮肤造成损伤。

(3) 多食用含有维生素及矿物质的食物，做到均衡饮食，不吸烟，少饮酒，少喝含有咖啡因的饮品。每日应饮水 6～8 大杯，以利于促进人体内循环，加速细胞生长，保证皮肤水分充足。

(4) 每天保证 7～8 小时的睡眠，皮肤会在人体睡眠时产生细胞的自我更新。

(5) 保持良好情绪状态，减少紧张与压力。适当做运动，以加速皮肤内的血液循环。

(五) 整理床铺

1. 目的　为卧床老年人勤换被服，随时保持床铺的清洁、干燥、平整、柔软，可使老年人感觉舒适，预防并发症的发生，并保持病室的整齐与美观。

2. 要求

(1) 床单位（床和床上用品、床头小桌、椅）应每日进行清扫和消毒擦拭。

(2) 被褥应经常置于太阳下暴晒，以保持清洁、松软，并可起到消毒杀菌的作用。

(3) 每周要定期更换床单、被罩。对于大小便失禁的老年人，应随时更换污染的床单、被罩等物品。

第五节 安全保护

随着我国人口老龄化速度的加快，老年人的机构养老问题受到越来越多的关注，做好老年人安全防护也已经成为爱心护理院亟待解决的重要课题。

老年人的安全问题不仅影响老年人身体健康，也是护理纠纷的隐患，是护患关系不和谐的重要因素，作为养老护理员必须掌握有关知识，在工作中按照基本规范做好护理工作。本节重点介绍老年人的安全防护规范及相关知识、老年人的环境保护知识等。

一、老年人安全防范中各级人员的职责

（一）爱心护理院安全防护职能科室

职能科室主要是指导和监督临床科室医疗护理工作，主要由医务科、护理部全权监控，监督意外伤害的汇报制度，要求科室在第一时间上报院部，院部要及时调查事情发生的真实过程，每月检查临床科室是否制订了针对性的意外伤害防范措施及落实情况。

（二）爱心护理院科室领导

科主任、护士长的职责主要是领导、检查和监督，必须全面掌握病区所有可能发生意外伤害的老人名单，带领全体医、护、工人员制订并落实防范措施，同时要求床位医生、护士、护理员针对不同的老人制订出切实可行、有效的个性化防范措施，并检查监督措施的落实情况，做到事事、时时有登记。

对已经发生的意外伤害，必须及时向院部汇报，向家属告知，认真处理，调查清楚事件的全过程，责任到人，并拿出具体的处理意见上报院部。

（三）爱心护理院医生

医生在病区所有工作中占主导地位，是病区的主动轴，医生必须清醒的意识到自己的作用和地位。在预防意外伤害中，作为医护理员责任小组的组长，首先应对所有在院及新入院老人进行风险评估，将评估结果告知家属，并拿出针对每一个容易发生意外伤害的老人的具体防范措施。

包括白天和夜间，如定时在护士陪同下活动、保护性约束等，同时对护士、护理员提出工作要求，指导各项防范措施的落实。组长的责任是重大的，自医护理员责任小组成立之日起，若再发生老人意外伤害事件，而组长尚未对该老人制订详细有效的预防措施者，组长须承担直接责任。

（四）爱心护理院护士

护士的工作主要是在医生的指导下，协助和配合医生对在院老人进行全方面的医疗护理工作以及与家属的沟通，同时指导和监督护理员开展生活照料，使医疗护理和生活照料等各项工作真正做到无缝对接。在进行意外伤害的预防工作中，护士既要协助组长制订个体化的防范措施，又要身体力行措施的落实，还要督促护理员在生活照料中的具体行动。

护士作为医护理员责任小组的副组长，每一位易跌伤老人的防范措施要认真地组织护理员学习、执行，对于需要防范的老人在护理工作中要班班交接，熟知本组中保护性

约束的老人，对于已发生意外伤害的老人，副组长应为首要知情者，应详细掌握发生意外的全过程，承担执行不力的责任。

（五）爱心护理院护理员

护理员主要是在护士的指导下，承担生活照料工作的全部内容，发现老人异常情况应第一时间汇报给组长、副组长，执行副组长指导的防范措施，若有不明白或无法做到的应及时反映出来以便更改，对自己所管床位中的老人，要掌握他们的自理程度及活动能力。

如好走动的老人应在自己的视线内、坐轮椅烦燥的老人应该给予保护性约束等。护理员在意外伤害的防范工作中主要体现是执行力和责任心，若制订意外伤害防范措施已经过学习、指导而因护理员未执行或因责任心不强而导致的意外伤害，护理员应承担主要的看护责任。

二、老年人的安全防护相关知识

在爱心护理院的日常工作中，跌伤、走失、坠床、烫伤、窒息等意外伤害事件时有发生，其中尤以跌伤最为常见。这些意外伤害的发生不仅给爱心护理院带来负面影响和社会压力，而且给老人带来了心理和生理上的痛苦，给家庭造成困扰。

因此，做好意外伤害的预防工作，把意外伤害的发生率降到最低，成为爱心护理院的一项重点工作刻不容缓。这项工作不是一天、一个月、一年就结束的，而是随着爱心护理院的发展长期持续进行下去的，每一位工作人员包括医生、护士、护理员在这项工作中都负有不可推卸的责任。

（一）预防跌到的相关知识

1. 风险评估　身体虚弱，在家或住院时有跌倒史，有直立性低血压，使用易导致嗜睡药物，年龄大于 65 岁，有头晕症状，使用利尿或缓泻剂等老人。物理因素，如地滑，穿无齿底的拖鞋，生活能力缺失的老人。

2. 跌倒的防范措施

（1）扶走。

（2）穿合适的鞋子。

（3）地面保持干燥，无积水。卫生间或床边使用防滑垫。

（4）坐轮椅时，保护性约束。

（5）反复进行宣教。

（6）起床"三部曲"：起床前先在床上倚靠 1 分钟，在床边放下双脚坐 1 分钟，起身在床边站 1 分钟。

（7）脑子清楚，能自行起来的老人，要经常询问是否大小便，特别是夜间的时候。

（8）坐马桶的时候，有人扶，脑子不清的老人，适当保护性约束。

（二）烫伤的防范措施

1. 使用热疗前告知该次治疗的目的、方法，讲解注意事项。严禁老人自行使用热疗。正确掌握微波、远红外灯等热疗的时间、温度、距离。

2. 给老人擦身时，先加冷水后加热水，一般水温 50℃左右（小儿、老人、昏迷、瘫痪、麻醉未醒、感觉迟钝者，水温<50℃）。

3. 告知家属，老人不得使用电热水袋。

4. 床边不要放热水瓶，水杯内放温水。

5. 比较热的饮食，不能放在老人够得着的地方，更不能直接喂滚热的饮食及开水。

（三）压疮的防范措施

1. 风险评估

（1）局部组织长期受压：昏迷，瘫痪，极度消瘦，老年体弱。

（2）皮肤常受刺激：大小便失禁，皮肤抵抗力差。

（3）使用石膏绷带及夹板。

（4）营养不良老人。

2. 压疮的防范措施。

（1）每班常规皮肤检查，进行交接班，特别是交接班时，每个老人都要仔细检查。

（2）使用橡胶圈、小枕头等，保护脆弱皮肤。老人肌肉萎缩的交界面要用小枕头隔开，不能用力太大，以免造成骨折。

（3）翻身时不能拖拽老人。容易发生破溃的地方要重点护理，如耳后、肩、肘、臀部、脚跟、膝盖等。

（4）及时更换湿污床单。

（5）经常按摩皮肤受压处，每日3~5次，每次按摩1分钟。

（6）卧气垫床，气垫床充气适当，随时检查有无充气，出现问题及时请人解决。（手压气垫有弹性）

（7）适当的营养支持。

（四）坠床的防范措施

1. 床边床栏随时拉上，特别是做操作中间过程、摇高床头以后、家属离开之后。床栏坏了，及时维修。

2. 保护性约束注意约束的方式、时间（随时观察），保护带的改进，体现人性化。

3. 被子的四角进行固定。

4. 水杯、餐巾纸等物品放在手可以够到的地方，方便老人随时能拿到。

（五）走失的防范措施

1. 风险评估

（1）患有阿尔茨海默病，喜欢到处走动的老人。

（2）有走失病史的老人。

2. 走失的防范措施

（1）老人的衣服做记号。

（2）老人随身携带随身卡，注明科室、姓名、联系电话。

（3）认真执行巡视制度，及时发现老人走失。

（4）认真执行交接班制度，老人总数不清，不交不接。

（六）自杀的防范措施

1. 及时向老人及亲属了解老人疾病史、社会心理状态、家庭因素。如有无精神病史、抑郁症、精神分裂症，有无自杀病史及自伤倾向。

2. 阳台上不得摆放桌椅及马桶凳、砖头等可让老人登高的物品，防止老人跳楼。

3. 床单位附近不得摆放利器、绳索。

4. 抽屉内不得有安眠药等不安全药品。

5. 多陪在老人身边，真正把工作人员还给老人，请家属配合进行心理疏导。

（七）窒息的防范措施

1. 喂饭时摇高床头30°，打鼻饲时半小时内不得更换体位。

2. 长期卧床的老人，定时翻身拍背，促进痰液排出，防止痰液阻塞呼吸道。

3. 告知家属不要给老人吃粽子、汤圆等黏性大的食品，防止误食导致窒息。

4. 仔细观察病情变化。

5. 有义齿的老人，在吃饭后需要拿掉，浸泡在冷开水里。

6. 喂饭后，帮老人清理口腔，确认口腔内没有食物及药品后，方可离开。

7. 发现老人出现面色发绀、呼吸不畅等窒息症状，立即疏通呼吸道、吸痰，因食物窒息时采用膈肌振动的方法或倒立，用手抠出堵塞物。

8. 通知医生、护士，进行紧急救治。吸氧，补液，呼吸兴奋剂，呼吸气囊。

（八）置管脱落的防范措施

1. 正确规范的固定　导尿管，大腿内侧。鼻饲管，枕头或衣领上，随时检查胶布是否在位，粘贴效果如何。深静脉置管，留置针，胶布固定，纱布包裹。

2. 操作时注意先将管道处理好，再进行翻身等操作。

3. 保护性约束。

4. 严格执行交接班制度，导管数目不清不交不接。

（九）交叉感染的防范措施

1. 护理完一个老人，及时正确的洗手，特别是有皮肤瘙痒的老人。

2. 洗手七步法。

3. 不要带护袖。

4. 接触过老人的大小便、呕吐物、痰液等，要及时倾倒，并注意洗手带口罩。

5. 接触过老人的呕吐物、大小便等器皿，要及时清洗，做好消毒工作。

（十）火灾的防范及应对措施

爱心护理院是老年人集中居住的场所，是消防安全重点单位。根据《消防法》有关规定，消防工作应贯彻"预防为主，防消结合"的方针，坚持专门机关与群众相结合的原则，实行防火安全责任制。任何人发现火灾时，都应当立即报警。

1. 火灾的防范措施

（1）定期检查电源电线及相关电器。

（2）正确使用各种电器，如微波炉等。

（3）设置通风设备。

（4）控制易燃物。易燃药品不得过量贮存。用过的乙醚、乙醇（酒精）等要随时放入有盖的容器内。病房内的氧气不得外流。

（5）预备必要消防设施，如灭火器等。

(6) 告知老人及家属，不得在病房内吸烟，使用打火机。

(7) 发现有异常气味或烟雾时立即查找源头，通知后勤进行修理。

(8) 定期检查抽屉内有无打火机等危险物品，有吸烟需要时，在指定的地点，并妥善处置烟头，用水熄灭烟头。

2. 消防器材的种类和使用方法

(1) 消防器材的种类：消防栓、干粉灭火器、泡沫灭火器、沙箱、消防铲、消防斧、消防钩、应急灯、疏散标志等。

(2) 使用方法：

1) 消防栓：消防栓是扑灭火灾的常用灭火设施，它是由开启阀门和出水口组成，并配有水带和水枪，使用时先将水带打开，打直，接口一边接出水口，另外一边接水枪，如果水带不够长，可再连接一盘。

2) 手提式干粉灭火器：使用手提式干粉灭火器，应在距燃烧物3～5米处进行，操作者应先将灭火器上下摇晃后将开启压把上的保险销拔掉，然后一只手握住喷射软管前喷嘴根部，另一只手将开启把下压，迅速对准火焰根部喷出干粉灭火。灭火时要迅速彻底，不要遗留残火，以防复燃。灭油料火时不要冲击液面，以防液体溅出，给灭火带来困难。

3) 推车式干粉灭火器：主要适用于扑救易燃固体、液体、可燃气体和电器设备的初起火灾。使用推车式干粉灭火器，操作者首先把干粉车拉或推至现场，右手抓喷粉枪，左手顺势展开喷粉胶管，直至平直，不能弯折或打圈，然后除掉铅封，拔出保险销，用手掌使劲按下供气阀门，左手把持喷粉枪管托，右手把持枪把用手指扳动喷粉开关，对准火焰喷射，不断靠前左右摆动喷粉枪，把干粉笼罩住燃烧区，直至把火扑灭为止。

4) 泡沫灭火器：分为手提式泡沫灭火器和推车式泡沫灭火器。

使用泡沫灭火器灭火时，能喷射出大量二氧化碳及泡沫，它们能黏附在可燃物上，使可燃物与空气隔绝，达到灭火的目的，可用来扑灭木材、棉布等燃烧引起的火灾。不可用于扑灭带电设备的火灾，否则将威胁人身安全。

手提式泡沫灭火器主要由筒体、器盖、瓶胆和喷嘴等组成。筒体内装碱性溶液，瓶胆内装酸性溶液，瓶胆用瓶盖盖上，以防酸性溶液蒸发或因震荡溅出而与碱性溶液混合。使用灭火器时，应一手握提环，一手抓底部，把灭火器颠倒过来，轻轻抖动几下，喷出泡沫，进行灭火。

3. 发生火灾后的应急措施

(1) 发生火灾时，组织灭火自救工作：扑救初期火灾是在火势蔓延快、人员多、火场情况复杂的情况下进行的。在组织指挥灭火自救的工作中，应坚持以保证大多数人的安全为前提。指挥要果断、行动要迅速。具体要抓好报警通报、疏散抢救、组织灭火、防烟排烟、注意防爆、现场护救、通讯联系、后勤保障、安全警戒等工作。

(2) 发生火灾及时报警：一旦发生火灾，首先要做的就是要把火灾的信息传给消防安全管理部门、单位的负责人、公安消防队和需要疏散的人员。各单位义务消防队员要积极参加扑救初起火灾，当火势蔓延，火情恶化时，要及时拨打"119"火警电话，并派人到路口迎候消防车。拨打电话时要注意以下几点：

① 说清楚起火单位的详细地址，具体起火部位。

② 起火燃烧物质的性质，如油、电器或棉织物等。

③ 火势的大小。

④ 报警人的姓名及联系方式。

[注]　意外伤害防范的共同点

1. 发现意外伤害，及时汇报，科室共同解决，把伤害减少到最小。

2. 严格交接班制度，交接老人总数、管道数目、皮肤问题、约束时间等。

3. 平时加强与老人及家属进行有效的沟通，让家属能理解并配合我们的工作，在意外发生时，及时与家属联系，不隐瞒，不夸大。

4. 工作人员需要加强巡视，善于发现问题，发现潜在的危险，老人已经出现的不良反应，及时报告，督促处理。

三、保护具的应用

(一) 操作步骤

向老年人及家属解释使用保护具的目的及方法，以取得理解和合作。根据老年人的具体情况使用不同的保护具。

1. 床档

常用于保护老年人，以防坠床。爱心护理院常用的床档有两种。一种为多功能床档，不用时插于床尾，使用时可以插入两边床缘。另一种为半自动床档，使用时拉起，不用时放下。床档要安装牢固，保证老年人安全。

2. 约束带

(1) 宽绷带约束：常用于固定手腕及踝部。先用棉垫包裹手腕或踝部，再用宽绷带打成双套结，套在棉垫外，稍拉紧，使之不脱出，以不影响血液循环为宜，然后将带子系于床缘上。

(2) 肩部约束带：常用于固定双肩，限制老年人坐起。肩部约束带用布制成。宽8cm，长120cm。操作时，老年人两侧肩部套上袖筒，腋窝衬棉垫，两袖筒上的系带在胸前打结固定，将两条宽带系于床头。必要时将枕头横立于床头。

(3) 膝部约束带：用于固定膝部，限制老年人下肢活动。膝部约束带宽10cm，长250cm，用布制成。操作时，两膝衬棉垫，将约束带横放于两膝上，宽带下的两头带各固定一侧膝关节。然后将宽带两端系于床缘上。

(4) 尼龙褡扣约束带：用于固定手腕、上臂和踝部。约束带由尼龙褡扣和宽布带制成。操作时，将约束带置于关节处，被约束部位衬棉垫，选好适宜的松紧度，对合尼龙褡扣，将带子系于床缘。

若无上述特制约束带，固定双肩和膝关节，可用大单代替。

3. 支被架　主要用于肢体瘫痪的老年人，防止盖被压迫肢体，也可用于烧伤老年人暴露疗法时保暖。

(二) 注意事项

1. 保护老年人自尊，严格掌握保护具的使用指征。使用前要取得老年人及家属的理解，使用时做好心理护理。

2. 保护性制动只能短期使用，要使老年人肢体处于功能位置，并加强生活护理，保证老年人安全舒适。

3. 约束带下应放衬垫，松紧适宜。经常观察约束部位的皮肤颜色，必要时进行局部按摩，以促进血液循环。

四、护理员在安全照护中的责任

护理员主要是承担生活照料工作的全部内容，发现老年人异常情况应第一时间汇报给医生和护士，制订预防措施，若有不明白或无法做到的应及时反映出来以便更改，自己所管床位中的老年人要掌握他们的自理程度及活动能力，如好走动的老年人应在自己的视线内、坐轮椅烦躁的老年人应该给予保护性约束等。护理员在意外伤害的防范工作中主要体现是执行力和责任心，若制订意外伤害防范措施已经过学习、指导而因护理员未执行或因责任心不强而导致的意外伤害，护理员应承担主要的看护责任。

思 考 题

1. 老年人的日常生活护理有那些内容？
2. 老年人饮食照料时如何选择营养素？
3. 老年人排泄照料应该注意什么？
4. 老年人清洁卫生照护有哪些内容？
5. 安全保护在老年人护理中有什么重要意义？

第五章　爱心护理院基础护理知识

本章重点概述

老年人衰老与疾病共存,既存在生理问题,又存在心理问题,其身体情况非常复杂。本章着重介绍老年人一般情况观察、老年人护理记录方法、老年人基本救护的方法、老年人常见冲突和压力处理方法,要求养老护理员对老年人的一般情况、生活经历、生活能力、身体和心理情况要进行观察和评估,并做好相应记录,填写量表,做为制订和修改护理计划的依据,为老年人提供更好的爱心护理服务。

第一节　消毒隔离知识

老年人免疫力低,抗病能力弱,加强老年人卫生防护可以提高老年人的防病能力,是预防或减少疾病发生、促进健康的重要方面。为了老年人的健康,老年人居室和常用物品要定期消毒。为此,养老护理员需要掌握居室整理和消毒隔离的基本知识和基本操作方法。

老年人消毒隔离基本常识

(一) 清洁消毒的基本概念

1. 清洁　清洁是指用清水、肥皂水或洗涤剂洗去物品表面的污垢和微生物。其目的是去除和减少微生物的数量,但不能杀灭微生物。

2. 消毒　消毒是指杀死病原微生物,但不一定能杀死细菌芽胞的方法。通常应用化学的方法来达到消毒的作用。

3. 灭菌　灭菌是指把物体上所有的微生物,包括细菌芽胞在内,全部杀死的方法,通常用物理方法来达到灭菌的目的。

4. 防腐　防腐是指防止或抑制微生物生长繁殖的方法。用于防腐的化学药物叫做防腐剂。

5. 无菌　无菌是不含活菌的意思,是灭菌的结果。防止微生物进入机体或物体的操作技术称为无菌操作。

(二) 常用的消毒方法

1. 物理消毒法　物理消毒法是指采用某些物理因素杀灭、清除环境中的致病微生物及其他有害微生物,或者抑制其生长繁殖。

(1) 日光消毒:作用是利用日晒、风吹、干燥、高温等自然因素进行消毒。在良好的通风条件下,任何一种病原微生物都很难生存,室内经常通风换气。可以稀释或减少致病因子。在通风良好的情况下,每日开窗 2 次以上,每次 30 分钟便可达到较好的消毒效果,养老护理员经常开窗通气,采用自然通风的空气消毒法是老年人居室最有效的消毒方法。将床垫、褥子、棉被、枕头、毛巾、抹布、衣服等直接曝晒6~8小时,每隔2小时翻动物品一次,可达到较好的消毒效果。

(2) 紫外线消毒法:一般是将需要消毒的物品如衣服、被褥等曝晒于直射的阳光下。消毒的物品要铺开,经常翻动,让各个面都能晒到。一般曝晒4~6小时就能达到比较好的消毒效果。如果连晒几天效果会更好。室内也可以用紫外线灯消毒,紫外线灯使用方便,对药品无损伤,故广泛用于空气及一般物品表面消毒。紫外线波长范围210~328nm,杀灭微生物的波长为200~300nm,以250~265nm作用最强。因为照射人体能发生皮肤红斑、紫外线眼炎和臭氧中毒等,养老护理员使用时要注意避开或采取相应的保护措施。

(3) 焚烧消毒法:凡价值不高而又可燃烧的物品用火焚烧是最彻底的消毒方法,如无用的衣物、纸张、垃圾、受污染的物品等可采用焚烧法处理。焚烧消毒法简单彻底,但是要注意以防止火灾和空气污染。

(4) 煮沸消毒:在所有消毒方法中,热消毒法是效果最可靠、使用最广泛的方法。煮沸消毒和蒸汽消毒都是最简单有效的热消毒方法:将抹布、桌布、餐巾、毛巾、浴巾、手帕等棉织品放入锅内,加水浸没物品,进行煮沸或用蒸笼蒸,待水烧开后15~30分钟可杀灭大多数的病原体。金属、玻璃、搪瓷制品的餐具、食具均可使用煮沸消毒法。用沸水冲洗瓜果等直接进口的食物也有消毒作用。

(5) 高压蒸汽消毒:通常压力为98.066kPa,温度121~126℃,15~20分钟即能彻底杀灭细菌芽胞,适用于耐热、耐潮的物品,老年人常用来换药的纱布就用本方法消毒。

2. 化学消毒法　利用化学药品杀灭病原微生物,以达到预防感染和传染病传播流行的方法称为化学消毒法。

化学消毒方法主要特点:化学消毒法使用方便,无需特殊设备。适用范围广,各种物品、空气、水、人体和环境等均可使用。节约,一次性投资少。使用方法多样,可浸泡、擦拭、刷洗、喷雾、熏蒸,以及与物理消毒协同等。但是存在毒性、腐蚀性,有污染环境的可能。

(三) 常用物品的消毒方法

1. 双手及身体　采用清洗法。用肥皂将身体各个部位充分清洗并用清水冲洗干净。

2. 毛巾的消毒方法　在老年人护理工作中,毛巾的使用非常频繁,毛巾上常常沾染人体分泌物,其中有许多的致病性微生物,如沙眼衣原体、金黄色葡萄球菌、淋病奈瑟菌及霉菌等,因此,应定期消毒,方法如下:

(1) 微波消毒法:将毛巾清洗干净,折叠好后放在微波炉中,运行5分钟就可以达到消毒目的。

(2) 蒸汽消毒法:将毛巾洗净放入高压蒸汽锅中,加热保持20分钟,就可以杀灭绝大多数微生物。

(3) 消毒剂消毒法:浅色毛巾可选用按配制比例配制的含氯消毒液,浸泡10分钟,然后用清水冲洗干净即可应用。

3. 餐具消毒方法　碗、筷、碟、勺等餐具是老年人日常生活的必需用品,大量调查资料表明，从这些餐具上常可检测出各种致病微生物，为了保证老年人的身体健康，必须作好餐具的日常消毒。主要方法如下：

（1）煮沸消毒：将洗涤洁净的餐具置入沸水中煮沸消毒2~5分钟。

（2）蒸汽消毒：将洗涤洁净的餐具置入蒸汽柜或蒸汽箱中，或者用锅加水煮沸后产生大量蒸汽消毒餐具，使温度升到100℃时，消毒时间5~10分钟。

（3）烤箱消毒：如用红外消毒柜等，温度控制在120℃左右，消毒15~20分钟。

（4）浸泡消毒：不耐高温的餐具，可用按比例配制的消毒液浸泡，然后用清水冲洗干净即可应用。

（四）常用化学消毒药物的使用方法

1. 2.5%碘酊

（1）一般用于皮肤消毒。

（2）碘酊要密闭于瓶中存放。碘酊消毒后要用75%乙醇脱碘。对碘过敏者禁用。

2. 乙醇

（1）70%~75%乙醇作皮肤消毒，95%乙醇可用于燃烧灭菌。

（2）对乙醇过敏者禁用乙醇消毒皮肤。皮肤有溃疡时也不能使用。

（3）乙醇具有挥发性及易燃性，应加盖保存于阴凉通风处，远离火源。定期监测浓度。

3. 碘伏　可作皮肤消毒及餐具、玻璃类物品的消毒，当用于皮肤消毒时，不必用乙醇脱碘。

4. 含氯消毒剂　常用于喷洒、擦拭及浸泡，干粉用于粪便消毒。杀菌力强，但不持久，久放失效。应加盖密封、防潮保存。有腐蚀及褪色作用。

（五）隔离的方法

1. 隔离的含义

（1）概念：是把患有传染病的老人或携带有传染性病原体的老人在传染期间，安置在指定的隔离病房或与健康老人分开，暂时不与健康老人接触，防止病原体的扩散。对被隔离老人的血液、体液、分泌物、排泄物、用物集中消毒处理，防止病原微生物直接和间接的传播，并防止传染病的蔓延。

（2）隔离的目的：控制传染源、切断传播途径、防止传染病蔓延、保护易感人群。

2. 隔离的种类

（1）严密隔离：为预防具有高度传染性及致病性的病原微生物的传播而采取的隔离方法和措施。

（2）一般隔离：包括呼吸道隔离、消化道隔离、接触隔离、昆虫隔离、血液和体液隔离等。如流感、肺结核、细菌性痢疾等。

（3）保护性隔离：为了预防高度容易受感染的老人受来自院内环境中各种病原微生物感染而采取的隔离方法。

3. 终末消毒

（1）对老人的终末消毒：当老人出院、转科或解除隔离后，应洗澡，换衣裤。如果老人死亡，应作尸体料理。送至太平间，再对老人住过的房间进行终末消毒。

（2）老人床单位和用物的消毒：被服、床垫、枕芯、抽屉、柜子用紫外线照射消毒，消毒后开窗通风。也可将上述物品拿到阳光下暴晒6～8小时。床头柜、地面、墙壁用消毒液擦拭。

第二节 用药护理

药物是预防、诊断及治疗疾病的重要物质，由于药物是各种化学物质及生物制品，所以人体使用各种药物的反应各不相同。为了保证安全、合理地使用药物，养老护理员必须了解常用药物的使用知识，如药物的用法、不良反应等，以便协助老年人正确的用药，充分发挥药物的疗效，减少不良反应的发生。

一、药物的基本知识

（一）药物的作用

1. 预防疾病　药物作用于人体后，可调节机体的免疫功能，达到提高机体对某种疾病的抵抗力，从而预防疾病。如卡介苗、百白破疫苗、乙型肝炎疫苗、脊髓灰质炎疫苗等。

2. 诊断疾病　在疾病的诊断中，一些疾病常需要使用某种药物以协助检查，确定诊断。如肾造影、胆囊造影的用药等。

3. 治疗疾病　治疗疾病是药物的主要功能。药物可杀灭病原微生物，调节机体的生理功能，从而达到治疗疾病的作用，如各类抗生素、抗高血压药、抗心律失常药、降血糖药等。

4. 补充身体所需要的物质　对某些因缺乏某种物质所引起的疾病，可通过补充这些物质而达到治疗的作用。如维生素D、钙剂、铁剂等。

（二）药物的种类

1. 内服药　有片剂、丸剂、散剂、胶囊、溶液等。
2. 外用药　有溶液、洗剂、搽剂、粉剂、滴剂、栓剂、酊剂、软膏等。
3. 注射药　有溶液、油剂、结晶剂、粉剂、混悬剂等。
4. 其他　喷雾剂、粘贴剂、胰岛素泵等。

（三）给药的途径

根据用药的目的不同，给药的途径也不同，常用的给药途径有口服、舌下含化、吸入、注射（皮下、肌内、静脉及穴位等）、直肠给药、局部外敷、局部滴药等方法。另外，有些老年人因疾病治疗的需要，还需要从椎管、胸腔或腹腔内给药。

二、协助老年人口服给药的注意事项

（一）检查药物的质量

变色、发霉、粘连、有异味等或超过有效期的药严禁服用。

（二）要按时服药

由于各种药物的吸收和排泄速度不同，要做到延长药效和保持药物在体内维持时间

的连续性和有效的血浓度，必须要按时服药。

1. 一日三次　如服抗生素类药的时间可在早7～8点，下午15～16点，晚上22点左右。

2. 饭前或空腹　在没吃饭或吃饭前30分钟服用。一般促进食欲的药应在饭前服用，如胃蛋白酶合剂、甲氧氯普胺（胃复安）、多潘立酮（吗丁啉）等。

3. 饭后　应在吃饭后30分钟服用。帮助消化的药或对胃有刺激的药应饭后服用，如阿司匹林等。

4. 食间服用　是指两餐之间，而不是一顿饭的中间，如果忘记服用，也可在下顿饭前服。如果服药时间错过1～2小时，也不要太在意，可将下次服药的时间向后推，不必将熟睡中的老年人唤醒服药。

（三）服药的剂量要准确

药物的剂量与疗效和毒性有着密切的关系，所以每次的剂量都要按医生的要求服用，不能因老年人自己感觉好转或没有效果就自行减少剂量或加大剂量，如果老年人认为药物效果不明显或已经好转，应坦率地告知医生，由医生决定药物或剂量的更换。也不可以因为忘记服药而将几次药量一次服进，这是很危险的。取药时先要洗净双手，按照医生的要求取出应服用的剂量，放入小杯或小勺内再服。取液体药要使用量杯，并将计量刻度对准视线，以便能看清楚计量。服油剂或滴剂时应先在小杯或小勺内放入少量凉开水后，再将药滴入小杯内服用，以便保证所服药量的准确。

（四）服药的姿势要正确

一般服药的姿势采取站立位、坐位或半卧位，因平卧位服药容易发生误咽呛咳，并使药物进入胃内的速度减慢，影响药物的吸收。对卧床的老年人也尽可能地协助其坐起来服药，服药后10～15分钟再躺下，对不能坐起的老年人，服药后尽可能多喝水，以便将药物冲下。

（五）服药要多喝水

任何药物都要溶解于水中才容易吸收产生药效。服药前需先饮一口水以湿润口腔，服药中还需多喝水（不少于100ml），以防药物在胃内形成高浓度而刺激胃黏膜，尤其是不可将药片干吞咽下，这样可能会使药片黏附在食管壁上或滞留在食管狭窄处，药物在食管内存留时间过长，可刺激或腐蚀食管黏膜造成损伤。服药应用温开水，不要用茶水、咖啡或酒类服药。服磺胺类药、解热药更要注意多喝水，以防因尿量少而致磺胺结晶析出，引起肾小管阻塞，损害肾功能。服发汗药后多喝水是为了增强药物的疗效。

（六）服用特殊药物要注意方法

1. 服用铁剂、酸类的药对牙齿有损害，要用吸管服用，服后要漱口以免损害牙齿，服用治疗心脏病的药时（如强心苷类），服药前要测量脉搏，如果脉搏每分钟少于60次或节律不整（快慢、间隔时间不等）应立即报告医生。

2. 对老年人难以咽下的片剂、丸剂可将药研细后加水调成糊状服用，不可将大片的药片掰成两半吃，这样容易造成食管损伤，尤其肝硬化的老年人。另外，也不可将粉状的药物直接倒入口腔后用水冲服，以免药粉在食管发生阻塞。糖衣和胶囊包装的药物一般应整粒吞服。

3. 止咳糖浆对呼吸道有安抚作用,服后不需要喝水。

老年人在服药的过程中,养老护理员要随时注意观察用药的效果和不良反应。

(七) 老年人吃错药的紧急处理方法

1. 保持镇静,不要慌乱。
2. 先查清楚吃错的是什么药,并采取相应措施:
(1) 误服解热镇痛药、维生素类药、助消化药,只需观察,不必采取措施。
(2) 误服外用药、剧毒药、农药、毒鼠药就必须采取紧急措施。要尽快催吐,用筷子或勺把刺激老年人的咽喉部使其呕吐,以减少毒物的吸收,并立即送医院抢救。
(3) 误服碘酒,应迅速服用一些米汤或浓面汤,同时用催吐法促进毒物的排出。
(4) 误服过量的安眠药,要保持呼吸道的通畅,采用催吐法,并尽早送医院治疗。

(八) 使用膏药的方法

1. 使用前先将患处或穴位处的皮肤用热毛巾或鲜姜片擦净。
2. 将膏药在暖气、热水壶或火炉上烤一下,使其变热变软,揭开贴患处。贴后注意观察,如果发现局部疼痛、瘙痒或有红肿、起泡等现象,要取下停用。

第三节 观 察

老年护理是一项普及科学,其目的就是不断发现老年人生命进程发展的变化。同时,护理过程是和老年人反应和互动的过程。每个老年人的日常变化要注意观察(图5-1),并做好护理记录。这是制订和采取护理目标证据,保证老年人及时得到正确护理方案,减轻病痛及尽快得到康复。

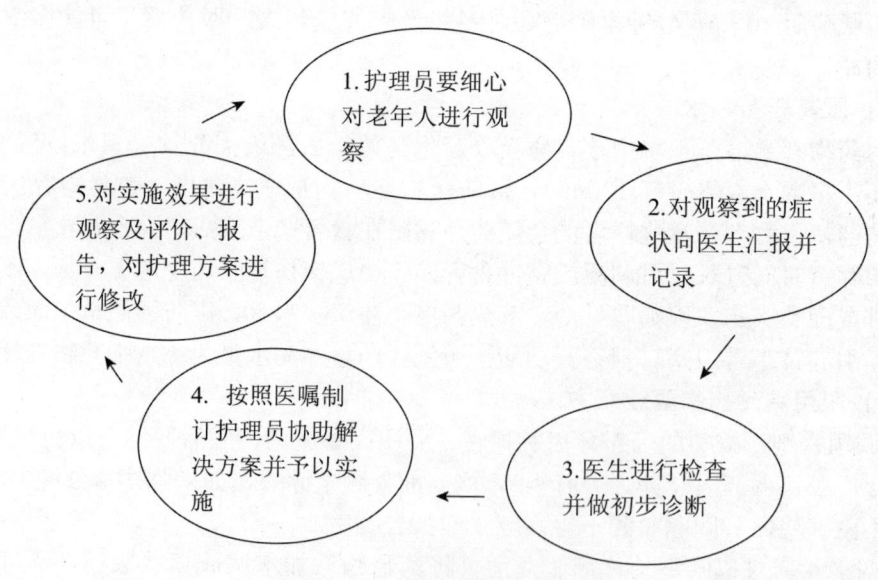

图 5-1 护理员观察的程序

一、观察的目的

1. 了解老年人的愿望与需要。
2. 了解老年人的病情变化。
3. 认识老年人的现有能力。
4. 为医生治疗提供观察依据。
5. 为老年人提供合适的护理内容。
6. 了解护理计划实施后的效果。
7. 最大限度挽救老年人生命。

二、影响护理员观察的因素

1. 个人敏感度。
2. 预见性。
3. 区别新症状和原有症状的能力。
4. 对老年人的看法（同感/反感/偏见）。
5. 团队合作能力。

三、护理员应掌握的观察专业知识

（一）老年人生命体征观察

1. 体温的观察　正常人腋下体温在36～37℃，24小时内波动一般不超过1℃。生理状态下早晨略低，下午略高，运动和进食后稍高。体温高于正常称为发热，37.5～38℃为低热。38～39℃为中热。39～40℃为高热。40℃以上为超高热。低于正常称体温过低，常见于年老体弱、严重营养不良、慢性消耗疾病、甲状腺功能低下、急性大出血、休克等。

2. 脉搏的观察　脉搏是指动脉搏动，一般用除去拇指和小指的其余3指，在靠老年人大拇指肌腱的外侧触检桡动脉，正常人脉搏和心脏搏动一致，为60～100次/分，常为70～80次/分，平均大约72次/分，老年人较慢，为55～60次/分。

正常人脉率规整，强弱均等，不会出现间隔时间长短不一的现象。运动和情绪激动时脉搏可增快，而休息、睡眠时脉搏则减慢。超过100次/分，称为心动过速。低于60次/分，称为心动过缓。如果出现脉律不整、强弱不一，可能是心房纤颤。病情危重，特别是临终前的脉搏，其次数和脉律都会发生明显的变化。

3. 呼吸的观察　一般通过老年人胸部起伏进行观察，正常成人在安静状态下呼吸频率为16～20次/分。呼吸频率增快常见于：活动、发热、贫血、疼痛、甲状腺机能亢进、心功能不全等。呼吸频率缓慢表浅常见于：脑膜炎、昏迷、休克等。出现"潮式呼吸"或"间歇呼吸"则提示病情预后不良，多在呼吸即将停止时发生。

4. 血压的观察　根据1999年10月中国高血压联盟公布的中国高血压防治指南的新标准，18岁以上成人正常血压为：收缩压低于130mmHg，舒张压低于85mmHg。正常高值：收缩压低于130mmHg，舒张压低于89mmHg。如果高于正常，常见于高血压病或情绪激动、运动、紧张等。低于90/60～50mmHg时称低血压，常见于严重疾病，如休克、心肌梗死等。但也有老年人血压一贯偏低，但是无明显症状。目前电子血压计的应用非常普遍，必要时，养老护理员可以在医务人员指导下使用。

(二) 出入液量

1. 出入液量主要内容

(1) 每日（24小时）液体入量：正常应为1500～2500ml。

1) 由口进入的水量：饮水、进食、鼻饲液等。

2) 静脉输液时输进体内的量：输液量、输血量。

3) 固体入量：主要指食入固体食物（米饭、面条、馒头等）的数量。

(2) 每日（24小时）排出量：主要包括：尿量、粪便量、引流量、呕吐量等。

2. 观察出入液量的临床意义 为了解老年人病情、协助诊断、确定治疗方案提供重要的依据。

3. 出入液量记录的基本要求

(1) 及时、准确，老年人饮水容器应固定，并准确测定容量。

(2) 凡是固体食物应记录其单位数目，必要时记录固体食物含水量。

(3) 特殊老年人（有尿失禁或有其他排出量时）采取接尿、留置尿管或定时等方法。

4. 常见食物和蔬菜、水果的含水量。

见表5-1，表5-2。

表5-1 常见食物含水量

食物	单位	重量（g）	含水量（ml）	食物	单位	重量（g）	含水量（ml）
米饭	1中碗	100	240	松花蛋	1个	60	34
大米粥	1大碗	50	400	藕粉	1大碗	50	210
大米粥	1小碗	25	200	鸭蛋		100	72
面条	1大碗	100	250	馄饨	1大碗	100	350
馒头	1个	50	25	牛奶	1大杯	250	217
花卷	1个	50	25	豆浆	1大杯	250	230
烧饼	1个	50	20	蒸鸡蛋	1大碗	60	260
油饼	1个	100	25	牛肉		100	69
豆沙包	1个	50	34	猪肉		100	29
菜包	1个	150	80	羊肉		100	59
水饺	1个	10	20	青菜		100	92
蛋糕	1块	50	25	大白菜		100	96
饼干	1块	7	2	冬瓜		100	97
油条		50	12	豆腐		100	90
煮鸡蛋	1个	40	30	带鱼		100	50

表 5-2 常见蔬菜、水果含水量

名称	重量（g）	含水量（ml）	名称	重量（g）	含水量（ml）
西瓜	100	79	葡萄	100	65
甜瓜	100	66	桃	100	82
西红柿	100	90	杏	100	80
萝卜	100	73	柿子	100	58
李子	100	68	香蕉	100	60
樱桃	100	67	橘子	100	54
黄瓜	100	83	菠萝	100	86
苹果	100	68	柚子	100	85
梨	100	71	广柑	100	88

（三）排泄的观察

1. 排便的观察

（1）量与次数：正常人每日排便1～2次，平均量为150～200g。大便量的多少与食物种类、数量及消化功能有关，进食肉类、蛋白质者比吃素食者排便量少。消化不良者因食物未被完全消化吸收，因此，大便中可见大量脂肪滴并使排便量、排便次数增加。

（2）性状：正常人大便为成形软便。当老年人消化不良或患急性肠炎时，因为肠蠕动加快，吸收水分少，表现为大便不成形。当老年人便秘时因为大便滞留在肠道的时间过久，水分被吸收，使大便干结有时呈栗子样。当老年人直肠、肛门狭窄或有部分肠梗阻时，大便可呈扁条形或带状。

（3）颜色：正常人大便呈黄褐色，由于摄入的食物和药物种类不同，大便颜色可发生不同的变化。当食用含叶绿素丰富的蔬菜时，粪便呈绿色。当摄入动物血、肝类食物或服用含铁剂的药物时，粪便呈酱油色。当服用钡剂后粪便可呈灰白色。

在病理情况下，如上消化道出血的老年人，粪便呈漆黑光亮的柏油样。下消化道出血的老年人粪便呈暗红色。胆道完全梗阻时，粪便呈陶土色。当老年人患阿米巴痢疾或肠套叠时，粪便呈果酱样。排便后有鲜血滴出时，大多是直肠息肉或有痔疮的老年人。

（4）气味：粪便的气味是由食物残渣与结肠中的细菌发酵而产生的。大便气味与食物种类、肠道疾病有关，当老年人消化不良时，大便呈酸臭味。当老年人患直肠溃疡或肠癌时，大便呈腐臭味。有消化道出血、柏油样大便时，呈腥臭味。

（5）黏液和脓血：正常粪便含有极少量混匀的黏液，黏液有润滑肠道、保护肠黏膜的作用。当粪便中混有大量的黏液说明肠道有炎症。混有黏液的同时伴有血液，多见痢疾、肠套叠等疾病患者。脓血便大多是痢疾、肛门周围脓疡及直肠癌等疾病的症状。

2. 排尿的观察

（1）尿量变化

1）正常：老年人24小时排出尿量1000～2000ml。尿量的多少与饮水、饮食、气温、运动、精神因素等有关。老年人白天排尿3～5次，夜间0～1次，每次尿量为200

～400ml。

2）异常

①多尿：24小时尿量超过2500ml。多见糖尿病、膀胱炎、尿崩症老年人。

②少尿：24小时尿量少于400ml。多见心脏病和肾病的老年人，由于水钠潴留，形成水肿，故尿量减少。

③无尿（尿闭）：24小时尿量少于100ml或12小时内完全无尿者。多见休克、烧伤、大出血或身体严重衰竭时。

④膀胱刺激征：表现为每次尿量少，而且伴有尿频、尿急、尿痛等症状，常见于患膀胱炎的老年人。

(2) 尿液颜色

1）正常：尿颜色呈淡黄色、澄清、透明。尿色与饮水量和出汗多少有关。

2）异常：

①红色或棕色：尿液中混有血液，多见泌尿系统结核或肿瘤、外伤、血液病等老年人。

②白色混浊状：尿液中有脓细胞，多见泌尿系统严重感染的老年人。

(3) 尿液气味

1）正常：新鲜尿液有特殊的芳香味，静置一段时间后，尿分解放出氨，有氨臭味。

2）异常：

①新鲜尿液有氨臭味：多见膀胱发炎的老年人。

②尿液有甜味：糖尿病老年人的尿含有酮体，故有甜味。

③烂苹果味：糖尿病老年人伴酸中毒时，因尿中含有丙酮，所以尿液呈烂苹果味。

（四）皮肤、头发、指（趾）甲的观察

1. 皮肤观察的主要内容

(1) 颜色：主要观察皮肤是否红润，表皮有无斑点、丘疹和硬结、破溃等现象。

(2) 温度：主要观察皮肤是否温暖、湿冷等。

(3) 弹性：主要观察皮肤是否松弛、干燥、粗糙等

(4) 感觉：主要观察老人的皮肤对冷热、压力、触摸等的感觉。

(5) 水肿：养老护理员员用手指按压身体松弛部位，是否有压痕，手指离开后是否能很快复原。

2. 老年人头发的观察和一般养护知识

(1) 观察内容：光泽与发质、颜色、疏密程度。

(2) 养护知识：

1) 梳头，头发应常梳，最好每天早晚各梳一次，每次3分钟。尽量少用塑料梳子，避免和减少梳头时静电的产生。长发或遇打结时避免拉、拽，引起老人疼痛。

2) 洗发，每周洗头2～3次为宜。

3. 指（趾）甲的观察

(1) 观察内容：颜色、脆性。

(2) 养护知识：保持清洁，经常更换和清洗袜子。每天最好用热水泡脚10～15分

钟，经常修剪指（趾）甲，不可剪得过短，剪后用锉刀轻磨，使之光滑。

（五）老年人不舒适的常见表现

1. 发热　在致病原作用下导致体温超出正常范围，称为发热。正常腋下体温为36～36.6℃。发热过程的主要表现：

（1）体温上升期：皮肤干燥、怕冷、寒战。

（2）高热持续期：皮肤潮红、口唇干燥，呼吸深而快，头痛、食欲缺乏、软弱无力。

（3）退热期：皮肤潮湿，大量出汗。

2. 疼痛　老年人常见的疼痛有以下几种：

（1）关节痛：风湿性关节炎成年女性多见，疼痛为游走性、对称性。急性炎症和急性痛风发作时为剧烈疼痛。疼痛时伴随高热、寒战多为化脓性关节炎。

（2）头痛：全身感染发热性疾病大多伴有疼痛。心脑血管疾病、脑肿瘤、颈椎病等非感染性疾病可引起头痛。精神紧张、过度疲劳也可伴有疼痛。疼痛的同时伴有剧烈呕吐，说明颅内压增高，有颅脑病变。头痛时伴有视力障碍，考虑为青光眼或脑肿瘤。

（3）胸痛：疼痛的部位、性质、发作时间、伴随症状与疾病有密切关系。

1）心前区疼痛：可能为心绞痛或急性心肌梗死，心绞痛呈压榨样或有压迫感，含服硝酸甘油可缓解疼痛。心肌梗死呈持续性剧痛，含服硝酸甘油不能缓解疼痛。

2）胸痛伴咳嗽、咳痰和（或）发热：多见于气管、支气管病变。伴咳血多见于肺癌、肺结核。伴吞咽困难多见于食管疾病。

（4）腹痛：注意疼痛的部位、性质、诱发因素等。胃病多在中上腹疼痛。胆囊炎、胆石症多在右上腹。急性阑尾炎在右下腹。消化道溃疡穿孔表现为突发剧烈、烧灼刀割样痛。胆石症或泌尿系结石常为阵发性绞痛。急性胰腺炎发作前常有暴饮暴食史。腹痛是一种症状，发病原因复杂，应引起高度重视。

（5）牙痛：注意老人的诉说，观察疼痛的部位是否有龋齿、牙周炎、牙齿松动。何种方式能缓解疼痛。是否患有心血管疾病等。

（6）腰痛：注意诱发疼痛的原因、疼痛性质等。腰肌劳损多与劳累有关。肾盂肾炎患者在腰痛的同时，可有发热和尿路刺激征。注意腰痛是否由癌症转移引起。

（7）腿痛：注意部位、诱因、伴随症状等。外伤、关节炎、缺钙等都可引起腿痛。

3. 咳喘　老人因咳、喘导致不舒适是很常见的，应注意观察。

咳、喘伴咯血可能为支气管扩张，久咳伴低热可能为肺结核。夜间咳喘、不能平卧，常见于肺水肿、左心衰。咯血伴黏液性痰多见支气管哮喘，咳铁锈性痰为大叶性肺炎。

4. 睡眠障碍　睡眠障碍可因身体不适和心理的各种压力、环境等多种因素引起。

5. 疲劳　老人的生理、心理、病理以及过度劳累等因素，均可导致老人产生疲劳的不适感觉。

第四节 冷热应用护理

冷热应用专业知识

冷、热疗法是临床常用的物理治疗方法。

（一）冷疗法

冷疗法是用低于人体温度的物质，作用于机体局部或全身皮肤，以达到止血、止痛、消炎和退热的治疗方法。

1. 冷疗的目的
（1）减轻局部充血和出血。
（2）减轻疼痛。
（3）控制炎症扩散。
（4）降低体温。

2. 用冷方法和部位及影响因素

冷疗的部位和方法不同，达到的效果也不同。如临床上为高热老年人降温时，常选用在较大动脉处（腹股沟、腋下等处）用冷或选用全身冷疗法，如乙醇擦浴、温水擦浴。若局部出血或有炎症者，为减轻局部充血和出血或制止炎症和化脓，可选用局部用冷。

（1）用冷时间：冷疗的时间，应根据应用目的、机体状态和局部组织情况而定，一般冷疗的时间为10~30分钟，时间过长或反复用冷，可导致不良反应，如寒战、面色苍白、冻疮，甚至影响呼吸或脉搏。

（2）用冷面积：冷疗面积的大小与用冷效果相关，如全身用冷，冷疗面积大，则反应较强。反之，则较弱。

（3）个体差异：由于老年人的年龄、疾病和机体状况等各有不同，因此对冷疗的耐受性也各不相同。老年人感觉功能减退，对温度刺激的反应比较迟钝的老年人，冷疗时应慎重。对末梢循环不良者，应禁忌冷疗。

（4）环境温度：环境温度直接影响着冷疗的效果。如在寒冷干燥的环境中用冷，效果将会加强。

3. 冷疗法的禁忌证

（1）大面积组织受损、局部或全身血液循环障碍者，禁用冷疗。因为循环不良时，如果用冷，会使血管收缩，导致局部组织缺血缺氧而变性坏死。

（2）慢性炎症或深部有化脓性病灶。因为用冷可使局部血流量减少，影响炎症的吸收。

（3）水肿部位禁用冷疗。因为冷疗可使血管收缩，血流减少，影响细胞间液的吸收。

4. 下列部位禁用冷疗

（1）枕后、耳廓、阴囊处：用冷易引起冻伤。
（2）心前区：用冷易引起心律失常、心率减慢。
（3）腹部：用冷易引起腹泻。

（4）足底：用冷末梢血管收缩而影响散热，或反射性地引起一过性的冠状动脉收缩。

（二）热疗法

热疗法是用高于人体温度的物质，作用于局部或全身，从而达到舒适和治疗的方法。

1. 热疗的目的

（1）促进浅表炎症的消散和局限。

（2）减轻深部组织的充血。

（3）缓解疼痛。

（4）保暖。

2. 影响热疗的因素

（1）用热方法：选择热疗的方法不同，热疗的效果也有所不同。如干热或湿热对组织穿透力的强弱不同，所以热的效应也有所区别，湿热的疗效比干热强。

（2）热疗的面积：热效应和热敷面积大小有关，面积大对热反应就较强，反之则较弱。

（3）热疗时间：热效应和热疗的时间长短不成比例关系，热敷时间过长不但会影响热疗作用，有时还可引起不良反应。用热时间一般为10～30分钟。

（4）热疗温度：热疗的温度与体表温度相差越大，则反应越强。反之则对热的刺激反应越小。其次室温高低也可以影响热效应，室温过低则散热快，热效应减低。干热一般为50～70℃，湿热一般为40～60℃。

（5）个体差异：老年人对热特别敏感，而昏迷、瘫痪，以及循环不良的老年人对热反应迟钝或消失，故对此类老年人用热要加倍小心，以防烫伤。

第五节　尸体护理

尸体护理是对老年人整体护理的继续和最后的步骤，是临终关怀的重要内容。做好尸体护理，不仅是对死者人格的尊重，而且有利于家属心灵上的安慰，体现了人道主义的精神。

（一）尸体护理的目的

使尸体整洁，姿势良好，易于辨认。给家属以安慰。

（二）准备工作

1. 征询　征询家属意见，尊重老年人遗愿。

2. 物品　弯盘、棉球、镊子、小剪刀、毛巾、热水、盆、寿衣、手套等。护理患传染病老年人的尸体时需备隔离衣、消毒液等。

3. 护理员　衣帽整洁，戴口罩。

（三）操作步骤

1. 填写尸体识别卡，备齐用物携至床旁。

2. 劝慰家属，请家属暂离病房，家属不在时应尽快通知。

3. 撤去治疗用物，将床放平，使尸体仰卧，头下垫一枕，防止面部变色，双臂放于身体两侧,用大单遮盖尸体。

4. 有伤口者更换敷料,如有引流管应拔除后缝合伤口,或用蝶形胶布封闭,再用棉垫盖好包扎。

5. 洗脸,协助闭上眼睑。如有义齿代为装上,口不能闭紧者,轻揉下颌,或用绷带托住。为死者梳理头发。

6. 脱去衣裤,依次擦洗上肢、胸、腹、背、臀、臂及下肢,如有胶布痕迹用松节油擦净。用棉花填塞口、鼻、耳、阴道、肛门等孔道,以免液体外溢,棉花勿外露。

7. 穿上衣裤,系一尸体识别卡在死者手腕部,撤去大单。

8. 将尸体放在平车上,移尸体于平车尸单上。先将尸单两端遮盖头部和脚,再将两边整齐的包好。在胸、腰及踝部用绷带固定,系第二张尸体识别卡在腰部的尸单上。

9. 盖上大单,将尸体送太平间,置于停尸屉内,系第三张尸体识别卡于尸体屉外(取回大单,连同死者其他被服一并消毒、清洗)。

10. 填写死亡通知书,并在当日体温单40~42℃之间用蓝笔纵写死亡时间。停止一切药物、治疗及饮食等。按出院手续办理结账。有关医疗文件及床单位的处理方法同出院老年人。如死者患传染病,应按传染病患者终末消毒处理。

11. 清点遗物交给家属。家属不在,应由两人共同清点,将贵重物品列出清单,交护士长保存。

第六节 老年人护理记录方法

老年人护理记录主要涉及老年人健康情况评估表、老年人阅历情况评估表、老年人心理活动评估表、老年人生活能力评估表、老年人生活护理计划、老年人日常护理记录、交接班护理记录、家属知情告知记录等。这些量表的记录不仅用于老年人评估,也是考核养老护理员工作量和工作质量的措施,所以要求养老护理员要认真对待和认真填写。

一、护理记录专业知识

(一)护理记录目的
了解入住老年人的健康或疾病状况,可通过记录分析可能发生的问题,以便采取预防措施,在发生医患纠纷时,具有一定的法律证明效果。

(二)护理记录书写要求
1. 记录应真实、完整、可信。
2. 记录按照日期、时间顺序用蓝钢笔书写,记录者签全名。
3. 个案应是连续不断的记录,以便整体掌握老年人的情况,达到对老年人整体化的护理效果。

(三)护理记录主要内容
1. 自理老年人
提供服务后的日常记录。

日常记录主要内容有：日期、床号、姓名、服务内容等。服务内容包括代为购物、收发信件、房间环境清洁、心理疏导、特殊情况的告知等。

2. 半自理及完全不能自理的老年人

除应有的日常记录外，还有卧床老年人日常照料记录单及个案护理记录。

（1）卧床老年人日常照料记录单主要内容：科区名称、床号、老年人姓名、性别、年龄、诊断、日常操作内容及次数。

（2）个案护理记录主要内容：一般情况、主观资料、客观资料、身心评估情况、制定的护理计划、护理措施、实施效果记录、阶段评估、出院指导记录等。

3. 危重病老年人

对于病情危重的老年人，应有危重病老年人护理记录。危重病老年人护理记录要求及主要内容如下：

（1）在密切观察病情的基础上，真实记录。

（2）病情危重的老年人1~2小时记录一次，以便及时发现病情变化、及时处理。

（3）记录的主要内容有：时间、入量、出量、生命体征、老年人主诉、主要病情变化，实施的治疗、护理措施及效果，老年人神志、精神、心理状态等。

（四）护理文件保管要求

1. 保管护理文书的房间应清洁、干燥。
2. 护理文书按照年限顺序放置。
3. 保持页面整洁、无污渍，防止破损、丢失。
4. 未经允许不得外借和擅自携出。
5. 老年人出院后，整理归档，在保存期内由院方统一保管。

二、护理记录操作技能

（一）个案护理文件书写

1. 准备工作　记录单、蓝色钢笔。
2. 操作程序

（1）收集个案信息

1）一般资料：科区、入院编号、床号、姓名、性别、年龄、文化程度、籍贯、民族、婚姻状况、宗教信仰、家庭地址、联系人、入院日期、记录日期、记录人签名等。

2）主观资料：入院原因、健康情况、既往身体状况、精神状况、心理状况、生活起居状况等。

3）评估资料：身体评估（体温、脉搏、呼吸、血压、身高、体重、身体各系统检查结果、皮肤完好与受损情况）、心理评估（精神心理状态、社交能力、角色关系、应对能力等）、日常生活情况评估（行动能力、洗浴、穿衣、入厕等自理程度或需要帮助程度）。

（2）记录收集来的信息。

（3）根据收集的信息，找出护理问题并记录。

（4）制订护理计划：内容包括护理问题、解决问题的措施等。

（5）记录措施实施的情况及结果。

(6) 记录老年人的反映，护理问题解决与否的效果评价情况。

(7) 出院指导记录：从生活起居、功能锻炼、服药及注意事项等方面进行指导并做好记录。

3. 注意事项

(1) 个案护理记录可根据本单位工作人员配备情况制订切实可行的记录内容。

(2) 记录频率可根据老年人的健康程度确定。

(3) 记录者应实事求是、认真书写，保证记录的真实、完整、可信。

(4) 记录用蓝钢笔书写，不要涂改，记录者需签全名和记录日期。

（二）危重病护理文件书写

1. 准备工作　记录单、蓝色钢笔。

2. 操作程序

(1) 记录内容

1) 时间：每次记录时先注明时间。如某年某月某日几时几分。

2) 入量：包括饮水量、进食量（固体食物计算含水量）、输液量等。

3) 出量：包括尿量、粪便量、呕吐物量、引流液量、渗出液量等。

4) 病情记录：包括生命体征、意识状态、老年人主诉、病情变化、给予的治疗护理措施及产生效果、精神状态等。

(2) 记录格式

1) 眉栏填写完整。

2) 记录时间、内容准确。夜班在第二天交班时总结 24 小时出入量。

(3) 注意事项

1) 记录真实、准确、清楚，不得随意涂改。

2) 应用药物、进行护理操作应及时记录。

3) 发现病情变化应及时通知医生，并做相应记录。若医生未处理，应在记录单上注明"已通知医生"。

4) 每班做小结。小结内容包括：生命体征、现病情如何、处理措施及效果、需要继续观察的内容，小结后签全名。

（三）护理文件保管

1. 准备工作　护理文件、文件柜。

2. 操作程序

(1) 护理记录与老年人健康档案一并存放于固定位置，用后放回原位。

(2) 出院或死亡老年人的护理记录按顺序整理成册，按编号排列上架存档，填写分类索引卡片，以便查阅。保存期限按有关部门规定的保管年限保存。

3. 注意事项

(1) 护理记录不可涂改、伪造，应避免遗失。

(2) 页面应保持整洁。归档后，如需借阅应办理借阅手续，用后立即归还。

(3) 保存环境应干燥通风，防霉、防蛀、防火、防盗、防鼠。

三、填写护理记录的注意事项

1. 要进行认真观察,根据老年人实际情况进行填写。
2. 入院评估和护理计划要在老年人入院当天及时填写完毕。
3. 老年人住院后,每月要进行阶段评估,必要时根据评估情况重新修订护理计划。
4. 交接班记录不仅是对老年人负责,对养老护理员的工作量和工作质量负责,也是规避风险的重要措施,一定要认真填写。
5. 需要家属知情的事情及时报告主任,由主任核实后及时通知家属。
6. 老年人的评估情况和护理计划填写后,要请家属过目并签字认可。
7. 家属知情告知要及时准确送达,家属确认后,双方签字并保留存根备查。
8. 所有用过的护理记录一律存档备查。

老年人各项评估用表、生活护理计划和各项护理记录用表,见表5-3~表5-19。

表5-3 老年人健康情况评估表

(用于老年人入院时评估和阶段性评估)

姓名　　　性别　　　年龄　　　房间　　　床号

序号	项目	评估内容					
1	体温	正常	高	低温			
2	脉搏	正常	过速	过缓	不齐		
3	呼吸	正常	急促	缓慢	不规则		
4	血压	正常	高	低			
5	发育	良好	中等	不良			
6	意识	模糊	谵妄	昏睡	浅昏迷	深昏迷	
7	面容	急性	慢性	贫血	甲亢	水肿	面具	病危
8	营养	良好	中等	不良			
9	视力	正常	降低	失明			
10	听力	正常	降低	失聪			
11	语言	正常	不清	失语	答非所问		
12	体位	自主	仰卧位	俯卧位	侧卧位	坐位	变换位
13	姿势	自主	驼背	捧腹			
14	步态	正常	蹒跚	醉酒	慌张	跨阈	失调
15	皮肤	正常	脱屑	抓痕	皮疹	水肿	紫癜	压疮
16	四肢	正常	偏瘫	全瘫	截瘫	震颤	强直	骨折
17	体味	正常	酒味	烂苹果	尿味		

备注及其他:

护理员签字: 主任签字: 　　　　　　　年　月　日	家属签字: 　　　　　　　年　月　日

表 5-4 老年人阅历情况评估表

（用于老年人入院时填写）

姓名		性别		年龄		房间		床号	
序号	项目	评估内容							
1	家庭出身	干部	军人	工人	农民		
2	教育程度	大学以上	大专	高中	初中	小学	无
3	职业	干部	军人	工人	农民	商人	自由
4	婚姻	已婚	丧偶	再婚	独身		
5	个人爱好	音乐	绘画	读书	球类	旅游	其他
6	子女情况	多子女	独子女	无子女	常探视	不常探视	
7	经济状态	良好	一般	困难			
8	家庭氛围	融洽	一般	对抗			
备注及其他：									
护理员签字：									
主任签字：							年　月　日		

表 5-5 老年人心理活动评估表

（用于入院评估和阶段评估）

姓名		性别		年龄		房间		床号	
项目	评估内容								
心理状态	正常	失落	孤独	抑郁	焦虑	恐惧	敌对	健忘	痴呆
备注及其他：									

护理员签字：	家属签字：
主任签字：	
年　月　日	年　月　日

表 5-6 老年人日常生活能力评定量表

（用于老年人入院和阶段评估）

老年人姓名		医保证编号		身份证号	
疾病诊断					
项目	评定标准	分值标准	评分		
			初步测评得分	复核测评得分	
1. 进食	较大和完全依赖	0			
	需部分帮助（夹菜、盛饭）	5			
	全面自理	10			
2. 洗澡	依赖	0			
	自理	5			
3. 梳洗修饰	依赖	0			
	自理（能独立完成洗脸、梳头、刷牙、剃须）	5			
4. 穿衣	依赖	0			
	需一半帮助	5			
	自理（系开钮扣、开关拉链和穿鞋）	10			
5. 控制大便	昏迷或失禁	0			
	偶尔失禁（每周<1次）	5			
	能控制	10			
6. 控制小便	失禁或昏迷或需导尿	0			
	偶尔失禁（<1次/24小时，>1次/周）	5			
	能控制	10			
7. 如厕	依赖	0			
	需部分帮助	5			
	自理	10			
8. 床椅转移	完全依赖别人	0			
	需大量帮助（2人），能坐	5			
	需小量帮助（1人），或监护	10			
	自理	15			
9. 行走	不能走	0			
	在轮椅上独立行动	5			
	需1人帮助（体力或语言督导）	10			
	独自步行（可用辅助器具）	15			
10. 上下楼梯	不能	0			
	需帮助	5			
	自理	10			
合计		100			
结果评定		时间			
护理员签字：		医师签字：		家属签字：	

1. 满分为100分。
2. 得分≥60分表示有轻度功能障碍，能独立完成部分日常活动，需要一定帮助。59～41分表示有中度功能障碍，需要极大的帮助才能完成日常生活活动。≤40分表示有重度功能障碍，日常生活不能独立完成，需要全部照料。
3. 本表一式两份，爱心护理院和老年人监护人各一份。要求复写。

表 5-7 压疮危险因素评估表

（用于老年人入院评估和阶段评估填写）

姓名		性别		年龄		房间		床号	
分值		4		3		2		1	
精神状态		清醒		淡漠		模糊		昏迷	
营养状况		好		一般		差		极差	
运动能力		运动自如		轻度受限		重度受限		运动障碍	
活动能力		活动自如		扶助行走		依赖轮椅		卧床不起	
排泄控制		能控制		尿失禁		大便失禁		二便失禁	
循环		毛细血管再灌注迅速		毛细血管再灌注减慢		轻度水肿		中、重度水肿	
使用药物		未使用镇静剂和类固醇		使用镇静剂		使用类固醇		使用镇静剂和类固醇	
体温		正常		低热		中等度热		高热	
计分									
总分				护理员签字：				家属签字：	

备注：
1. 评估表共分 8 个项目，每项目分 4 个等级，满分 32 分。
2. 分数越低，发生压疮的危险性越高。
3. 评分≤16 分时，容易发生压疮，应予以高度重视。
4. 评分结果及时与家属沟通，取得理解和配合。

表 5-8 老年人跌倒风险评估表
（用于老年人入院和阶段评估）

姓名	性别	年龄	房间	床号		
运动		权重	得分	睡眠状况	权重	得分
步态异常/假肢		3		多醒	1	
行走需要辅助设施		3		失眠	1	
行走需要旁人帮助		3		夜游症	1	
跌倒史				用药史		
有跌倒史		2		新药	1	
因跌倒住院		3		心血管药物	1	
精神不稳定状态				降压药	1	
谵妄		3		镇静、催眠药	1	
痴呆		3		戒断治疗	1	
兴奋/行为异常		2		糖尿病用药	1	
意识恍惚		3		抗癫痫药	1	
自控能力				麻醉药	1	
大便/小便失禁		1		其他	1	
频率增加		1		相关病史		
保留导尿		1		神经科疾病	1	
感觉障碍				骨质疏松症	1	
视觉受损		1		骨折史	1	
听觉受损		1		低血压	1	
感觉性失语		1		药物/乙醇戒断	1	
其他情况		1		缺氧症	1	
				年龄 80 岁及以上	3	
得分合计				结果评定		
医生签字				家属签字		

备注：1. 最终得分：低危：1～2 分；中危：3～9 分；高危：10 分及以上。
2. 本表一式两份，爱心护理院和老年人监护人各一份。要求复写。

表5-9 老年人生活护理计划

（老年人入院时根据其身体状况制定的护理计划。住院期间可以根据其需求进行修订）

姓名	性别	年龄	房间	床号
序号	项目	评估内容		
1	饮食	普食　软食　半流质　流质　送床前　喂饭　鼻饲　餐次		
2	睡眠	自主　协助　床档辅助　安全带辅助　翻身　次/小时		
3	行动	自主　搀扶　依靠拐杖、助行器		
4	换洗衣服	自主　协助　帮助换衣服，清洗内衣		
5	洗漱	自主　协助　面部清洁　手脚清洁　口腔清洁　会阴清洁		
6	大便	自主　协助　用尿垫　用尿布　人工排便		
7	小便	自主　协助　用尿垫　用尿布　用尿袋　导尿		
8	洗澡	自主　协助　床上擦澡　洗澡间洗澡		
9	床单位卫生	自主　协助　完全依靠他人整理		
10	服药	自主　协助　床边帮助服药　研磨后鼻饲		
11	打电话	自主　协助　依赖帮助打电话进行外界联系		
12	上下楼	自主　协助　不能上下楼　必要时用担架		
13	户外活动	自主　协助　不能进行户外活动　必要时用轮椅		
14	购物	自主　协助　家属购物　代替家属购物		
15	会客	自主　协助　家属会客　代替家属会客		
16	输液	自主照顾　家属陪床　养老护理员陪床		
备注及其他：				
护理员签字： 主任签字： 　　　年　　月　　日		家属签字： 　　　年　　月　　日		

表 5-10 饮食护理记录

（老年人入院时，根据其进食状况制定的护理计划。在住院期间可以根据其需求进行修订）

姓名		性别		年龄		房间		床号	
饮食种类：普食　软食　　半流质　　流质　　进餐次数：3 4 5 6 7 8									
日期	进餐数量								
	早餐（ ）	加餐（ ）	午餐（ ）	加餐（ ）	晚餐（ ）	加餐（ ）	加餐（ ）		
1									
2									
3									
主任签字：					护理员签字：				

表 5-11 翻身护理记录（适用于瘫痪老年人的护理记录）

姓名		性别		年龄		房间		床号			
日期	1点	3点	5点	7点	9点	11点	13点	15点	17点	19点	21点	23点
	左	右	平	左	右	平	左	右	平	左	右	平
1												
2												
3												
主任签字：						护理员签字：						

表 5-12 大便护理记录（老年人日常大便排泄情况的记录，每人每月一张）

姓名	性别	年龄	房间	床号	
日期	正常	稀便	失禁	干结	人工排便	次数
1						
2						
3						
4						
主任签字：			护理员签字：			

表 5-13 小便护理记录（老年人日常小便排泄情况的记录，每人每月一张）

姓名		性别		年龄		房间		床号	
日期	正常		浑浊	脓尿	血尿	导尿		按摩排尿	次数
1									
2									
3									
4									
5									
主任签字：						护理员签字：			

表 5-14 个人卫生护理记录（老年人的日常卫生记录，每人每月一张）

姓名		性别		年龄		房间		床号					
日期	洗头	洗脸	洗手	洗脚	口腔	腋窝	会阴	擦澡	洗澡	洗衣	枕套	被罩	床单	晒被
1														
2														
3														
4														
5														
主任签字：							护理员签字：							

表 5-15 特殊护理记录（老年人的特殊护理记录，每人每月一张）

姓名		性别		年龄		房间		床号	
日期	吸氧	吸痰	鼻饲	换尿管	压疮护理	换药	输液陪护	其他	
1									
2									
3									
4									
主任签字：					护理员签字：				

表 5-16 交接班护理记录（养老护理员的日常交接班记录，每区域每天一张）

日期	项目	完成情况		异常情况备注
1	饮食	正常	异常	
2	服药	正常	异常	
3	睡眠	正常	异常	
4	大小便	正常	异常	
5	洗发	正常	异常	
6	洗澡	正常	异常	
7	颜面部卫生	正常	异常	
8	腋窝卫生	正常	异常	
9	会阴卫生	正常	异常	
10	四肢卫生	正常	异常	
11	压疮	正常	异常	
12	床铺卫生	正常	异常	
13	床头柜卫生	正常	异常	
14	更衣橱卫生	正常	异常	
15	房间卫生	正常	异常	
16	卫生间卫生	正常	异常	
17	洗碗间卫生	正常	异常	
18	环境卫生	正常	异常	
19	打电话联系家属	正常	异常	
20	老年人购物	正常	异常	
21	老年人请假	正常	异常	

其他注意事项：

交班人签字： 　　　　　　　　　　　　　　　　　　接班人签字：

表 5-17 家属知情告知护理记录

（老年人的特殊需要、特殊要求和特殊表现，需要通知家属的，需要填写本知情告知记录）

存根联

姓名		性别		年龄		房间及床号	
老年人近期特殊要求：							
希望家属知情并做到：							
老年人近期特殊表现：							
希望家属知情并做到：							
护理员签字： 生活部主任签字： 年　月　日				家属签字： 年　月　日			

家属保存联

姓名		性别		年龄		房间及床号	
老年人近期特殊要求：							
希望家属知情并做到：							
老年人近期特殊表现：							
希望家属知情并做到：							
护理员签字： 生活部主任签字： 年　月　日				家属签字： 年　月　日			

表 5-18 老年人生活护理记录表

皮肤护理		洗澡	擦身	泡手泡脚	仪容仪表		洗头	理发	剃须	剪手指甲	剪脚趾甲
	早班					早班					
	中班					中班					
	晚班					晚班					
衣物更换		衣物	床单	被套	枕套、枕巾	毛巾被	夜班情况:				
	早班										
	中班						早班情况:				
	晚班										
夜班交班人			早班交班人		中班交班人		中班情况:				
早班接班人			中班接班人		夜班接班人						

表 5-19 老年人康复护理记录表

姓名		性别		病因次数		护理级别		床号	
目前状况及训练目标									
第 期		上午			下午			训练情况	
日期									
日期									
日期									
日期									
日期									

康复师签名:

第七节 应急救护

危重病症的抢救是爱心护理院医生、护士、护理员的一项紧急工作,必须争分夺秒。护理员应该熟练掌握急救知识,以防延误抢救生命的宝贵时间。

一、急救技术专业知识

(一)出血

1. 出血种类

(1)根据受损的血管分类

1)动脉出血:因动脉受损而导致的出血,常表现为血液随心脏搏动从伤口流出,呈喷射状涌出,血色鲜红,血流较急,一般出血量较大。

2)静脉出血:因静脉受损而导致的出血,常表现为血液从伤口不停的流出,血色暗红,流血速度较动脉出血缓慢,出血量与血管大小有关,危险性较动脉出血小。

3)毛细血管出血:因毛细血管受损而导致的出血,常表现为血液从伤口处渗出,创面上出现许多小血滴,血色鲜红,常找不到出血点,出血量较小,常可自行凝结,在实质器官如肝、脾和肾受伤时可出现大出血。

(2)根据出血的部位分类:

1)外出血:血液从皮肤损伤处向外流出,体表可见出血情况,多由外伤引起,易于辨别。

2)内出血:深部组织和内脏损伤,血液由破裂的血管流入组织或体腔内,体表不见出血,只能由症状识别,因此易被忽视,应特别警惕。

2. 出血表现

(1)局部表现:有伤口者,血液可由伤口直接流出,此外还有皮下出血,表现为皮肤未破,皮肤可见肿胀瘀斑。内脏出血者常表现为相应部位的疼痛和全身症状,如颅内出血老年人常表现为头痛、恶心、呕吐。

(2)全身表现:人体的血液占人体体重的7%~8%,当血液丢失占血液总量的5%时,失血200~400ml,这时机体可以通过代偿调节,人可以没有明显症状。当血液丢失占血液总量的20%时,失血大约为800ml,这时人就会出现烦躁不安、面色苍白、皮肤湿冷、脉搏细数、血压下降等失血性休克的表现,会有生命危险。因此对于外伤出血的老年人要及时、迅速地止血。

3. 止血 对于出血的老年人要迅速采取止血措施。最常用止血方法是直接压迫止血,还可以根据不同的情况采用加压包扎止血、指压止血、止血带止血等不同的方法。

(二)烧伤及烫伤

1. 烧伤及烫伤的概念 烧伤可由热力、电能、激光、放射线及化学物质引起,其中以热力烧伤最常见。热力烧伤为火焰或高温液体、固体所致。通常将热液、热气的烧伤称为烫伤。

2. 烧伤及烫伤的表现 烧伤首先造成皮肤、黏膜损伤,使机体防御屏障受损,轻者皮肤肿胀，起水疱，疼痛。重者烧焦，甚至血管、神经、肌腱等同时受损。呼吸道也可烧伤，烧伤引起剧烈疼痛和皮肤渗出等因素能导致休克，晚期可能出现感染、败血症，甚至危及生命。

3. 处理原则

【现场急救】

（1）消除致伤原因

1）立即脱离险境，但不能带火奔跑，这样不利于灭火，并易加重呼吸道烧伤。

2）火烧着后迅速卧倒，就地打滚灭火，或用水灭火，也可用棉被、大衣等覆盖灭火。

3）创面用清水冲洗，小创面可用冷水浸泡，以减轻热力的损害和疼痛。如果被强酸、强碱或其他化学药品烧伤者，应立即脱去衣服，用大量流动清水冲洗创面。

（2）保护创面：不要在创面上涂任何药物或其他物品，可用消毒敷料或干净的被单包扎覆盖创面，以减少污染的机会。

（3）预防休克：及时补充液体。对一般伤员可口服含盐饮料。对有合并外伤如大出血、骨折等情况，应做相应的急救处理。

（4）保持呼吸道通畅：头面部烧伤的老年人如果怀疑伴有呼吸道烧伤，要注意观察老年人的呼吸情况。

（5）转送：伤重者需送专科医院或综合医院烧伤科治疗。转送途中，随时保持老年人呼吸道的通畅、控制休克，保持没有活动性出血。

【烧伤创面的处理】

主要是防止感染和保护残存的组织。浅Ⅱ度有水疱时，小的水疱不予处理。水疱明显或剥脱、污染较重时，应将水疱皮去除掉。

（三）噎食

1. 噎食的概念　进食时食物卡在咽喉部或食管内造成气管的压迫称为噎食。噎食时由于气管受到了压迫会出现通气障碍，甚至窒息死亡。

2. 噎食常见的原因

（1）多数为吞咽功能障碍引起：有吞咽障碍的老年人在进食时，食物不能正常地通过咽喉部或食管，因而造成阻塞。常见于脑血管病老年人、服用抗精神病药物的老年人等。

（2）进食速度过快、食物过干是造成老年人噎食的常见原因。

（3）进食时发生意外：戴义齿的老年人进食时，误将义齿咽下。或由于戴上义齿进食的时候，不容易感觉食物的大小而将较大的食物咽下。

3. 噎食的表现　老年人进食时，突然出现面色苍白或发绀，目光恐惧发直，不能说话，咳嗽、呼吸困难甚至窒息、昏迷。

4. 噎食的急救　老年人发生噎食时，应争分夺秒，就地抢救。

（1）大声呼救，以引起医生和护士的注意。

（2）当食物阻塞在咽喉部时，可试用汤勺柄刺激老年人的舌根部，以引起呕吐，促使食物排出体外。

（3）如果食物阻塞在食管内，老年人的意识仍清醒，可采用立位的腹部冲击法将食物排出。意识不清醒者，可采用卧位腹部冲击法。

（4）解除食管梗阻后，有呼吸、心搏停止的老年人要迅速做心肺复苏。

（四）摔伤

1. 摔伤的表现　不同的致伤原理可以出现不同的临床表现。

（1）挫伤：老年人摔倒时遇到钝器的撞击，造成皮下组织损伤，局部有淤血、肿胀、瘀斑或形成血肿。

（2）扭伤：老年人摔倒时，外力作用在机体的关节部位，使关节异常扭曲，超过正常的生理范围，造成关节组织的损伤。表现为关节肿胀和运动障碍。

（3）擦伤：老年人摔倒时，被粗糙物品摩擦局部，造成机体组织的表皮剥脱，表现为创面有擦痕，小出血点和渗出少许血。擦伤是最轻的损伤。

2. 处理原则

（1）不要急于移动老年人：发现老年人摔倒时，首先使老年人就地处于自然安全体位。在没有明确老年人伤情的情况下，不要急于移动老年人，以免万一发生骨折加重损伤的程度。及时了解摔倒的情况有利于老年人伤情的综合判定。

（2）迅速检查受伤部位：

1）观察皮肤有无出血、淤血、肿胀等异常情况，询问老年人是否有疼痛等不适感。可用手触摸受伤部位检查有无淤血、肿胀、压痛或畸形。如果老年人的肢体活动有异常，有可能发生了骨折。

2）在检查肢体和软组织损伤的同时，注意是否伴有内脏的损伤。注意观察老年人有无头痛、恶心、呕吐、腹痛、胸痛等情况，发现异常要及时去医院就诊。

3. 局部的简单处理

（1）发现伤口有大量的出血，首先要迅速止血，可采用压迫止血的方法。

（2）表浅的伤口最好应用生理盐水冲净表面的污物（没有生理盐水时也可以用流动的自来水冲洗），然后用75%乙醇消毒伤口皮肤，并予以包扎。较大的伤口经上述处理后要送医院做进一步的处理。

（3）发现有局部挫伤或扭伤时，局部要制动，早期给予局部冷敷。必要时去医院进一步诊治。

（4）出现骨折要及时予以固定。

二、护理员遇到紧急情况时

1. 等待医生，同时实施救助。

2. 当护理员发现老年人紧急情况，立即大声呼唤老年人的名字，轻轻摇晃其肩部，同时掐住老年人人中，并以最快速度给予供氧。

3. 立即使用紧急呼叫器，如在室外可向医生、护士方向大声呼喊。

4. 清理老年人口中异物和分泌物，要用双手轻轻将头偏向一侧（颈椎无损伤时才可以）。

5. 用示指清理口中污物，尽量包裹手指，以免被咬伤。这些动作要迅速，尽量在5秒钟之内完成。

6. 使呼吸道畅通，仰额脸颊法：一只手张开置于老年人前额并往下压，另一只手的示指和中指伸开置于老年人下颌，尽量抬高下颌，使老年人气管成直线。

7. 将脸部贴近老年人口鼻部，感觉有无气流呼出，判断有无呼吸。

第八节　心理护理

老年人常因社会、家庭的变化产生不良的心理反应，会因心理不适应而产生失落、惆怅、空荡、寂寞的情绪，易诱发心身疾病，护理员必须掌握相关心理护理知识，悉心照料，促进老年人身心健康。

一、心理护理专业知识

(一) 老年人常见的情绪变化及其原因

1. 情绪的含义　情绪是一种心理现象，是人对客观事物是否符合自己的心理需要而产生的体验。情绪既是对客观事物的体验，也是一种主观的反应。

(1) 基本概念

1) 情绪：狭义的情绪是指短暂而强烈的具有情境性的情感反应，如喜悦、悲伤、恐惧、愤怒等。广义的情绪还应包括情感。

2) 情感：情感是指与人的社会需要相联系的一种复杂而稳定的态度的体验。客观事物符合人的需要，就会持欢迎的态度，从而体验到喜爱、愉快、崇敬的情感。不符合自己的需要，或被强迫接受某种需要，就会对其持否定、拒绝的态度，从而体验到憎恨、愤怒、鄙视的情感。在现实中，有时客观事物既与人的某些需要相符合，又与另一些需要相矛盾，这就会产生既肯定，又否定的态度，从而体验到复杂而矛盾的情感体验，如悲喜交加、啼笑皆非、百感丛生等。

(2) 情绪的表现特点

1) 每个人都有七情，即：喜、怒、忧、思、悲、恐、惊。情绪（或情感）的表现形式，大致可分为消极情绪和积极情绪。

2) 情绪（或情感）按照强度不同分为不同的等级。

(3) 情绪与情感的区别

1) 一般认为，情绪发生较早，并具有情境性，比较短暂而易变化，具有明显的冲动性，外部表情具有可测量的特性，为人类和动物所共有。

2) 情感的体验发生较晚，并与人的社会需要相联系。情感比较稳定、持久，也比较深沉而含蓄，为人类所特有，可描述人的主观体验。

(4) 情绪与情感的关系：情感是在情绪的基础上产生的，反过来情感对情绪又具有很大的影响。

2. 影响情绪的因素　现实生活中，人的需要是多方面的，按马斯洛的需要层次论，从基本生存需要开始，依次为安全的需要、尊重的需要、名誉的需要和自我实现的需要，这里既包含了物质的需要，也包括了心理上的需要。每个人的需要很难全部满足，这与每个人的心理期望值有关系。心理期望值越高，客观现实不能满足时，个人所遭受的心理挫折感就越大，情绪的反应也就越强烈。现实生活中温饱等基本生存的需要，属于头等大事。但是已经解决温饱问题的老年人，并不是物质条件不够，而是由于体力不支、无人照顾等原因，造成不能按时满足这些需要，从而影响了老年人的心理和情绪。有的老年人因为无人照顾、自身生理功能的衰退、行动不便等原因导致缺乏必要的安全感。有些年轻人对老年人不够尊重和理解，而使老年人产生不被尊重感。还有些老年人由于生理功能的退化而导致自我创造性的发挥受到抑制，使自我实现的需要不能如愿等，都会使老年人发生情绪和情感的变化。

3. 老年人情绪变化的原因

(1) 生理因素：老年人由于脑组织的软化，大脑对情绪、情感的控制力减弱，加之听力、视力的衰退，可能导致老年人情绪变化向两方面发展。一方面对外界事物反应慢、不敏感，表情冷淡、处事冷漠。另一方面可能出现情绪变化快、变化幅度大、易激动，有时情绪不能自控的现象。

(2) 社会因素：离/退休、家庭生活事件（丧偶、离异、子女出国、违法犯罪）、经济问题等都会造成老年人情绪变化，这些问题对老年人的影响是深刻而持久的，不但会对情绪产生持久而深刻的影响，甚至还会使部分老年人出现性格上的变化或扭曲。

(3) 社会交往与周围环境：老年人由于离退休、家庭成员的变化使人际交往面减少。孤独的感受会对老年人的情绪产生不同程度的影响，加剧烦恼和恐惧的心理状态。此时，如果老年人得不到社会的支持，不能及时排解心理上的压力，会加剧各种情绪的恶化。如果社会对老年人的支持力度较大，并经常开展适于老年人参加的活动，会使老年人消除烦恼、解除孤独、减少恐惧、扩大人际交往面，情绪也会逐渐稳定下来变得愉快。

(4) 疾病因素：患病后导致老年人的生活自理能力受到限制，常使老年人情绪沮丧。不少社会学家在调查中发现，很多老年人对"死"的问题，可能并不害怕，而更多的是惧怕生病和长时间卧床不起，这样会给老年人增加负疚感，认为自己在拖累别人。当然，如果病情较重，或患有不可治愈的疾病时，伴随而来的死亡恐惧会加剧，也会使老年人情绪低落，甚至绝望。

4. 老年人情绪变化的特点　老年人情绪变化的特点，由于年龄段的不同表现也不尽相同。

(1) 60～65岁年龄段的老年人：60～65岁年龄段的老年人，由于体力、精力较好，刚刚从繁忙的工作岗位上退下来，一部分人可能壮志未减，想利用退休后可供自己支配的时间，来完成在位时想干而没时间干的事情，如撰写书籍、回忆录等，这部分老年人精力仍然旺盛，也有自信能做出成绩，这对于老年人满足自我实现的需要非常有利，应该得到鼓励，且这部分老年人取得成绩后，情绪高涨。与此相反，有的老年人由于退休后有失落感，特别是原来身居领导岗位的老年人，退休后感到自己无所事事，表现为情绪消沉。对这些老年人养老护理员要充分理解，时时给予劝导，并鼓励老年人自己进行心理调适，不断适应退休以后的生活。

(2) 65～75岁的老年人：65～75岁的老年人，虽然生理机能和精力不如以前，但对于退休生活比较适应，相对而言，情绪的稳定程度要比上一组人群好。但这些老年人，可能由于身体生理功能进一步衰退，以及各种生活事件的不断增加，使情绪受到不同程度的影响。当遇到不可抗拒的社会生活事件时，心理应激往往不能得到缓解，反过来会加重对身体、精力和心理的影响，容易导致比较严重的情绪变化。

（3）75岁以上的老年人：75岁以上的老年人，已到了颐养天年的年龄，生活条件上相对要求比较高，更多的是关注自己的身体健康和精神的愉快。对于这部分老年人，养老护理员应该在生活上给予无微不至的关心与照顾。如给予容易消化的饮食，室内温度、湿度的调节要适当，从而使他们愉快地度过晚年。

（4）80岁以上的老年人：80岁以上的老年人由于感官等生理功能进一步衰退，对外界的事物不太关心，生活上也无更高的要求。除了希望享受天伦之乐外，对自己的健康情况更加关注。这段期间，困扰老年人的问题较多，其中对老年人影响最大的是身体多病、丧偶和子女问题。特别是丧偶，对老年人打击影响最大，是所有生活事物中最具影响力的事件。丧偶后的老年人情绪容易极度低落、沮丧、恐惧，感到自己也时日不多，变得更加孤独、冷漠。外加身体多病，子女照顾有困难，或因子女出国、与子女分居两地等现况，使老年人的情绪受到更大的影响。

（二）与老年人交往中常见的问题

1. 与老年人交往的特点　由于老年人精力、体力的变化，与人交往的范围比年轻人小。老年人经历过多次的社会动荡，使他们对社会生活的看法、对人的态度与年轻人不尽相同。因此，两代人之间存在着实际上的"代沟"。

首先，年轻人对问题的看法大多比较激进，而老年人对问题的看法一般多趋于保守。

其次，年轻人做事一般比较大胆，而老年人容易瞻前顾后，犹豫不决，外加老年人具有丰富的阅历和社会生活的知识、经验，他们有充分的自信，对现实生活中发生的问题他们有自己的看法和对事物的理解。因此，容易与老年人在对具体问题的看法和处理的方法上存在不同程度的分歧，从而显示出两代之间存在的不同特点。

2. 老年人之间交往的特点　一般来说，老年人更愿意与他们经历相似的同学、同事或多年的邻居交往。在交往过程中，老年人之间有共同的话题，可以交流养生的经验、探讨教育和与子女相处的一些看法，以及对社会所发生的现实问题的理解，同时也会向老朋友发泄他们心中不满的情绪、宣泄自己的不愉快或在一起聊天、打牌。但一般只限于同级同事，或阶层相似的老邻居、老朋友之间。他们甚至可以经常地、每天几小时的重复着一个话题，却乐此不疲。大多数老年人不愿与和自己社会处境相差悬殊的人有更多的交往。两者地位相差悬殊，交往中的共同语言就较少，人际间的交流也会出现不同程度的障碍。

3. 交往中常见的问题

（1）老年人有很多固有的心理矛盾状况，有专家将其称为："矛盾的夕阳心态"，他们有丰富的社会生活经验并掌握相当的知识，因此自尊心很强。

（2）随着社会的进步、知识的更新速度加快，会使老年人产生自卑的心理，同时又认为自己的看法正确，所以在人际交往中容易固执己见。

（3）老年人对社会发展的现状既满意又不满意。对自己生活的改善有肯定的看法，同时对社会上一些不尽人意的地方大多有不满,而这种不满无处发泄的时候,很容易唠叨,以此宣泄自己的不愉快。

(4) 对自己的子女,既想依赖又想独立。当身体状况较好时,想"独立"的念头比较多,一旦生病时,处于生活不能自理状态下又必须依赖子女。这种矛盾的心理常常导致老年人烦恼增加,与子女相处不和谐。特别是原来与子女分开居住的,当身体不好时,很想搬到子女居住地共同生活,一旦病情好转,立即就想分居两地。这样会使部分子女感到老年人不好"侍候",彼此容易造成隔阂或分歧。如果与子女分居两地,这种矛盾和冲突变得更加明显。

年轻人对此应充分理解老年人,养老护理员在工作中,要尊重老年人的看法。如果老年人因某些问题想不通时,应让他们尽可能地宣泄出来,以减轻他们的心理负担和压力。

二、老年人常见的心理改变问题

(一) 失落

由于社会角色的转变,老年人容易产生无价值感和不被重视的失落心理,常常表现出两种情绪:一种是沉默寡言,表情淡漠,情绪低落,凡事无动于衷。另一种是急躁易怒,牢骚满腹,对周围事物看不惯。

(二) 孤独

由于社会及家庭地位的改变,疾病导致的行动不方便,老年人社会活动减少,人际交往缩小,容易产生空虚寂寞、孤独绝望的心理,表现的烦躁无聊,自卑,不愿意出门,怕见熟人,整天待在家里与世隔绝。

(三) 抑郁

有的老年人在职时前呼后拥,人来人往,一旦离职,门可罗雀,产生孤单寂寞感觉。有的老年人从退休前有明确工作时间、明确工作任务、较多人际交往的社会环境中,突然退到狭小的家庭圈子里不适应,觉得生活单调。还有的老年人因为失去配偶或家庭不和,产生焦虑。以上原因都会让老年人产生抑郁情绪。

(四) 恐惧

有些老年人因为体力较差,生活能力降低,需要他人帮助,但又怕增加儿女负担,害怕家人嫌弃;有些久病卧床的老年人对疾病痊愈缺乏信心,认为自己成了家人的麻烦和累赘,产生厌世的心理。还有些老年人总是怀疑自己有病,思想上疑虑重重,对死亡充满了恐惧。

(五) 健忘

随着年龄逐渐增大,身体日趋衰老,老年人的智力水平也会随之下降,表现为远期记忆增强,近期记忆减退。对自己的过去,唠叨不休。对眼前发生的事情转身就忘。离家忘记关门。手里拿着东西,还东找西找。刚刚吃过饭说没吃,刚刚喝了水说没喝。才把朋友送出门,就忘记了谁来看过他,这些都是老年人十分常见的健忘现象。

三、老年人与心理问题有关的常见疾病

（一）头痛

根据研究，有99％的头痛老年人患的是"神经性头痛"。有些老年人敏感多疑，固执己见，不愿与人交往，而且胆小怕事，谨小慎微，爱钻牛角尖，遇到不称心如意的事就会想不开，眉头紧缩，造成额部、头部和颈部的肌肉收缩，时间长了就产生了"紧张性头痛"。

（二）高血压

血压的形成需要三个因素参入：心脏的收缩力、血管的弹性和血液的容量。人在紧张、忧虑、恐惧、愤怒的情绪下会使心肌收缩力加强，血管痉挛，血管腔变窄，导致血压增高，久而久之，会引起人体神经-内分泌系统对血压的调节机制发生改变，形成高血压病。

（三）冠心病

心脏是循环系统的动力中心，它的血液供应依靠冠状动脉，如果长期性情急躁，容易激动，好与人争，不易满足，可能引起神经-内分泌的改变，引起脂肪代谢紊乱，造成血液中胆固醇增高。一些脂类物质沉积于冠状动脉管壁，发生冠状动脉粥样硬化，引起冠状动脉缺血，导致冠心病，引起心绞痛，甚至心肌梗死。

（四）胃、十二指溃疡

情绪对消化系统的影响最明显。只要心情不好，首先影响食欲，再好的饭吃到嘴里也味同嚼蜡，腹部不适，所谓"愁的茶饭不思"、"急的五脏俱焚"、悲伤的肝肠寸断"，都说明了胃肠是最能表达情绪的地方。不良的情绪会影响胃液的正常分泌和胃的正常运动，使胃酸分泌过多，发生胃、十二指溃疡。出现泛酸、嗳气、上腹部饥饿性疼痛等症状。

（五）溃疡性结肠炎

结肠的主要功能是吸收水分，长期紧张、焦虑、愤怒、恐惧可使神经-内分泌系统失调，刺激肠蠕动，使结肠持续性收缩，造成肠腔变窄，肠黏膜分泌增多，肠黏膜血管变脆，导致结肠下端和直肠的黏膜发生溃疡、化脓、出血，形成溃疡性结肠炎，表现为腹痛、大量脓血便。

（六）癌症

统计表明，3/5的老年癌症患者在得病前都受过情绪上的打击，有专家认为："情绪可能是癌细胞的促活剂"。调查显示：老年癌症患者往往是两种极端性格的人。要么性格急躁，缺乏修养，争强好胜，咄咄逼人；要么性格郁闷，感情矛盾，沉默寡言，孤僻离群。长期的不良情绪会使人的免疫力降低，诱发癌症。

（七）阿尔茨海默病（老年痴呆症）

目前，阿尔茨海默病发病原因不明，但是，中医"喜伤心，怒伤肝，思伤脾，悲、忧伤肺，惊、恐伤肾"的七情论述，说明了心理活动和躯体的生理活动密切相关。突然强烈或长期的情志刺激，超过人体调节的适应范围，使人体功能失调，造成大脑组织功能损害，是诱发阿尔茨海默病的一个因素。

四、老年人心理护理特点

随着社会的进步,老年人的心理健康问题,越来越受到护理工作者的关注。为了提高老年人的生活质量,使老年人在心身愉悦的状态下安度晚年生活,对老年人进行心理护理已成为养老护理员的重要任务之一。

(一) 养老护理员进行老年人心理护理的意义

随着现代医学模式的转变,整体护理的深入开展,心理护理已成为现代护理模式的核心。养老护理员进行心理护理的过程,不但要求运用心理学的理论与方法,更重要的是可以发挥养老护理员与老年人密切接触的职业优势,紧密联系护理专业的实际,以达到较理想的护理目的。

(二) 养老护理员进行老年人心理护理的原则

1. 平等、真诚、同情的原则　对老年人进行心理护理,养老护理员必须具备高尚的道德品质。以满腔的热情对待老年人,以强烈的同情体贴老年人,不论老年人职位高低、贫穷富贵,都要以礼相待,真诚相对,做到爱护老年人,尊重老年人,视老年人如亲人,将老年人的苦恼当成自己的苦恼去解决,使老年人感到温暖和亲切。

2. 热心、耐心、细心的原则　如果老年人入住养老院,第一个面对的问题,就是要改变过去几十年的生活习惯。由于对新的环境、新的生活方式、陌生的人员不适应,很容易产生紧张、烦躁、孤独的情绪。养老护理员要具备良好的工作作风,始终贯彻热心、耐心、细心、爱心的服务原则,不断观察老年人的思想状况、病情变化和情志波动等,及时采取应对措施,解决老年人的困难,让老年人享受到养老护理员带给他们的安全感。

3. 掌握个性化护理的原则　由于老年人所受教育不同,人生阅历不同,家庭经济条件和家庭氛围不同,所患疾病不同,形成的个性不同,使每位老年人在遇到问题时的心理反应也不相同。因此,在进行老年心理护理的过程中,养老护理员要掌握老年人个体思想状态,注意老年人个体情绪变化,灵活地、有针对性地采取个性化护理方式,面对不同老年人的心理问题,采取不同的疏导方式,帮助所有老年人解除烦恼,以愉快的心情度过晚年。

五、临终老年人的心理与社会需要

(一) 临终的概念

人体因各系统和器官生理功能减退、衰老,达到不可逆转的程度,或因疾病的严重程度已经达到不可治愈,距生命过程的结束少于6个月,一般被称为"临终"。据专家统计,在老年人中,无疾而终的老年人仅占老年人总数的2%~3%,其余的老年人均会因病而终。所以疾病尤其是严重疾病是造成老年人心理压力的重要原因。

(二) 临终的心理表现

1. 对疾病和死亡的恐惧　年轻人虽然也会生病,但生病后一般不会考虑有关"死"的问题,而老年人则不同。老年人生病后,特别是疾病不可治愈时,对死亡的恐惧感会加重,而且经常想象的比实际情况更可怕。

2. 对子女的眷恋 如果老年人的子女工作、学习都比较理想,身体也健康,一般来说,老年人的担心会相对少一些。相反,如果子女工作、学习都不甚满意,身体不好或有残疾,就使老年人放心不下。老年人对子女的眷恋之情,可能超过对自己身体的担心。

3. 对配偶的担心 有的老年人感叹"谁先走,谁幸福",这里的"走",就是指"死亡"。如果我们仔细分析老年人的这种感叹也不无道理。"先走"者,还有老伴照顾,"先走"者担心留下的配偶没有人来照顾。如果配偶身体尚可,有一定的经济收入,医疗条件有所保证,临终老年人会"走"得安心一些,如果留下的老年人经济条件较差,身体欠佳,就会对临终老年人构成较大的心理负担。

(三)临终老年人的心理与社会需要

临终老年人的心理和社会需求主要表现为:希望得到子女的关怀、照顾和社会的支持。据北京首家临终关怀爱心护理院——"北京松堂爱心护理院"对上万例临终老年人调查统计,结果表明,人的临终期大约为280天,这与妇女妊娠期几乎是相同的,这种巧合暗示在临终期,老年人需要子女和社会像孕育胎儿一样关心和照顾280天。所以家庭和社会要为临终老年人营造一个温暖、舒适的环境,使老年人顺利度过临终期。

1. 子女应依法负担老年人的赡养义务,还要从心理上多关心和照顾老年人。如果因为工作、学习的需要与老年人分居两地,则要经常到老年人的居住地探望。有孙辈者,应让孙辈们多与老年人相聚,多给老年人以享受天伦之乐的机会。子女如果只尽经济上的赡养义务,而不从精神上满足老年人的需求,老年人仍然会感到孤独、无助。

2. 社会的支持是老年人的实际需要。社区和老年人的所在单位,要经常组织有益于老年人身心健康的文艺和体育活动,并在适当时间组织老年人的谈心会,创造机会让老年人相互交流和沟通,以此宣泄烦恼,共同分享快乐。

思 考 题

1. 老年人常见心理问题有哪些?简述护理原则。
2. 老年人一般情况观察的内容有哪些?
3. 老年人护理记录的主要内容有哪些?
4. 护理员应具备的急救常识对老年护理工作中的意义是什么?
5. 护理员如何协助老年人合理用药?用药安全应注意哪些问题?

第六章 爱心护理院专科护理知识

本章重点概述

本章概述了对爱心护理院入住老年人常见专科护理知识、方法和技巧，爱心护理院护理员应重点掌握老年人生活照料中的内容，为他们提供优质、专业的老年照护服务，提高老年人的护理质量。

第一节 阿尔茨海默病的护理

老年人是阿尔茨海默病（老年痴呆症）的高发群体，据新华社伦敦 2012 年 5 月 23 日报道，一个国际研究小组的最新调查显示，阿尔茨海默病的发病率比以前更高。这项调查显示，中国 60 岁以上老人中阿尔茨海默病发病率约为 24‰人年，这是按阿尔茨海默病患者在调查期间生活年数总和除以总调查对象生活年数总和得出的结果。中国和其他发展中国家出现较高的阿尔茨海默病发病率，说明阿尔茨海默病已经成为一个日渐普遍的全球性问题。据世界卫生组织统计，现在全球阿尔茨海默病患者总数约 3560 万人，并且每年约有 770 万新增患者。

阿尔茨海默病患者不仅降低了自身的生活质量，而且为家庭带来了沉重的压力，独生子女家庭将不堪重负。近年来，阿尔茨海默病患者有增加的趋势，所以，研究和解决这一人群的护理问题，减轻家庭和社会的压力是非常必要的。

一、阿尔茨海默病的早期预防

阿尔茨海默病的早期预防，可以使老年人延缓或远离阿尔茨海默病。需要护理员和家人的关心和照顾，帮助老年人平安度过晚年。

（一）减少院内发病

1. 护理员要鼓励老年人维持与社会的交往，培养兴趣爱好，和其他入住老人增进交流。提醒家人尽可能多陪老人聊天，并时常带老年人外出，参加家庭聚会或其他活动。

2. 鼓励老人多做运动，保持机体和大脑的活力。还要鼓励他们日常生活坚持自理，例如：使用电话、管理自己的财务，写日记、看书等活动。

3. 导致脑老化的直接因素，如酗酒等。乙醇对神经系统造成的损害，可以导致多种并发症，护理员应监督或规劝老人不要酗酒，避免脑损害的发生。

（二）早发现，早治疗

阿尔茨海默病的早期诊断对病人的预后很重要。很多医疗机构都设有专业门诊，可以通过各种量表的测试和仪器的检查来明确诊断。及早用药治疗，可以延缓发病时间，有利于老年人本身，有利于家庭，有利于社会。

二、痴呆老人护理的基本要求

（一）要投入十分爱心和耐心

痴呆老人虽然因脑萎缩而各方面功能在逐渐减退，但老人的意识是一直存在的，他们仍保持着自尊和感情，因此护理者要像对待其他老人一样来照顾痴呆老人，甚至需要更耐心和更尊重他们。不能歧视、嘲笑或责备老人，更不能做伤害老人自尊心的事。要尊重患阿尔茨海默病的老人，避免用生硬的口气对他们说话，因为他们曾经是有丰富思想和成就的成人，要善待他们。更不能漫不经心地像对待小孩一样对待他们，这样会使老人的心灵受到伤害，丧失自信心。对老人多采用鼓励和赞赏的做法，多尊重老人的选择，用充分的爱心去护理痴呆老人是十分重要的。

痴呆老人多有语言障碍，交流时要注意耐心倾听老人说话，如目光要对着老人，不随便打断老人说话等，这样可以鼓励老人多说话。交谈时要注意选用通俗和简短的词句，并选择老人熟悉的内容进行谈话，可以激发老人语言交流的信心。

老人一般动作缓慢，痴呆老人就更慢，甚至迟钝，且适应环境能力差，故要求照料者不能着急，多注意配合老人的节奏，要有耐心，不能勉强或强迫老人做力所不能及的事，否则反而会使老人感到压力加重，影响病情。照料者的态度对老人的影响是很大的，充分理解和心平气和地对待老人，会使老人感到平静和产生信赖。

（二）要非常细心地观察老人

由于患阿尔茨海默病的老人不擅长表达自己的意见，也很难清楚地描述自己的病痛感受和要求，因此照料者应每天非常细心地观察老人各方面的情况，如检查身体有无疼痛、发热、便秘及血压、情绪的改变等，还可通过老人的表情和动作来分析。总之，认真细心观察老人，做到及时了解，早发现问题，早解决为好。

（三）提高沟通技巧十分必要

照料者与老人沟通好可使老人感到安全，由于痴呆老人的判断力和理解力都普遍下降，在与痴呆老人沟通时应注意选正面语句，如用"现在该洗澡了"，而不用"你现在想洗澡吗？"直截了当的用语便于老人明白。另外注意沟通用语要选老人习惯和熟悉的乡音及用语来交流，如老人习惯用厕所、澡堂等词句时，就不要用洗手间、浴室等，反而使老人听不懂。总之经常保持和老人的接触，使沟通会更容易些。

（四）注意搞好老人的个人卫生

搞好老人的个人卫生很重要，痴呆老人因记忆力下降和智力衰退，个人卫生多需要他人照顾，但往往又不能给予配合，故照料者要多想办法做好个人卫生，如老人不肯刷牙或不会刷牙时，可改用棉棒蘸一点盐在牙床上搓，也可以达到清洁效果。若还不能做到时，饭后让老人多喝水，也可达到一定的口腔清洁作用。

（五）注意安全

由于痴呆老人定向力差，不能正确判断时间和周围环境，有些老人还有行动困难，不能灵活保持身体的平衡，很容易摔倒，引起骨折，或因记忆力下降有外出走失等事件发生，所以要求老人身边最好不离开人，并尽量不让老人单独外出，以免迷失方向。注意在老人经常活动的范围内，不要放置危险物品，如刀、剪、杀虫剂、药品等，都要收藏好，不使老人拿到，煤气、电器等也不能让老人自己操作。

（六）减少压力和刺激，加强功能训练

痴呆老人身体抵抗力弱，对内、外环境适应力差，为预防疾病，保持老人健康，应尽量减少刺激和压力，避免加重痴呆症状，如搬家后老人对新家会产生陌生感，易发生急躁情绪并加重精神症状，故尽量保持老人处于固定环境、生活规律和减少意外刺激，包括照料者也不宜经常更换。

注意帮助痴呆老人维持好逐渐减退的功能十分重要。护理人员要重视不断指导老人功能训练，延缓其衰退速度。如随着病情发展，老人很快会忘了自己的姓名、住址等，但若能每天给予多次训练和刺激老人的记忆，则能减慢记忆功能的丧失。曾有一位老人，每天上下楼必坐电梯，每天回家时总要告诉开电梯的人住11层，久而久之老人慢慢忘了住什么小区、什么楼号、开电梯人姓什么，但很长时间内他还能记住坐电梯时说一声到11层，这是因为经常重复刺激的结果。护理人员不要简单地什么都替老人做，尽量让痴呆老人自己能多做些，以维持其尚存的功能。如洗澡过程，可以帮助老人放好洗澡水，并调好水温，然后提醒老人自己做下一步动作，脱衣、脱鞋等，若老人实在无法自己完成时，才能帮助完成。总之，老人能做的一定让老人自己先做，以锻炼和维持其某些自理功能，减少老人对他人的依赖。

三、痴呆老人的护理方法

痴呆主要包括三大症状群，即认知障碍、行为障碍和日常生活能力下降。重度痴呆老人有关这三方面的症状表现十分突出，早期痴呆老人则在认知及行为障碍方面可以有部分症状，而日常生活自理能力尚可保持良好，或者症状不明显。在每个老人身上所表现的症状，也不是完全相同和一致的，呈现出症状的个体化。照顾痴呆老人，不仅需要爱心、耐心，还要具备一定的护理技巧，本节针对痴呆的这三方面症状的具体护理方法进行介绍，期望能为护理人员和照顾者提供相应的护理指导。

（一）认知功能障碍的护理

认知是指人们正确认识自己和周围关系的能力。认知功能障碍是痴呆老人最常见的临床症状之一，常表现为记忆力、定向力、思维能力、注意力等方面的下降。认知功能障碍在阿尔茨海默病早期就存在，中、晚期则更加明显，随着疾病的进展而逐渐加重，从而影响老人的自理能力，并产生一些行为和精神症状。无论是护理人员、照顾者还是家属在针对老人的认知功能水平采取适宜的护理措施的同时，都应该注意有意识地锻炼老人的认知功能，减缓其衰退的进程。

1. 以科学的态度对待老人的认知功能障碍

由于认知功能障碍使得痴呆老人会出现一些特殊的表现，如由于近记忆力的下降而表现为"丢三落四"、"反复问问题或提要求"，随着远记忆力的逐渐损害，老人可能叫不出家人的名字，不认识自己的亲人，忘记如何穿衣、洗澡、进食等，在时间、地点、人物等方面出现定向力障碍。阿尔茨海默病早期老人就存在语言障碍，如说话啰嗦、重复、找词困难，而随着病情的加重，可出现书写、阅读困难等。无论是护理人员、照顾者还是家属都要对这些表现有科学的认识，理解老人的症状是由于疾病而引起的，要体

贴老人，避免大声训斥，以免损伤老人的自尊心，加重病情。由于痴呆是一种进行性的、不可逆转的疾病，认知功能的逐渐衰退是难以避免的。护理人员、照顾者和家属要认识到这是疾病发展的客观规律，不要过于责备自己的照顾质量，同时也要有意识地根据老人在不同疾病期的认知特点采用适宜的护理方法。

2. 根据老人的认知能力，采用相适宜的应对方法

（1）定向力障碍的护理：在照顾过程中，尽可能保持老人生活环境的稳定，室内摆设不要过多，应尽量简单、整洁，常用的物品要放在固定的地方。为方便老人辨别卧室、卫生间等，可在房间门口做一些简单醒目的标志，帮助老人认识周围环境。另外对于定向力障碍严重的老人应有专人照顾，外出时更要有人陪同。还应给老人带上写有其姓名、地址、电话的卡片，放在他的口袋里，使走失后能及时找回。由于老人定向力差，失去对距离的判断，在做事和移动过程中准确性差，故很容易跌倒或发生意外，因此护理人员和照顾者要注意老人居住环境的布置，及时排除可能导致危险的因素，耐心照顾老人。

（2）应对老人记忆障碍的方法：

1）患病早期老人由于近记忆的下降，可以帮助老人准备一个备忘录，随时把有关的事情记下来，如电话号码、人名、地名、需办的事情等。

2）对老人因易忘事而反复提问和提要求应耐心倾听，还可利用老人近记忆力下降的特点用别的事情适当转移老人的注意力。

3）痴呆老人虽早期就有近记忆力丧失，但远期记忆仍保持良好，因此常会沉浸在往事的情景中，在这种回忆的情绪下，老人多处于较安详的精神状态，照顾者此时应尽量顺从老人的思维，以保持良好的气氛。

（3）与老人进行有效沟通的技巧：由于老人思维能力下降，语言能力发生障碍，在理解他人语言和表达自身想法时都存在一定的困难，老人易产生急躁、焦虑和沮丧的情绪。因此与痴呆老人进行交流是一种挑战，有效地沟通可以使老人增加安全感。在沟通过程中，可以尝试使用以下一些沟通技巧：

1）由于痴呆老人注意力往往不集中，因此在交流过程中应尽可能降低周围环境的干扰，如将电视和收音机的声音调至最低。谈话时要注视老人，表示对他的关注，叫他的名字或正确称呼，使老人注意到你。

2）交谈内容要正面、直接，如要说"你的女儿彤彤"，而不要用"她"来代替，对于地方，不要说"在那儿"，而应该具体说"在床上"等。

3）尽量使用简单易懂的词语，一次只说一件事情，只需老人简单回答"是"或"不是"，而不要让老人选择回答，否则会造成他的困难。如果必须老人做出选择，提出的问题不宜超过2个，例如问老人"你是喜欢红色还是蓝色的毛衣"。当老人记不起整个句子时，可以重复句子中重要的部分作为提示。要耐心给老人足够的时间回答问题。当老人短期内做不出适当的回答时，也可以配合用一些相应的图片、照片或一些非语言沟通的方法来表达。若老人不愿交谈或不耐烦时，可暂时离开或换另外一个人，等老人愿意合作时再谈，不可以勉强老人做他不愿意做的事。

4）当老人想不起某事、某人名，或者想努力表达一个意思时，可以给他一些提示，

以减轻老人的挫折感。

5) 老人说的事情是错的，并坚持己见时，不要与他争论或试图纠正，可针对他的问题给予适当安慰或解释。如老人诉说东西被人偷了并坚信此事时，可以对他说"我知道您不高兴了"等，使老人感到得到理解。

6) 老人说话听不明白时，不要假装听懂了，这样如果不能按他的要求做，反而会使老人失望。可借用手势或者其他非语言沟通方法来弄懂老人的意图。

7) 对老人说话声调要温和，要放慢语速，使老人感到是在一种平静的环境中安心听你的讲话。沟通过程中还要注意身体语言的应用，开始时要慢慢接近对方，说话时身体不要不停摇动，避免分散老人的注意力。无论说话还是聆听时，都应与老人保持眼神的接触，可以在沟通过程中握着对方的手或挽着对方的手臂。但在使用身体语言时要小心，不要把信息混淆，也不要在同一时间传递过多的信息。

8) 在沟通过程中要注意观察老人的身体语言，包括音调和身体动作等。老人的情绪表现比语言表达更重要。

3. 有意识地对老人进行认知功能训练，减缓认知功能的衰退进程

照顾痴呆老人除了需要耐心之外，还要设法延长和维持认知能力，可以采用护理干预配合药物治疗的方法。照顾者应努力让老人做一些适宜的脑力活动，尽管这些活动不得不随着病情的进展而简化。适当用脑可以减缓脑功能的衰退，维持大脑的活动能力，而废用则会加速能力的丧失。

在国内和国外的研究中，有研究者使用 3R 护理方法，即通过 Reminiscence（往事回忆提取）、Reality（记忆空间定位）、Remotivation（记忆再激发）等方法改善血管性痴呆老人记忆能力和生活质量。3R 护理方法的具体内容是要根据老人的智能状态决定训练内容的难易程度。实施的内容可大致分为以下几部分：

(1) 选择与生活方式有关的事件进行问答和日常生活操作能力的训练：如让老人按顺序叙述做饭与吃饭过程中的每一环节，即训练老人的逻辑、推理、因果、判断能力。让老人先说出最常吃的几种蔬菜和水果，然后说出自己最爱吃的几种蔬菜和水果，以训练老人的归纳、选择能力。选择 2~3 种蔬菜或水果，告诉每斤的单价让老人累加数斤的价钱，训练老人的实际计算能力。在照顾者的指导和帮助下进行餐饮、洗漱、更衣、大小便及洗浴能力的实际训练。

(2) 环境记忆的训练：如让老人说出家庭住址，按街道—门牌号—单元—楼层顺序回答，还可以提问老人目前所住爱心护理院与家之间的距离，沿途经过的主要建筑物和路口（选 1~3 个）。

(3) 自我认识、逻辑思维与表达能力的训练：自述亲身经历的 10 件大事，其中要说出近 3 年来，最重要的 3 件事和最高兴的 3 件事（按时间顺序叙述）。对于严重智能减退不能完整理解与表述的老人，给予 3 个答案，让老人选择其中一个答案，以降低难度。在使用 3R 法进行干预的过程中，可以采用一对一（1 名护理人员 1 名老人）和集体训练（1 名护理人员带领 3~5 名老人）相结合的训练方式，床边训练与专门训练室相结合。每周进行个人训练 4 次，集体训练 1 次，每次 30 分钟。集体训练重复个人训练内容，由护理人员提问，指定老人回答或抢答。轻度痴呆老人可给予情景购物训练，

即将老人分为两组,分别承担顾客与售货员进行买卖对话练习。

(二)痴呆老人行为和精神症状的护理

痴呆的行为和精神症状是指痴呆老人经常出现的紊乱的知觉、思维内容、心境或行为等症状,包括语言或身体攻击、徘徊、重复语言、尖叫、睡眠紊乱及幻觉、妄想等。它的存在给照顾者带来很大的护理困难,也是老人被送进医院的常见原因。

1. 痴呆老人行为的护理

以下介绍常见的行为问题——激越行为的具体护理方法。

(1)徘徊:徘徊表现为老人不停地、毫无目标地走来走去,有时会持续几个小时甚至更长时间。虽然徘徊容易造成老人摔倒或走失,但徘徊也为老人提供了运动和刺激的机会。所以在保证安全的情况下,为老人提供安全、无阻碍的行走空间比单纯靠锁门限制或身体约束有很多优势。在爱心护理院可以采取环形封闭的院子,便于老人徘徊又不至于走失。把老人的姓名、地址、电话和病情写在卡片上,缝在衣领、袖口或口袋里,以便走失时能及时得到帮助。为了防止老人在照顾者未注意的情况下走失,一定要把大门的锁换成老人不会打开的锁,如密码锁等。另外也可以在出口处设计视觉障碍,如用布或画将门或门把手掩盖起来,在门前放一面长镜子等,这些均可以减少老人出走的机会。

(2)攻击行为:攻击行为在照顾者帮助痴呆老人洗澡、换衣服、喂饭时最容易发生,给照顾带来困难。这可能是由于痴呆老人的认知损害,对照顾者的行为不能理解或误解,感到个人空间受到侵犯而采取的防御性反应。所以不要突然进行与老人身体接触的照顾,也不要采用强制手段,在做每一个动作时,先用简单的话告诉老人要做什么,并让他参与做一些小事,如洗澡时让他自己打肥皂,多说一些表扬的话增强老人的自信心。同时还可以通过音乐、聊他感兴趣的人或事来分散注意力,减轻因为身体接触造成的威胁感。为保证安全,要注意把老人周围的危险物品放好。老人之间发生攻击行为时,要马上将老人分开,转移到一个安静的环境,避免进一步激惹老人。

(3)骂人:护理人员和照顾者要对骂人的老人理解,不要感到不能接受、伤心,甚至愤怒,不要与老人争吵,可以暂时回避一会儿,或试着换一个愉快的话题,找一些老人感兴趣的事情做,把老人注意力转移开。必要时还可将其带到一个安静的地方,可采取非语言性沟通的方式如触摸、握手等对他表示关心和安慰。

(4)藏东西、储藏物品:护理人员和照顾者要理解这是疾病的正常表现,一味地说服和制止老人只会增加其不安和困惑。不要与老人争辩和试图说服老人。照顾者或家属可以把贵重的物品放好,平日细心观察老人藏东西的地方,帮老人寻找时,可以提示老人,但是最好是让老人自己把东西找出来。储藏的无用的东西不要当着老人的面丢掉,因为这样会激惹他。如果需要清理,要在老人不注意的时候进行。

(5)乱翻、乱拿他人的东西:有些痴呆老人不停地翻家里的抽屉、柜子,或者医护办公室中的物品,使得照顾者应对起来感到苦恼。此时不能呵斥或责骂老人,可以把贵重物品收好,必要时把其房间锁上,注意要给老人留出一定的空间,可以留一些不重要的东西,允许老人去翻弄。

异常行为一旦发生往往很难应对,强行制止反会使行为加重,所以预防异常行为的发生比被动地应对更为重要。护理人员和照顾者可以从以下方面加以预防，以尽可能地减少异常行为的发生。

(1) 熟悉的环境：熟悉的环境可以减少外界对痴呆老人的不良刺激，降低焦虑和混乱，因此尽可能不随意改变痴呆老人的生活环境和生活习惯，如果周围环境需要发生大的改变，要在老人周围保留一些熟悉的东西，如照片、图片、装饰物、家具等，以使老人安心，不会产生恐惧和焦虑感。

(2) 适当的活动与刺激：护理人员和照顾者应尽可能地结合老人既往的爱好和经历，根据老人的功能状态，为其安排一些适宜的活动。适当的刺激和活动可通过减轻无聊感和分散注意力降低痴呆老人行为问题发生的频率，如音乐、图画、照片、室内摆放的花草等刺激，或者陪同老人散步、做一些户外活动等。而刺激不足时，老人可能会出现某些异常行为来与外界互动，如尖叫或敲打床栏等。

(3) 调整生活节奏：痴呆老人各方面的能力都在不断下降，因此他们的日常生活要尽可能简化、有规律，避免增加刺激，对于老人不能做的事情要及时给予帮助，不要勉强他做能力达不到的事情，否则会加重老人的心理压力和困惑，容易诱发异常行为。

(4) 识别诱发因素：照顾者平日要细心观察和总结痴呆老人发生异常行为的规律和诱发因素，有针对性地避免和控制。如有的老人容易在午后发生异常行为，照顾者就可以在每天这个时候带老人到户外散步。有的老人在独处时容易大喊大叫或摔东西，照顾者就要尽量多陪伴他。

(5) 避免伤害老人的自尊心：虽然痴呆老人各方面的功能随着病情进展而不断下降，但仍然保存着一定的自尊心。护理人员和照顾者一定要鼓励和表扬老人，在老人做错事时，不要总是去纠正或取笑，也不要呵斥或批评老人，以免给老人造成恶性刺激。

2. 痴呆患者精神症状的护理　随着疾病的发展，痴呆老人经常伴随有各种心理和精神方面的症状，如幻觉、妄想、情绪不稳以及抑郁等，给照顾过程带来很多困难。护理人员和照顾者要掌握相应的护理技巧，尽可能采用非药物治疗的方法帮助老人缓解精神心理方面的症状，如需要药物配合治疗时，一定要监督老人服用药物，同时密切观察老人的反应，包括药物疗效以及副作用等，以便医生及时调整治疗方案。

(1) 抑郁：痴呆老人，特别是血管性痴呆老人容易产生抑郁情绪。老人常表现为情绪低落、郁郁寡欢，对很多事情失去兴趣，即便是以往的嗜好也是兴趣索然。消极、悲观厌世，不思饮食，常卧床少动，懒于梳洗等。严重的抑郁老人常有自责和罪恶妄想，并会产生自残和自杀行为。对痴呆老人应做好以下几方面的护理。

1) 更多地关心和体贴老人，鼓励老人说出内心的痛苦和感受，逐渐引导老人认识自己的表现是一种病态的表现，对老人给予精神支持，避免刺激老人。

2) 给老人安排一些力所能及的工作，使其体会到成功感和成就感，如让老人给花或树浇水、擦桌子等，以增强老人的自信心。

3) 若遇到对老人有刺激的事情，要采取回避的方式或尽量减轻刺激强度，如老人的家属患重病不能来探视，可以改说成因工作加班过几天来，有意识淡化和减轻事件对老人的负面刺激。

4) 老人懒于梳洗和进食、没有食欲时，照顾者应根据老人的口味调配营养均衡的食品，督促其进食。帮助老人安排好睡眠和休息时间，和老人一起进行一些老人以往曾喜欢的活动，如养花、养鱼、编织、打太极拳等，并督促老人搞好个人卫生。

5）合理安排环境，根据老人的既往喜好进行环境的布置，使老人感到身心舒适，减轻厌世感。

6）做好安全护理，照顾者要小心保管好危险物品，如剪刀、消毒剂、药品等，同时注意环境的安全，以防发生意外。

7）有研究表明，抗抑郁剂治疗有效。因此照顾者应根据医嘱帮助老人坚持服药，在服药过程中要注意密切监测药物的副反应。如有的抗抑郁药有疲劳、口干、便秘、头晕，有的伴有胃肠道反应。照顾者要密切观察老人是否可以耐受，并将信息及时反馈给医生，以便调整治疗方案。

（2）情绪不稳定：痴呆老人情绪易波动，喜怒无常，可因一些小事而号啕大哭，或者高兴得手足舞蹈，表现出情感易失控的现象。随着病情发展，逐渐表现为淡漠、表情呆板，即使对自己的亲人也缺乏感情。在照顾情绪不稳定的老人时，要注意以下问题。

1）照顾者要认识到情绪不稳定的表现是疾病导致的，不要强行制止，也不应指责老人。应多关心和理解老人，接受其行为。

2）早期痴呆老人由于尚保持着对自身疾病的认识能力和对是非的判断能力，人格保持较为完整，因此可与老人多交谈，了解他引起情绪波动的原因。消除心理或生理方面的有害刺激因素，改善情绪。对于中晚期痴呆老人，可以多采用转移注意力的方法，使老人很快忘了造成刺激的事情，使情绪扭转过来。

3）照顾者应为痴呆老人建立一个良好的人际关系环境和社会环境，使老人感受到关怀和温暖，减少孤独感和不安，使老人保持心情舒畅。

（3）幻觉：幻觉是在客观现实中并不存在某事物的情况下老人感知有它的存在，它是一种虚幻的知觉。可以表现为幻听、幻视、幻嗅和幻触等多种多样的表现形式。幻觉可以诱发老人产生一些危险的行为，故应特别注意并及时加以防范。

1）在老人出现幻觉时，要尽快阻断。可使用转移注意力的方法，主动与老人进行交谈或给老人提供具体有趣的活动，可以起到暂时减少幻觉的作用。

2）鼓励老人表达内心的焦虑、恐惧或其他不适感觉。对老人描述的内容不要讥笑，更不要承认那是一种事实。可以告知老人幻觉是一种病态。针对老人产生幻觉的内容，安排他与真实的人和环境接触，以证实老人的体验与现实不符，从而减轻和缓解老人的症状。

3）改善环境，避免不良刺激，以免促使老人产生幻觉。如周围环境的噪声不可太大，房间内不要悬挂过多的镜子，房间地砖的颜色和形状不要过于花哨等。

（4）多疑：多疑是一种病态思维，在痴呆早期就存在。其特点是老人毫无根据地怀疑一些事情，并且难以说服。如老人把周围环境中与自己无关的现象牵扯到自己身上，认为别人咳嗽、开门、吐痰等动作都是讨厌他的表现；认为报纸、电视中的情景是含沙射影地评论他的；或者毫无根据地怀疑身边的家人、朋友等对他进行迫害。东西放在什么地方忘了，找不到了，就怀疑被谁拿走了；或总怀疑配偶对自己不忠实，有外遇，为此经常对配偶的行为不放心，经常对配偶进行盘问等；痴呆老人的病态思维会给照顾者带来困难。护理有多疑症状的老人,应在以下方面加以注意。

1) 通过观察、交谈等方法耐心倾听老人的叙述,态度要诚恳,以取得老人的信任。通过了解具体的多疑表现,可以更有针对性地帮助老人消除怀疑。照顾者要充分认识到多疑是疾病的表现,不要与老人争辩或为此生气。

2) 采取具体措施,消除老人的怀疑。如老人找不到东西怀疑他人偷走时,照顾者可以与老人一起寻找,但不要说"我到那边去找,你到这边去找",反而会加剧老人的怀疑,找到东西后要直接交给老人。如老人认为有人在饭里下毒暗害他,照顾者可以有意地与老人共同进餐,吃同样的饭菜,或者由别人先尝他的饭菜,这样可以消除老人的怀疑,同时还可向老人反复进行保证不会受到迫害,使老人消除恐惧和不安。

3) 合理安排痴呆老人的生活,鼓励老人参加一些适宜的文体活动,如下棋、听音乐、散步等,以转移老人的注意力。

4) 在病态思维支配下,痴呆老人可能会发生伤人等冲动行为,此时一定要注意安全,让被怀疑对象暂时离开,减少接触,或转移老人的注意力,如听其喜欢的音乐或戏曲等,以减少冲动行为的发生。危险物品也要放置好。

5) 当多疑症状比较严重或者非药物干预措施无效时,可在医生指导下给予药物控制症状。

(三) 日常生活方面的护理

随着痴呆老人智力活动能力的下降,日常生活自理能力也逐渐随之下降,直至老人卧床不起,完全需要依赖他人照料一切生活。因此,照顾者需要采用一定的照顾技巧帮助老人完成日常生活。在照料的过程中,照料者要有爱心、有耐心,要谅解和善待老人。尽可能地维持一种固定的生活习惯,老人还能做的事情尽量让他自己做,不要完全包办,以便尽可能长时间地维持还没有丧失的自理能力。同时,痴呆老人在自己完成日常生活自理任务的同时可以增强其自信心,减轻老人的焦虑、抑郁等不良心理。

1. **穿衣** 由于记忆力严重受损,痴呆老人可能会在穿衣时存在困难,不清楚摆放衣服的位置,甚至不知道该穿何种衣服以及如何穿上等。这时照顾者可以在衣柜外写上衣服种类的名称,或者用图画的形式来表达,以使老人能从中得到提示。把要穿的衣服按照顺序排列,例如将外衣至内衣由下往上排列,要鼓励老人穿合适的服装,避免有太多纽扣的衣服,可以用拉链或尼龙搭扣等代替纽扣。选择不需缚带的鞋子,尽量简化步骤,方便老人自己穿上衣服。如果老人的衣着不正确但并不影响其保暖作用时,不一定要刻意去纠正,因为这样可能更容易导致老人激动和焦虑等情绪产生,增加老人的异常行为。

2. **洗漱与沐浴** 保持个人卫生和外表整洁对老人来讲是非常必要的,照顾者也可以在洗漱和沐浴的过程中观察老人的全身状态,如检查皮肤有无异常,并及时处理。但老人在做一些简单的洗漱活动如洗脸、刷牙和梳头时也会感觉困难,这时照顾者应帮助或鼓励老人养成梳洗的习惯,鼓励老人做一些比较简单的梳洗工作,如梳头、擦脸等,在必要的时候再向其提供帮助。

痴呆老人可能会忘记沐浴的需要,或因本身机能衰退而无法独立洗澡,不愿洗澡的原因有的是因为老人记忆力的下降而忘了如何洗澡,或担心洗澡时脱下的衣服被偷走,或者以为不熟悉的照顾者要侵犯他，还有的老人认为自己已经洗过澡了。照顾者应将洗澡的时间调整到一天中老人最平静和合作的时候，帮助老人制订一个定期沐浴的时间表，协助老人养成沐浴的习惯。用各种方法唤起老人对沐浴的兴趣，如告诉老人温水浴很舒服，香皂的气味非常清香，可以在沐浴时给老人一些水中可以玩耍的物品，或者在洗澡时放他喜欢听的音乐等。洗澡时千万不要把老人单独留在浴室。要给老人讲述沐浴的步骤，甚至可以做示范，允许他尽可能自己做。身体衰弱的老人在进行沐浴时要注意保护，浴室内安装扶手，放置防滑垫和浴椅等，以提高沐浴时的安全性。当老人拒绝洗澡时，最好请老人比较亲近的或信赖的人来劝说。如果老人不愿意脱内衣裤，可以让老人先进浴盆，然后再慢慢脱。水温不要太热，浴盆的水不要放得太满，以免老人害怕，可在老人进入浴盆后再慢慢加水。另外由于老人记忆力下降，当他拒绝洗澡时，可以采取"过一会儿再试"的办法，可能会取得很好的效果。在天气寒冷时要预先将浴室加温，以避免老人由于动作缓慢而着凉。

3. 如厕　由于痴呆老人记忆力的严重丧失和定向力的障碍，很多老人会出现随地大小便的现象。照顾者为此不能责骂或纠正老人的行为，因老人已很难理解这样做为什么不对。照顾者应密切观察和判断老人的行为表现，及时带上老人上厕所，可根据老人的习惯在固定的时间内引导他按时去厕所，如睡前或半夜带老人上一次厕所等。可以在去厕所的路上做一些老人容易理解或适应的简单明显的指引标记，如文字、箭头、符号，或者是一盏小灯等，并经常强化老人的记忆，帮助他们认知这些标记。还有一些痴呆老人会忘记便后用水冲洗厕所，有的老人还会产生自己收拾排泄物的冲动，因而出现用手弄便的行为。所以在老人入厕过程中，照顾者要陪同，以便在老人弄便之前尽早帮助其秽物冲掉。尽量少给老人使用尿布，如果必须使用尿布时，也一定要及时更换，以使老人有舒适感。

4. 进食　痴呆老人进食的问题主要有：忘记自己是否进食；不懂得怎样正确使用餐具；在咀嚼及吞咽方面有困难；对某些食物特别厌恶或喜爱；忘记喝水而导致缺水。因此，对痴呆老人的饮食安排有规律，每天定时进食。注意营养均衡，根据老人消化系统的特点准备一些易咀嚼、易消化的食物，食物的种类尽可能地选择老人爱吃的食物，如多摄入含有丰富蛋白质的鸡肉、鸡蛋、鱼类、瘦肉、大豆等。但是每顿饭的种类和花样不要太多，如菜每次只提供1～2款，以免老人因感到混乱而产生不安。要避免老人在同一时间进食固体及流质食物，否则老人会不加以慢慢咀嚼而将所有食物吞下，有造成窒息的可能。三餐之间可以加一些水果、酸奶、点心等。另外要督促老人喝足量的水，除白开水外，结合老人的口味，可以喝一些果汁或汤类，避免咖啡和浓茶。喝水时可以使用吸管或者带嘴的壶，使老人喝起来更加容易一些。如果老人忘了如何使用进餐用具，照顾者可以同老人一起进餐，示范如何使用这些餐具，或者让老人使用一些特别设计的碗筷。有的老人喜欢用手抓饭吃，如果这样能安心地把饭吃完，就不要强迫他非要用餐具吃，只要在饭前饭后把手彻底洗干净即可。在老人进食时，一定要保持周围环境的安静和减少其他干扰源，以免老人进食时分心，如果老人不能专心进食，可以让他们分多次进食。对于经常叫嚷"我还没有吃饭"、"肚子饿"或暴饮暴食的老人，可以把食物分成几个小份，一份一份拿给他吃，以控制进食的食量。还可以把刚使用过的餐具放在洗涤盆中，以提醒老人已经进食完毕。不要一味地试图说服老人他已经吃过，可以给他一些水果或饼干等，或者带他出门或作些其他的事情以转移注意力。

有些老人由于认知功能的下降以及某些幻觉的产生，还会出现吃异物的现象，如吃硬币、纽扣、别针、钥匙、小玩具、义齿等，吃香蕉时不剥皮就吃，还有的老人吃瓜子皮。对这样的老人，其所处周围环境中的小物品一定要收放好，特别是药品等，一定不要让老人拿到。吃一些食物时，可以先帮老人准备好，如水果剥好皮后再给老人。有可能的话，要弄清老人吃异物的原因，反复告诉老人哪些物品可吃，哪些不能吃，态度要耐心，不要强行制止老人，以免给老人造成恶性刺激。

5. 睡眠　临床研究表明，半数以上的痴呆老人存在睡眠—觉醒节律紊乱。其表现为老人日间睡眠时间增加，而夜间睡眠混乱，半夜吵闹、早醒等。另有一部分老人出现"日落"现象——老人在黄昏或入夜时出现谵妄。这些都是痴呆老人收住院的常见原因。照顾者要帮助痴呆老人养成每日固定时间上床就寝的规律。对于那些白天打瞌睡而晚上不肯入睡的老人，尽量在白天让老人多做一些事情或者体力活动，不让老人有机会打瞌睡。中午或下午可以让老人小睡一会儿，晚上睡觉前避免看情节激烈的电视或谈论让老人兴奋的话题，根据老人的习惯喝一些热牛奶、用温水泡泡脚、按摩脚和背部、放轻音乐、将灯光调弱等方法帮助老人入睡。同时注意把阳台门、房门等锁好，防止老人出走丢失。由于痴呆老人的时间定向力发生障碍，可能分不清白天和晚上，深夜周围一片漆黑反而使老人感到不安，所以晚上可以开一些小灯，尽量有人陪伴老人入睡。如果老人半夜醒来吵闹，不要突然把灯打开，也不要大声斥责他，因为这样反而刺激老人，让他更清醒。可以开一些小灯，对老人轻声地解释现在的时间，让老人感到安心。陪他聊聊或散步，或放一些轻音乐，引导老人再去入睡。

6. 服药　痴呆老人往往记不住服药的时间和剂量，有些老人甚至误服或乱服，所以照顾者要督促和帮助老人正确服药，尽量不让老人自己服用。可以把每天要服用的药物写在纸上，并把每次吃的药分开放到小盒里，每次看着老人准时把药吃进去。不要完全相信老人自己说的是否已经吃过药了还是没有吃药。对认知功能严重障碍的老人，要把药物放在老人不能拿到的地方，防止误服或乱服造成危险。

7. 活动　活动的类型和复杂程度一定要根据老人具备的能力以及老人的兴趣进行选择。不要对老人要求太高，通常做一些简单的活动是最好的，如可以选择散步、养花、喂鱼、打太极拳、跳舞或扔接球等活动。如果老人的能力使活动不能顺利完成时，一定要停止该活动，选择相对简单一些的活动类型，以免造成老人内心的挫折感。在活动过程中，每当老人完成一个小的步骤时，都要及时给予表扬和鼓励，以增强老人的自信心和自尊心。可以将活动融入老人的日常生活中，尽量每天在相同时间进行，使得老人的生活有一定的规律性和适宜的刺激。

8. 卧床老人的护理　随着病情的进展，痴呆老人会完全丧失自理能力而卧床不起，需要照顾者提供全方位的照顾。对于卧床老人，特别要注意的就是皮肤护理和避免卧床所致的各种合并症的发生，如压疮、肌肉萎缩、坠积性肺炎等。照顾者可根据老人病情选用被动和主动运动，给老人按摩肢体并活动肢体关节，每日2～3次，每次10～15分钟，防止或减轻肌肉萎缩或关节强直。照顾者还要帮助卧床老人勤翻身，白天每2～3

小时翻身一次，夜间每4～6小时翻身一次。注意骨隆突出的皮肤状况，若呈暗红色则要缩短翻身时间至每30分钟一次，增加翻身次数，尽可能不要再让暗红色区域受到压迫。老人在卧床时，应采用软枕或其他设施架空骨突处，支持身体空隙处。也可使用柔软通气的垫圈置于骨隆突处部位，减少骨隆突处皮肤与床垫的摩擦。要注意保持老人皮肤的干燥和清洁，根据需要每日用温水清洁皮肤。对皮肤易出汗的地方，可以使用爽身粉，如腋窝、腘窝、腹股沟等。对有大、小便失禁者，要及时擦洗、及时更换，局部皮肤可涂凡士林软膏，以保护、润滑皮肤，但严禁在破溃的皮肤上涂抹。不可让老人直接卧于橡胶单或塑料布上。床铺应保持清洁、干燥、平整、无碎屑，更换床单及衣服时，一定要抬起老人的身体，避免拖、拉、拽等动作，以免损伤皮肤。使用便盆时，若使用搪瓷便盆，便盆不应有损伤。使用时，应协助老人太高臀部，不可硬塞、硬拉，必要时在便盆边缘垫以软纸、布垫或撒滑石粉，防止擦伤皮肤。

第二节 老年人骨折的护理

骨折是老年人的常见病，是一种严重的损伤，随着年龄的增长，行动变得迟缓，骨质疏松等因素，老年人骨折的潜在隐患也呈逐年增加的趋势。骨折的特点是病情紧急、全身情况差、伤情复杂、并发症多。而及时、准确、有效的抢救治疗和护理措施是降低创伤后危重并发症（致死致残率）的关键。

骨折老年人的照护要点

（一）急救照护要点

1. 防止休克 骨折可引起出血，如出血量多可引起失血性休克，护理员在照护时，首先应保持呼吸道通畅，严密观察老年人的意识和表情、瞳孔的变化、尿量，护理时注意吸氧和静脉通道的畅通。及时通知医生和护士作出处理。

2. 如老年人主诉上腹部疼痛，应及时报告医生，进行进一步检查，发现问题，及时处理。骨盆骨折的老年人易发生膀胱、尿道损伤。护理员在照护时要注意观察老年人有无排尿困难、尿痛、血尿，如有应想到尿道损伤的可能性。如有下腹痛，有尿意或不能导出尿，应考虑膀胱损伤，立即报告医生和护士，及时处理。

3. 密切观察患肢末梢血运及感觉变化 观察患肢肿胀程度、末梢血运情况、足背动脉搏动情况，以及有无感觉障碍。若出现患肢肿胀严重、肌张力增高、被动屈伸足趾或手指引起患处肌腹部剧烈疼痛，并出现感觉异常、足背动脉或桡动脉搏动减弱或消失、肢端苍白或发绀，立即报告医生和护士及时处理。

4. 疼痛的处理 疼痛会引起反射性血管扩张，加重组织灌注不足，使休克不易纠正。引起疼痛原因很多，除创伤、骨折引起老年人疼痛以外，固定不满意、创口感染、组织受压、缺血也会引起。妥善保护好骨折肢体，保持制动、牵引和固定，护理员应多与老年人交流或协助听音乐等，以分散注意减轻疼痛。

5. 体位的护理 不要随意搬动老年人，翻身时要全面顾及到各个损伤部位，不加重骨折的移位，尽量不压迫受伤肢体。如确需搬动老年人时应与他人协作，如扶持远端肢体或略加牵引防止增加疼痛，对脊柱骨折病者不可扶坐起，应俯卧担架运送。胸腰骨折采取"板状"翻身方式，即保证肩部、腰部和臀部均在同一平面上。颈椎骨折的老年人则需要颈部围领保护，并使头颈部与躯干在同一平面，避免旋转。

（二）外固定后的照护要点

外固定的护理对术后老年人非常重要。老年人采取了下肢骨牵引，石膏或夹板外固定，护理上保持有效骨牵引。每日检查钢针口皮肤，防止感染。小夹板外固定者，应观察患肢远端血运情况，注意小夹板位置及布带松紧度，以防捆扎过紧或过松。石膏托外固定者，衬垫得当，防止压疮，定时检查，以防止早期固定过紧、影响血运及消肿后因石膏间隙增大而发生骨折再移位。肋骨骨折予肋骨固定带固定，要注意包扎的方法正确，固定带内侧垫干毛巾，使皮肤舒适，防止汗液的刺激，固定的松紧以老年人不感到憋闷为宜。

1. **做好老年人的心理护理** 因老年人的个人性格、年龄、职业、文化修养、社会环境的不同，其心理表现差异很大。特别是伤势较重、可能会遗留较严重的生理功能减退或障碍者，其精神状态势必会受到影响，如忧郁、消沉、悲观失望，过多的考虑到家庭和个人前途等问题，不利于治疗。创伤后担心今后功能难以恢复，心理压力较大。老年人多表现为焦虑、担忧、烦躁，甚至不配合治疗。因此护理员要注意耐心、细心的照护，应给予老年人各方面的心理支持，给予鼓励、安慰，尽可能早期恢复功能锻炼及康复治疗，鼓励老年人从事力所能及的活动，使他们树立战胜疾病的信心和勇气。

2. **防止压疮等卧床并发症** 骨折的老年人因病情需要，大都采取平卧位，不能自主活动，加上因疼痛不敢自行变动体位，而牵引、固定及保留各种管道又加重了护理的难度，容易发生并发症。护理上采取定时翻身、更换体位、按摩骨隆突处，给予每小时按摩腰骶、背部及臀部，促进血液循环。鼓励老年人多做深呼吸，进行有效的咳痰，行雾化吸入以消炎排痰，留置尿管的老年人要保持尿管的通畅，每日清洁会阴，指导老年人多饮水。因不适应床上排便及病情的影响，老年人多会出现便秘，采取腹部按摩等方法促进肠蠕动，必要时便用开塞露、番泻叶等促排便。

3. **功能锻炼** 早期的肢体功能锻炼可以有效地防止关节僵硬与肌肉萎缩，促进骨折愈合和关节功能的恢复。因此待病情平稳、骨折固定牢后，即应鼓励老年人进行适当的关节的屈伸活动。但骨折早期活动量不宜太大，否则容易引起骨折端移位。上肢骨折主要进行手、腕、肘的屈伸，尽量不做前臂的旋转活动。肩关节进行前屈、后伸和外展活动。下肢进行股四头肌收缩和足趾屈伸锻炼。颈椎骨折的老年人进行四肢的屈伸练习。骨折中后期可逐渐加大关节的活动度。协助老年人定期检查，拍X线片时，要确保骨折端无移位。

4. **改善老年人的营养状况** 骨折系严重创伤，大量蛋白质分解，机体代谢旺盛，使机体处于负氮平衡致营养不良。早期鼓励老年人进食，伤病或手术早期供给较清淡的饮食。病情稳定后及时调整高蛋白、高热量、高维生素饮食，增加钙盐的摄入，以增强免疫力，促进组织的修复。根据老年人的生活习惯及口味适当调整饮食，多食用水果及含维生素多的蔬菜，避免进食易产气的食物，如牛奶、糖等。

第三节 气管切开的照料

一、气管切开术后照料

1. 将老年人安置于安静、清洁、空气新鲜的病室内，室温保持在21℃，湿度保持在60%，气管套口覆盖2~4层温湿纱布，室内经常洒水，或使用加湿器，定时以紫外线消毒室内空气。
2. 手术之初老年人一般采取侧卧位，以利于气管内分泌物排出。但要经常转动体位，防止压疮并使肺各部分呼吸运动不致停滞。
3. 配合医生、护士的医疗护理工作，如协助护士完成气管切开护理。
4. 谨防气管导管阻塞：阻塞原因一是气囊滑脱堵塞，二是分泌物黏结成痂阻塞，如老年人突然发生呼吸困难、发绀、烦躁不安，应立即汇报医生或护士。
5. 气管切开的老年人，咳嗽排痰困难，定时翻身叩背，应随时清除气道中的痰液，协助护士吸痰。
6. 气管切开的老年人，翻身后检查套管系带的松紧，松紧度以带子与颈部间可放入一手指为宜。
7. 关心体贴老年人，给予精神安慰：老年人经气管切开术后不能发音，可采用书面交谈或动作表示，预防老年人因急躁而自己将套管拔出，必要时经家属同意，予以保护性约束双手。

二、照料注意事项

1. 脱管　常因固定不牢所致，脱管是非常紧急而严重的情况，如不能及时处理将迅速发生窒息，停止呼吸，所以在日常的生活照料中应严密观察导管的在位情况。
2. 感染　亦为气管切开常见的并发症。与室内空气消毒情况有关，每日通风两次，每次30分钟，通风时注意保暖，风向避开老年人。
3. 堵管　气管切开老年人应处于侧卧位，以防痰液堵塞，引起窒息。
4. 拔管的护理　拔管一般在病情稳定下，堵管时，一般第一天塞住1/3，第二天塞住1/2，第三天全堵塞，在堵管期间，如发现呼吸困难，及时汇报。如堵24~48小时后无呼吸困难，能入睡、进食、咳嗽即可拔管。拔管后的瘘口2~3天即可愈合。

第四节 压疮护理

一、压疮的专业知识

（一）发病原因

由于各种原因使身体局部长期受压，使血液循环受阻，导致组织缺氧，引起皮肤及皮下组织缺血，而发生了水疱、溃疡或坏疽。由于溃疡基部及边缘的毛细血管和静脉淤血，逐渐形成大量肉芽组织，使溃疡或坏疽区在皮下迅速穿凿扩大。溃疡导致细菌感染，于数天内即可向深部发展，累及骨膜甚至骨质引起局灶性骨膜炎或骨髓炎。

（二）好发人群

1. 昏迷及瘫痪的老年人。
2. 卧床不起、体质衰弱的老年人。
3. 骨折后长期固定或肥胖的卧床老年人。
4. 营养不良、低蛋白血症、维生素缺乏的老年人。
5. 各种原因导致水肿的老年人。
6. 发热、大小便失禁的老年人。
7. 烦躁不安被约束、服用镇静剂控制躁动的痴呆老年人。
8. 长期卧床、翻身不便、肢体感觉迟钝的糖尿病患者。

（三）临床表现

1. 压疮常见于贴近骨头的皮肤，如手肘部、脚跟部、臀部、脚踝部、肩背部、头颅枕部等。
2. 第一阶段　局部皮肤变红。
3. 第二阶段　局部皮肤出现水疱或形成开放性溃疡。
4. 第三阶段　皮肤破裂，皮下组织损害。
5. 第四阶段　压疮变深，甚至伴肌腱、肌肉和骨骼的炎症。
6. 压疮的分期及症状

（1）第一期：红斑期（压疮Ⅰ度）。

为压疮初期。局部皮肤受压，出现暂时血液循环障碍，表现为红、肿、热、麻木或触痛。此期皮肤表面无破损情况，为可逆性改变。

（2）第二期：水疱期（压疮Ⅱ度）。

红肿部位继续受压，血液循环得不到改善，静脉回流受阻，受压部位因淤血而呈现紫红色，有皮下硬节或有水疱形成。水疱破溃后，可见潮湿红润的创面，老年人有疼痛感。

（3）第三期：浅溃疡期（压疮Ⅲ度）。

静脉血回流严重受阻，局部淤血导致血栓形成，使局部组织缺血、缺氧形成溃疡。症状为表皮水疱破溃，出现真皮层组织感染，浅层组织坏死，溃疡形成。

（4）第四期：深溃疡期（压疮Ⅳ度）。

局部组织缺血、缺氧继续加重，坏死组织变黑，脓性分泌物增多，有臭味，溃疡扩大，向深部扩散，甚至到达骨骼，严重者出现脓毒败血症。

二、压疮的护理知识

（一）压疮的防治护理

1. 正确评估　经评估对高危老年人实行重点预防，可使有限的医疗资源得以合理分配和利用。有关研究表明，按摩无助于防止压疮，因软组织受压变红是正常皮肤的保护性反应，解除压力后一般30~40分钟会自动退色，不会形成压疮。如持续发红，则表明软组织损伤，按摩必将加重损伤程度。

2. 间歇性解除局部压迫，是预防压疮的首要措施。30°侧卧更换体位法可有效缓解骨突部位压力，提高预防压疮的效果。

半卧位或坐位时间每次缩短至30分钟内。皮肤因摩擦力造成的损伤可通过使用保护薄膜（透明敷料如3MTegaderm）、保护敷料来减少。

3. 做好皮肤护理　主要是保持皮肤清洁干燥，避免潮湿、摩擦及排泄物的刺激，床铺应保持平整清洁、干燥，且厚薄适度，对大小便失禁、呕吐及出汗者，应及时擦洗干净，不可使用破损的便盆，使用时不可硬拉硬塞。对干燥皮肤发生压疮要进行滋润，用赛肤润一天2次喷局部皮肤。

4. 改善老年人的全身营养状况　对长期卧床、恶病质、病重者，应注意加强营养，根据病情给予高蛋白、高维生素膳食。不能进食者给予鼻饲，必要时给予补液、输血及静脉输注高营养物质，以增强抵抗力及组织修复能力。

5. 用于预防压疮的工具　减压设施包括动态减压设施和静态减压设施两种。动态减压设施如气垫床是预防压疮的理想方法，利用电子充气泵定时充气或排气，从而改变身体与床垫的接触部位，减轻局部受压。

6. 心理护理　压疮多发生于长期卧床的年老或脊髓损伤、肢体瘫痪等生活不能自理者，往往因病程迁延而感到痛苦，易产生焦虑、悲观、绝望等消极自卑心理，对疾病的治疗失去信心，护理人员应采取各种沟通技巧和老年人进行沟通，耐心安慰积极疏导，促进身体早日康复。

7. 开展健康教育，预防压疮的发生　通过对家属讲解压疮的发生、发展及预防和护理知识，使他们也学会和掌握预防压疮的技能，积极参与压疮的预防和护理。同时，加强管理，提高全体医护人员对压疮的充分认识和重视，着重提高护理员的判断力、观察力、理解力及工作技能，熟悉压疮的好发部位，评估高危人群，工作中做到有的放矢。

（二）压疮的分期护理要点

1. 第一期　红斑期（压疮Ⅰ度）

（1）去除病因：鼓励和帮助卧床老年人经常改变体位，增加翻身次数，以改善局部血液循环，纠正局部缺血缺氧。对瘫痪、昏迷老年人，实行每2小时翻身一次，必要时每1小时翻身一次。对大小便失禁老年人采取保留导尿、勤换尿垫等有效措施，保持局部干燥。

（2）保护骨突出部分：保持床单位干燥、清洁、柔软，根据个体需要，对长期卧床老年人提供海绵垫，以支撑身体空隙处和容易受压的部位，必要时使用防压疮气垫床。

（3）物理治疗：按照医嘱应用75%乙醇擦拭压疮周围皮肤，或者用40~50W红外线烤灯、频谱仪照射，距离皮肤40~50cm，感觉稍有温热即可，每次20分钟，以促进局部血液循环，利于消炎镇痛。

（4）加强营养：协助老年人合理饮食，增加蛋白质摄入，改善全身情况。

2. 第二期　水疱期（压疮Ⅱ度）

（1）去除病因：增加翻身次数，必要时每1小时翻身一次。

(2) 保护骨突出部分：根据个体需要，提供海绵垫或谷糠垫，以加强局部皮肤的支撑。有条件的可应用防压疮气垫床。

(3) 控制感染：协助医生和护士，根据无菌操作原则，用无菌注射器抽尽局部皮肤表面大水泡内的液体，进行碘伏消毒后用无菌纱布覆盖固定。对未溃破的小水泡，要注意保护，避免摩擦，防止破裂，表面进行碘伏消毒，无菌纱布覆盖，让其自行吸收。

(4) 物理治疗：应用75%乙醇擦拭、按摩压疮周围皮肤。也可以用40～50W红外线烤灯、频谱仪照射，根据皮肤耐受力调整距离，使皮肤温热，每次20～30分钟，要加强观察，防止烫伤。

(5) 加强营养：协助老年人合理饮食，增加蛋白质摄入，控制低蛋白血症，改善全身情况。

3. 第三期　浅溃疡期（压疮Ⅲ度）

(1) 去除病因：保护骨突出部分。控制感染。物理治疗。加强营养。

(2) 清洁换药：协助医生和护士换药治疗，负责床单位及老年人的清洁卫生。

4. 第四期　深溃疡期（压疮Ⅳ度）

(1) 去除病因：保护骨突出部分。控制感染。物理治疗。加强营养。

(2) 清洁换药：协助医生和护士换药治疗，负责床单位及老年人的清洁卫生。

(三) 专业知识链接——无菌操作原则

(1) 环境要清洁，进行无菌操作前半小时，须停止清扫地面等工作。避免不必要的人群流动，防止尘埃飞扬。治疗室应每天用紫外线消毒一次。

(2) 进行无菌操作时，衣帽穿戴要整洁。帽子要把全部头发遮盖，口罩须遮住口鼻，并修剪指甲、洗手。

(3) 无菌物品与非无菌物品应分别放置。无菌物品不可暴露在空气中，必须放于无菌包或无菌容器内，无菌物品一经使用后，必须再经灭菌处理后方可使用。从无菌容器中取出的无菌物品，虽未使用，也不可放回无菌容器内。

(4) 无菌包应注明物品的名称、消毒灭菌日期，并按日期先后顺序排放，以便取用，放在固定的地方。无菌包在未污染的情况下，可保存7～14天，过期应重新灭菌。

(5) 取无菌物品时，必须用无菌持物钳（镊）。未经消毒的用物不可触及无菌物或跨越无菌区。进行无菌操作时，如器械、用物疑有污染或已被污染，即不可使用，应更换或重新灭菌。

(6) 一份无菌物品，只能供一名老人使用，以免发生交叉感染。

第五节　临终关怀护理

一、临终关怀的含义

临终关怀是指对已经失去治疗价值，而需要忍受躯体病痛的折磨、求生欲望和对死亡恐惧的精神煎熬的老年人，对临终阶段老年人包括其家属的特殊服务，实际上也是一种对临终老年人处置死亡的方式。在我国，临终阶段指老年人处于生命末期，死亡在

2~3个月内不可避免。

二、临终关怀的价值

临终关怀显示了人道主义精神，使临终老年人缓解了肉体的痛苦，得到了社会的尊重、亲情的关怀。护理员用良好的心理护理、舒适的生活照料和正确的技术护理，服务于老年人，真正体现了"以人为本，以病为中心"的护理理念，使老年人感到了家庭般的温暖，使其舒适、安详地离开人世。也使我们对生命的价值和死的意义有一个系统深刻的理解和基础的专业服务，树立正确的护理理念，促进护患关系的和谐发展，有利于护理员工作水平的不断提高。

三、临终关怀护理的原则

（一）以照料为中心

对临终老年人来讲，治愈希望已变得十分渺茫，而最需要的是身体舒适、控制疼痛、生活护理和心理支持，因此，目标由以治疗为主转为对症处理和护理照顾为主。

（二）维护人的尊严

老年人尽管处于临终阶段，但个人尊严不应该因生命活力降低而递减，个人权利也不可因身体衰竭而被剥夺，只要未进入昏迷阶段，仍具有思想和感情，养老护理员应维护和支持其个人权利。如保留个人隐私和自己的生活方式，参与医疗护理方案的制订。

（三）提高临终生活质量

有些人片面地认为临终就是等待死亡，生活已没有价值，老年人也变得消沉，对周围的一切失去兴趣，甚至，有的护理员也这样认为，并表现出面孔冷漠，态度、语言生硬，操作粗鲁，不知该如何面对老年人。

临终关怀则认为：临终也是生活，是一种特殊类型的生活，所以正确认识和尊重老年人最后生活的价值，提高其生活质量是对临终老年人最有效的服务。

（四）共同面对死亡

有生便有死，死亡和出生一样是客观世界的自然规律，是不可违背的，是每个人都要经历的事实，正是死亡才使生显得有意义。而临终老年人只是比我们早些面对死亡的人，他们的现在也是我们以后要面临的。死赋予生以意义，死是一个人的最终决断，所以，我们要珍惜生命、珍惜时间，要迎接挑战、勇敢面对。

因此，爱心护理院护理员只有建立正确的生死观，才能坦然地指导老年人面对死亡、接受死亡，珍惜即将结束的生命的价值。同时应和临终老年人一起共同面对死亡，将他们的经历视为自己的体验，要有恰当的移情，站在他们的角度去想和处理一些事情。

四、临终老年人的生理变化和反应

临终老年人的生理变化是一个渐进的过程，濒死期各器官功能均已衰竭。

1. **循环衰竭** 表现为皮肤苍白或发绀、湿冷，大量出汗，脉搏快而弱、不规则，血压逐渐下降，少尿等。

2. **呼吸困难** 表现为呼吸频率变快或变慢，呼吸深度变深或变浅，出现鼻翼呼吸、潮式呼吸、张口呼吸等，最终呼吸停止。

3. **胃肠道功能紊乱** 表现为恶心、呕吐、腹胀、食欲缺乏、便秘或腹泻、脱水等。

4. **肌张力丧失** 大小便失禁，吞咽困难，无法维持良好、舒适的功能体位（被动体位），软弱无力等。

5. **感知觉、意识改变** 疼痛，但其他感觉能力丧失。睡眠障碍或淡漠、嗜睡、昏睡、昏迷，也可产生幻觉等。

五、临终老年人的心理反应和护理

美籍精神病学家伊莉莎白·库布勒·罗斯博士于1969年在《死亡与濒死》一书中将临终老年人复杂心理和行为归纳为五个典型的阶段。此研究在世界上具有开拓性的意义。

（一）否认期

老年人极力否认即将到来的死亡，拒绝接受事实，并怀着侥幸的心理四处求医，希望诊断错误。这个阶段可以持续数小时或几天。

照料时要注意，不要揭穿此时老年人的心情，但也不能欺骗，应坦诚、温和地回答老年人的询问，希望能尽快接受现实。而不应延长此阶段，并且，言语要与其他医务人员一致。

（二）愤怒期

此时，已知病情、预后，但不能理解，气愤命运不公，为什么死亡会选择了他。常迁怒于医疗护理人员、家属、物品等，以发泄内心的不满与怨恨。

照料时应予以理解，认识到这是有益健康的正常行为，已较否认期有进步。允许发泄并认真倾听，不正面冲突，但应制止过激行为，以防发生意外。

（三）协议期

老年人接受事实，不再怨天尤人，相反还积极配合治疗，态度友善，希望奇迹出现，能改变命运，延长生命。

照料时应给予更多的指导和关心，加强护理，尽量满足其合理要求。

（四）忧郁期

治疗无望后，病情日益恶化，老年人表现出一种强烈的失落心理，如悲哀、沉默、压抑、哭泣等，希望亲人陪伴、照顾，并交代后事。

照料时应多陪伴老年人，使用非语言的交流方式给予老年人一些安慰、关心和心理支持，并满足亲人陪伴的要求。

（五）接受期

一切努力挣扎无望后，老年人变得平静下来，准备接受死亡，不再恐惧、悲伤，已经认命，只要求安静。

照料时应尊重老年人的意愿，不要强迫交谈，并保持环境整洁、安静、舒适，帮助解决未了的心愿。

以上五个阶段可因人而异，有时会交错出现，有时会缺失，持续时间不一，需认真观察、分别护理。

六、临终关怀护理措施

(一) 满足老年人基本生活需要

1. 保证营养　根据病情提供高热量、易消化的食物，应少食多餐，满足老年人的口味，鼓励自食。必要时鼻饲或胃肠外高营养等，以满足老年人的最低营养需要。

2. 管理排泄　便秘、腹泻、尿潴留或尿失禁的及时、有效的处理，可改善临终生活质量，增加舒适程度和维护老年人自尊。以降低压疮的发生率或减轻压疮发生的程度。

3. 口腔护理　可增加老年人的食欲，减少口腔溃疡的发生，增加舒适感。

4. 缓解呼吸困难　可给予半坐卧位、吸氧、翻身叩背排痰、气管切开、药物等，来缓解呼吸困难的程度。

5. 促进休息和睡眠　环境安静、光线适宜、温湿度适宜等，为老年人营造一个舒适的睡眠环境。

(二) 安置舒适的环境

老年人应住单人房间，室内要清洁、安静、光线充足、温湿度适中、空气新鲜、避免噪声。其目的是让老年人安静舒适的休息，保护其他老年人免受精神刺激。

(三) 临终关怀护理的十项措施

1. 养老护理员在护理过程中应协同医师和护士，实行整体护理。临终老年人病情变化多端，有的身体带有许多导管，如鼻饲管、输液管、导尿管、引流管和其他监测导管等，护理的难度极大，因此需要高度责任感及良好的职业技能水平，以便严密观察病情变化和熟练地进行各种生活照料、技术操作。

2. 搞好基础护理。除了完成常规的基础护理内容外，还要做好勤翻身、多拍背，帮助老年人做力所能及的活动，以预防压疮、肺炎及其他并发症的发生。

3. 密切配合医生和护士，及时准确地完成各种治疗和护理任务。如各种管道的通畅、大小便标本的采集、出入量的准确记录等，不随意终止各种维持生命的措施。

4. 认真书写护理记录。按要求如实填写好每个项目。

5. 尽量减少老年人的痛苦，减少不必要操作，护理时动作轻柔，态度和蔼。

6. 做好老年人饮食护理。基于老年人食欲下降的特点，护理员应和家属以及营养师共同商量老年人的饮食，既要满足老年人的热量需要，又要迎合老年人的饮食习惯和爱好，使老年人感到在家一样，始终保持最佳心理状态。

7. 像亲人一样重视和问候老年人。用发自内心的语言去安慰老年人，耐心倾听老年人内心的痛苦，鼓励老年人说出自己的恐怖与不安，然后给予适当的解释和诱导，使其得到解脱。

8. 病情的告知应取得医生和家属的同意并统一口径，最好不要欺骗，否则会使老年人多生疑虑，甚至不再相信医护人员而采取不合作态度。

9. 动员家属与亲戚朋友多探视老年人，让他们感到自己被重视，生活在温暖和希望中，忘记烦恼和孤独，有一个安静舒适的环境。

10. 对老年人的变态心理要雍容大度，克制忍耐，切忌发生口角冲突，应耐心安抚，并从病情出发，进行劝告。

七、临终护理要求做到"四美"

养老护理员在临终关怀中，必须做到"心灵美、语言美、仪表美、操作美"，给临终老年人更多的爱。

"心灵美"：就是要有一颗"爱人之心"。"爱"是临终关怀中不可缺少的，可以给人以温暖，可以苏醒被病魔蛰伏的心灵，给那些破碎、痛楚的心带去自强和慰藉。

"语言美"：是作为沟通心理的桥梁。护理员讲话时要语气温和亲切，富有同情心，使老年人处于关怀、体贴、慰籍之中。

"仪表美"：穿着整齐，衣帽整洁，表情自然大方，同时面带微笑，步伐轻盈优美，充满活力。

"操作美"：护理员进入病房，仪表给人以第一印象，操作熟练更能获得临终老年人的信任。生活照料操作必须动作要娴熟，准确、轻柔、优美，一举一动给人以美感。

思 考 题

1. 阿尔茨海默病的常见症状有哪些，护理要点是什么？
2. 老年人骨折的照护要点有哪些？
3. 气管切开老年人的照护要点有哪些？
4. 如何预防卧床老年人的压疮？
5. 临终关怀护理有何意义？

第七章 爱心护理院养老护理员职业技能操作规程

本章重点概述

老年人进入老年期后,由于年龄的增长,身体功能的减退,生活自理能力的降低,生活照料就成为了老年人最重要、最迫切的需求。为了提高老年人的生活质量,养老护理员必须掌握科学的护理方法,根据老年人的身体状况,为老年人提供日常生活服务。本章着重介绍老年人常见护理工作流程。

第一节 基础护理操作流程

一、进餐护理操作流程

(一) 能自己进食的老人

1. 准备工作

(1) 物品:餐具(碗、筷子、汤勺、吸管)、清洁用具(肥皂、毛巾、漱口杯)。
(2) 环境:清新、整齐,餐桌和餐具清洁。
(3) 养老护理员:衣帽整洁、洗手。

2. 操作程序

(1) 向老人解释→协助老人洗手→准备餐具→搀扶老人(根据病情可采取步行、轮椅)就座餐桌前→手边放清洁、潮湿小毛巾→胸前围餐巾→摆放食品→主动介绍本餐的主食和副食。

(2) 进食后协助老人清洁面部→漱口→搀扶老人(根据病情可采取步行、轮椅)离开餐桌→鼓励老人在床旁稍做休息(或活动)→如需卧床应采取右侧卧位(或平卧位)以利于食物消化和吸收。

3. 注意事项

(1) 根据老人的情况选择恰当的餐具。上肢有活动障碍时,可选择勺把加大、加粗的汤勺,餐具下面设有吸盘以便固定。
(2) 主动征求老人对饮食质量、种类、烹调技术等方面的意见。

(二) 不能下床的老人

1. 准备工作

(1) 物品:餐具(碗、筷子、汤勺、吸管)、清洁用具(肥皂、毛巾、漱口杯)、床上小桌。
(2) 环境:清新、整齐,餐桌和餐具清洁。
(3) 养老护理员:衣帽整洁、洗手。

2. 操作程序

向老人解释→扶老人坐起（或将床摇起呈半坐位）→协助洗手→床上摆放小餐桌→颈下、胸前围餐巾→手边放清洁、潮湿小毛巾→摆放食物和餐具→鼓励老人自己进餐→必要时在旁边协助进食→餐后协助老人洗手、漱口→整理用物。

3. 注意事项

（1）喂食速度视老人情况而定，每次喂食1/3汤匙，固体、流质食物应交替，避免噎食。

（2）对视力障碍的老人，在进餐前养老护理员应主动告知食物的名称、摆放位置。对鱼类食物应先将鱼刺去掉。

（3）偏瘫老人进食需要采取侧卧位时，头部不要向后仰，以防老人发生呛咳。

（三）吞咽困难的老人

1. 准备工作

（1）物品：餐具（碗、筷子、汤勺、吸管）、清洁用具（肥皂、毛巾、漱口杯）。

（2）环境：清新、整齐，餐桌和餐具清洁。

（3）养老护理员：衣帽整洁、洗手。

2. 操作程序

向老人解释→协助老人取半坐位（或坐位）→洗手→手边放清洁、潮湿小毛巾→颈下、胸前围餐巾→先喂适量温水（湿润口腔）→喂固体食物（送入口腔健侧）→再喂流质饮食→鼓励老人吞咽→餐后协助老人洗手、漱口→整理用物→如需卧床应采取右侧卧位（或平卧位）。

3. 注意事项

不宜选择球形、滑溜或带黏性的食物，食物应去骨、切细、煮软，必要时将食物用粉碎机打成糊状。

二、饮水护理操作流程

（一）卧床老年人的饮水护理

1. 准备工作

（1）物品：水杯、吸管、饮料、清洁用具（肥皂、毛巾）、围巾、小毛巾等。

（2）环境：清新、整齐、水杯清洁。

（3）养老护理员：衣帽整洁、洗手。

2. 流程

向老人解释→协助老人洗手→取半坐位（或坐位）→颈下、胸前围好围巾→将清洁小毛巾放在老人手上→将盛好水的水杯递给老人（或用吸管）→擦去老人口角旁水痕→整理用物→叮嘱老人（尽量）保持饮水位10分钟→根据需要采取适当体位。

3. 注意事项

（1）病情许可时，最好采取坐位，以防发生呛咳或吸入性肺炎。

（2）叮嘱老年人慢吸或慢喝，以防发生呛咳。

（3）动作轻柔、态度认真，及时做好记录。

(二) 吞咽困难老年人的饮水护理

1. 准备工作

(1) 物品：水杯、吸管、饮料、清洁用具（肥皂、毛巾）、围巾、小毛巾等。

(2) 环境：清新、整齐、水杯清洁。

(3) 养老护理员：衣帽整洁、洗手。

2. 流程

向老人解释→协助老人洗手→根据老人情况取适当体位（半坐位或平卧位）→颈下、胸前围好围巾→将清洁小毛巾放在老人手上→用吸管或汤匙喂水→将水送入口腔一侧→擦去老人口角旁水痕→整理用物→叮嘱老人保持饮水位10分钟左右。

3. 注意事项

(1) 保证老年人每日饮水量在1500ml左右。

(2) 喂水速度要慢，以防发生呛咳或吸入性肺炎。

(3) 必要时，温开水中加入无糖藕粉、杏仁霜等黏稠剂，让温水变得黏稠后再喂老年人喝。

(4) 动作轻柔、态度认真，及时做好记录。

三、口腔清洁护理操作流程

刷牙法

1. 准备工作

牙刷、牙膏、漱口杯、毛巾、塑料布（用于不能走动的老人）。

2. 流程

(1) 能走动的老人：向老人解释→水杯中盛2/3清水→牙膏挤在牙刷上→搀扶老人走到漱口池前→递水杯和牙刷→协助老人漱口、刷牙→用毛巾清洁面部→搀扶老人回床上→整理物品。

(2) 不能走动的老人：向老人解释→水杯中盛2/3清水→牙膏挤在牙刷上→协助老人坐起→塑料布铺在老人胸前→放上水盆→递水杯和牙刷→协助老人漱口、刷牙→用毛巾清洁面部→撤去用物→根据老人需要协助舒适体位→倒掉脏水→整理物品。

3. 注意事项

(1) 动作轻稳，避免打湿床铺。一旦弄湿，要及时更换。

(2) 刷牙时叮嘱老人动作要轻柔，避免损伤牙龈。

四、翻身叩背护理操作流程

1. 准备工作

(1) 根据老年人年龄、体重、病情，评估翻身的方式，准备皮肤减压用具。

(2) 解释工作目的，取得老年人配合。

(3) 评估老年人肢体活动能力、有无创伤、引流管、骨折等。

(4) 如果有引流管，先将引流管或导管固定。

2. 流程

养老护理员站在床边→根据评估的卧姿→双手将老年人整体翻转,注意保护颈部。

翻身步骤:先将头部转向一侧。再将双腿支起,双膝部并拢转向一侧,与面部方向一致→双手将臀部向护理员站立侧床边适当移位→护理员一手托住老年人肩背部,另一手托住老年人髋部,进行整体翻转→翻身同时给予肺部物理护理,以促进排痰。

原则:背部叩击从背部第十肋间隙向上至肩部,叩击顺序是从下至上、从外至内。胸部叩击从第六肋间隙开始向上至肩部。两侧交替,叩击力度适宜→使用软垫、护垫等减压用具,维持老年人舒适→将床档恢复原位,以保证老年人安全。

3. 注意事项

(1) 遵循安全、节力的原则。

(2) 养老护理员态度认真,动作轻柔,注意保暖,防止老年人受凉。

(3) 移动老年人时,避免拖、拉、推,以保护骨骼、肌肉、皮肤不受损伤。

(4) 肺部物理护理前先评估老年人心脏功能,有咯血、气胸、肋骨骨折、肺水肿、低血压等情况时,禁止背部、胸部叩击。

(5) 翻身后的体位要符合病情需要,适当使用软垫、护垫等减压用具。

(6) 密切观察病情变化,有异常表现立即通知医生或护士。

五、留置尿管的护理操作流程

1. 准备工作

(1) 养老护理员洗手、戴手套、戴口罩。

(2) 备齐水盆、温水、专用毛巾、聚维酮碘(碘伏)棉球,便盆、旧报纸等物品。

(3) 向老年人解释目的,取得配合。

2. 流程

掀开老年人盖被一角,暴露会阴部→热毛巾擦拭会阴部及周围皮肤→聚维酮碘(碘伏)棉球消毒尿道口→整理床单位→恢复老年人舒适体位→打开床边尿袋出口→排空尿液到便盆内→用旧报纸盖好便盆→关闭尿袋出口→所用物品送入卫生间清洗干净放回原位→按规定处理污染物→护理员洗手消毒。

3. 注意事项

(1) 加强巡视,防止引流管受压、扭曲,保持通畅。

(2) 定时更换储尿袋,测量尿量并记录。

(3) 更换储尿袋时,引流管末端低于老年人会阴部,以防止尿液逆流,引起逆行感染。

(4) 在医生的指导下,对需要进行膀胱反射功能训练的老年人,每2小时开放引流管一次。

(5) 为老年人翻身或协助老年人离床活动时,要注意导尿管和储尿袋的安置。

(6) 注意尿液颜色和性状,发现异常要及时报告护士和医生。

六、人工排便护理操作流程

(一) 开塞露通便法流程

1. 准备工作

(1) 养老护理员洗手、戴手套、口罩、帽子。
(2) 备齐水盆、温水、专用毛巾、尿布、便盆、旧报纸等物品。
(3) 向老年人解释目的，取得配合。
(4) 协助老年人取左侧卧位，双腿屈曲，将裤子褪到膝盖处，暴露肛门。
(5) 剪去开塞露前端并锉平，不要有毛刺。

2. 流程

挤出少许药液润滑开塞露细端及肛门→护理员左手扶住老年人臀部，拇指分开肛门→右手将开塞露细端通过肛门沿直肠壁慢慢插入→药液一次性全部挤入肛门→擦净肛门→臀部盖好尿布→要求老年人夹紧肛门休息片刻，5～10分钟后协助老年人排便→用卫生纸擦净肛门→便盆盖上旧报纸→端入卫生间清洗后放回原处→温热专用毛巾清洁肛门及周围皮肤→恢复老年人舒适体位→整理床铺→污染水盆和专用毛巾洗净放回原处→护理员脱掉手套，洗手消毒，进行记录。

（二）肛门用栓剂通便法流程

1. 准备工作

(1) 护理员洗手、戴手套、口罩、帽子。
(2) 备齐水盆、温水、专用毛巾、尿布、便盆、旧报纸等物品。
(3) 向老年人解释目的，取得配合。
(4) 协助老年人取左侧卧位，双腿屈曲，将裤子褪到膝盖处，暴露肛门。

2. 流程　护理员左手扶住老年人臀部→拇指分开肛门→右手将药栓插入肛门3～4cm→待肛门用栓剂在体腔温度下融化→协助老年人排便→用卫生纸擦净肛门→便盆盖上旧报纸，端入卫生间，清洗后放回原处→用温热专用毛巾清洁肛门及周围皮肤→恢复老年人舒适体位→整理床铺→将污染水盆和专用毛巾洗净放回原处→护理员脱掉手套，洗手消毒，进行记录。

（三）手指取便法流程

1. 准备工作

(1) 养老护理员洗手、戴手套、口罩、帽子。
(2) 备齐水盆、温水、专用毛巾、尿布、便盆、旧报纸等物品。
(3) 向老年人解释目的，取得配合。
(4) 协助老年人取左侧卧位，双腿屈曲，将裤子褪到膝盖处，暴露肛门。

2. 流程　护理员左手扶住老年人臀部→拇指分开肛门→右手挤入直肠少许开塞露或液状石蜡→右手示指或中指涂肥皂液→通过肛门深入直肠中→将粪块慢慢抠出放入便盆→卫生纸擦净手套及老年人肛门→用干尿布盖住老年人臀部→将便盆盖上旧报纸，端入卫生间，清洗后放回原处→用温热专用毛巾清洁肛门及周围皮肤→恢复老年人舒适体位→整理床铺→将污染水盆和专用毛巾洗净放回原处→养老护理员脱掉手套，洗手消毒，进行记录。

3. 注意事项

(1) 操作前根据老年人病情进行评估，选择适宜护理方法。
(2) 不要用器械掏粪便，以免损伤直肠黏膜。

(3) 护理过程中发现老年人有面色苍白、出汗、疲倦等症状时，应停止操作，或休息片刻后再进行，或立即报告医生和护士。

七、更换肠造瘘粪袋的操作流程

1. 准备工作

(1) 养老护理员洗手、戴口罩。

(2) 备齐干燥粪袋、脸盆、温水、毛巾、卫生纸、便盆等。

(3) 向老年人解释目的，取得配合。

2. 流程　将一次性尿垫垫于人工肛门处的身下→戴一次性手套→暴露老年人造瘘口的部位→打开粪袋与造瘘口连接处的底盘锁扣→取下粪袋放于便盆内→查看人工肛门周围的皮肤→用柔软卫生纸擦拭干净→以温热毛巾清洗局部皮肤并擦干→清洁粪袋与腹部造瘘口底盘锁扣连接、扣紧、用手向下牵拉粪袋→确认粪袋固定牢固→将粪袋下口关闭→恢复老年人舒适体位→将盛放粪袋的便盆端进卫生间→将粪袋中的粪便倾倒入卫生间便器内→清洁粪袋，晾干备用→冲洗便盆，放回原处→脱去手套，整理床单位→护理员洗手消毒。

3. 注意事项

(1) 操作过程中注意保暖，注意保护老年人的隐私。

(2) 当粪袋内容物超过1/3时应及时更换。

(3) 为避免更换时发生排便，一般不在餐后2～3小时内更换粪袋。

(4) 正常造瘘口一般为圆形，呈红色，柔软光滑。造瘘口周围皮肤无红肿、疼痛、溃烂。如有异常及时报告护士或医生。

(5) 观察老年人的排便情况，如有排便困难或稀便，及时报告医护人员及时处理。

(6) 协助老年人选择宽松、舒适、柔软的衣裤，随时更换污染的衣物和被褥。

(7) 造瘘口底盘如有渗漏、松脱时应及时更换。更换时先按比造瘘口大1～1.5mm剪出中心口，再撕去底盘黏胶保护纸。粘贴底盘时，让老年人取立位或卧位，保证周围皮肤干爽，粘贴完毕再按压数分钟以增加黏附力。

(8) 操作完毕，做好记录。

八、干热敷护理操作流程

1. 准备工作

(1) 养老护理员准备常用热水袋。

(2) 准备热水，水温在50～60℃。

2. 流程　向热水袋内灌入1/2～2/3的热水→斜放水袋将气排出→拧紧塞子→擦干水袋表面的水→将热水袋倒提起来抖动→检查无漏水后→用布或毛巾包裹好→向老年人解释目的，取得配合，将包裹好的热水袋放在需要热敷的部位。

3. 注意事项

(1) 进行干热敷护理必须在医生同意并指导下进行。

(2) 适用于慢性炎症及疼痛。例如腰背痛、关节痛、腹痛等。

(3) 热敷的温度应是中度,切忌温度过高,或直接置于老年人皮肤上。

(4) 热敷后,患处应感到暖和,局部皮肤短暂变红。若热敷后患处有持久的红疹、疼痛或不适,应停止操作,并报告医生。

(5) 热水袋变凉后,中止操作。

九、湿热敷护理操作流程

1. 准备工作

(1) 养老护理员准备常用水盆和小毛巾到老年人床边。

(2) 向老年人解释目的,取得配合。

(3) 用热水瓶向水盆内倒热水,水温以不觉烫手为准。

2. 流程　将小毛巾放在热水中浸湿拧半干→将半干小毛巾置放于老年人所需要热敷的部位→湿热小毛巾上面覆盖干毛巾或棉垫,以保持热度→湿热敷一般可持续20~30分钟。

3. 注意事项

(1) 进行湿热敷护理必须在医生同意并指导下进行。

(2) 适用于慢性炎症及疼痛。例如腰背痛、关节痛等。

(3) 敷布的温度以不感觉烫、能耐受为原则。

(4) 湿热敷也可采用在湿热毛巾上放热水袋的方法,以保持热度。

(5) 在热敷过程中,经常观察局部皮肤颜色,避免发生烫伤。

(6) 热敷后,患处有持久的红疹、疼痛或不适,应停止操作,并报告医生。

十、冷敷护理操作流程

1. 准备工作

(1) 养老护理员准备常用水盆和小毛巾到老年人床边。

(2) 向老年人解释目的,取得配合。

(3) 在水盆中准备冷水或冰水。

2. 流程　将小毛巾放在冷水中浸湿拧半干→把半干湿冷小毛巾置放于老年人所需要冷敷的部位→每隔1~3分钟更换一次,持续20~30分钟。

3. 注意事项

(1) 进行冷敷护理必须在医生同意并指导下进行。

(2) 局部止血、止痛:可用冷湿小毛巾敷于外伤或肿痛局部,每隔1~3分钟更换一次,持续20~30分钟,也可以将冰袋置于小毛巾上进行冷敷。

(3) 高热降温:可用冷湿小毛巾敷于额头、颈后两侧,上面覆盖保鲜膜,再盖上干毛巾,小毛巾温度升高后再更换。或者用小毛巾包住冰袋置于老年人额头、颈后两侧降温。

(4) 冷敷时间不能持续过久,每敷20~30分钟应停一会再敷。

(5) 每10分钟观察一次皮肤变化,如发现皮肤苍白、青紫、麻木感,表示静脉血淤积,应停止冷敷,否则会造成冻伤。

(6) 发现老年人有寒战、脉搏变快、呼吸困难、面色改变时，应停止冷敷并报告医生。

十一、尸体护理操作流程

1. 准备工作
(1) 养老护理员戴口罩、手套，穿隔离衣。
(2) 备齐水盆、温水、毛巾、棉球、寿衣等用物至床旁。
(3) 以屏风遮挡，撤去治疗用品。

2. 流程　置尸体于平卧位→撤去盖被和旧衣服→用大单遮盖→洗脸，闭合眼睑→装上义齿→用棉球塞口、鼻、耳、肛门、阴道→伤口更换敷料→擦净胶布痕迹→从颈部、胸部、四肢、背部、会阴部依次擦洗全身→先穿下装，再穿上衣→梳发戴帽→穿好鞋袜→铺好褥子→枕好枕头→盖上被子→协助尸体闭上嘴巴，必要时用四头带托住下颌→盖好大单→清点遗物交给家属→清点、消毒床单位及用品→按标准预防处理污染物品（患传染病老年人尸体按消毒隔离法料理）。

3. 注意事项
(1) 在老年人病危时，就要提前建议家属遵照老年人的意愿、风俗习惯、宗教信仰，事先准备老年人后事所需要的衣物、祭品，免得老年人过世后，家属因悲伤而措手不及，准备不齐，留有遗憾。
(2) 以高度的同情心体贴家属的悲痛，给家属以心理安慰。
(3) 操作过程态度认真，表情严肃，动作轻柔。
(4) 保持遗体清洁，五官端正，四肢舒缓，铺盖整齐，让逝者平静，让家属满意。
(5) 老年人遗体被送上灵车的时候，往往是家属最悲痛的时刻，护理人员尽量陪伴左右，为逝者送行，给生者安慰。
(6) 操作全过程，遵循标准预防、节力、安全的原则。

十二、保护性约束操作流程

1. 腕部约束流程
(1) 养老护理员清洁双手。
(2) 备齐宽10cm，长15cm，上面加宽6cm长布条的棉垫等物品。
(3) 用棉垫包裹老年人手腕，用长布条在腕部外侧打结，使棉垫与皮肤之间能插入2平指，以避免影响血液循环。
(4) 将长布条系于床缘上，使老年人的上肢处于功能位置。

2. 踝部约束流程
(1) 养老护理员清洁双手。
(2) 备齐宽10cm，长20cm，上面加宽6cm长布条的棉垫等物品。
(3) 用棉垫包裹老年人踝部，用长布条在踝部外侧打结，使棉垫与皮肤之间能插入2平指，以避免影响血液循环。
(4) 将长布条系于床缘上，使老年人的下肢处于功能位置。

3. 肩部约束流程

(1) 养老护理员清洁双手。

(2) 备齐用布制成的，宽10cm，长80~100cm，两头加长布条的棉垫等物品。

(3) 老年人穿套头棉衫或反穿衣，将棉垫对折，中间置于胸骨前，两头通过腋窝，将两条长布条系于床头。

(4) 在老年人头部与床头之间置软枕，以防止老年人躁动时撞伤头部。

4. 双膝约束流程

(1) 养老护理员清洁双手。

(2) 备齐用布制成的，宽10~15cm，长30~40cm，上面加6cm宽长布条的棉垫等物品。

(3) 将棉垫包于两膝上，上面布条在两膝盖外侧打结，松紧以插入2平指为宜，避免影响血液循环。

(4) 布条两头各固定一侧床缘上，使膝关节处于功能位置。

5. 坐位约束流程

(1) 养老护理员清洁双手。

(2) 备齐用布制成的，宽10cm，长80~100cm，两头加长布条的棉垫等物品。

(3) 解释目的，取得老年人配合。

(4) 扶老年人起床，穿好衣服，转移到座椅上，将棉垫对折，中间置于上腹部，两头通过腋下，将两条长布条系于椅子背上，另取宽布条将椅子固定于床边上，避免摔倒。

(5) 取软垫为老年人垫支舒适体位，双脚穿鞋，平放于地面，冬季用小被盖好老年人双腿，避免受凉。

6. 约束带使用的原则和注意事项

(1) 使用约束带前要评估老年人的病情，老年人对疾病的心理反应，老年人对护理的满意程度，有无自伤、自杀，伤人等倾向等，还要评估老年人对亲属和医护人员的信任度。

(2) 约束带是保护性制动措施，必须在尊重老年人或家属意愿的基础上才可使用，使用前要向老年人家属解释清楚，取得老年人和家属的理解及同意。

(3) 腕部约束目的是限制思维不清老年人上肢活动，避免发生自伤、他伤或便于医疗。

(4) 踝部约束目的是限制思维不清老年人下肢活动，避免发生自伤、他伤或便于医疗。

(5) 肩部约束目的是限制思维不清、躁动不安老年人坐起，避免发生坠床等意外。

(6) 膝部约束目的是限制思维不清、躁动不安老年人下肢活动，避免损伤。

(7) 坐位约束目的是保护行动不便老年人取坐位，避免因坐立不稳滑下座椅发生意外。

(8) 实施保护性制动措施，必须使用棉垫或海绵垫，禁止单纯使用布条进行约束，对实行约束的老年人，要加强巡视，重点观察，及时查看约束带的松紧度和结扎部位的皮肤，每两小时放松一次，每次10分钟，必要时对局部进行按摩，做好局部皮肤护理。

（9）保护性制动措施只能短时间使用，使用期间必须注意老年人的舒适度和约束带的松紧度，注意保护老年人的肢体处于功能位置，并要定时更换体位，如病情许可要及时解除约束。

（10）停止约束时，提前告知老年人或家属，并加强防范，一旦发现有危险因素存在，及时再次实行约束。

（11）有完整的与家属交流记录及交接班手续。

（12）特别提醒：适当的约束是为了保护而非限制，更非惩罚。

十三、使用紫外线车消毒操作流程

1. 流程

（1）养老护理员戴口罩，备好屏风、紫外线车、紫外线登记本、大单和毛毯等。

（2）到确定需要消毒的房间，向老年人解释目的，取得配合。

（3）将能活动的老年人安全转移。将活动不便的老年人给予屏风挡护，并以大单覆盖身体皮肤，头部用支架，支架外覆盖内层为塑料布的毛毡遮挡面部，嘱老年人闭上眼睛或戴眼罩。

（4）关闭门窗，拉上窗帘，关闭日光灯。

（5）将紫外线车携至距离老年人床旁 2m 处，远离老年人头部。

（6）连接电源，调节定时器，照射时间为 30~60 分钟。

（7）养老护理员戴眼罩，打开紫外线车电源开关后立即退出房间。

（8）紫外线灯打开的过程中，要定时巡视病房情况，确保老年人的安全。

（9）照射时间完成后，关闭紫外线车的开关，断开电源，拉开窗帘，打开门窗，为卧床老年人取走保护所用的大单或毛毯。

（10）整理用物，将紫外线车移走，放回原处，用清洁的棉布擦净紫外线灯管。

（11）开窗通风 30 分钟后，请室外老年人回到房间恢复舒适体位。

（12）养老护理员洗手消毒，按规定进行记录。

2. 注意事项

（1）紫外线灯使用前，应观察紫外线照射时间及累计照射时间，检测紫外线照射强度，检查擦拭情况及每次操作记录，以确定是否需要更换灯管，如使用时间超过 1000 小时，需更换新的灯管。

（2）紫外线灯要距离地面 2m 才能起到消毒作用，30W 的紫外线灯管可以消毒 $15m^2$ 的房间。紫外线消毒的适宜温度为 20~40℃，适宜湿度为 40%~60%。

（3）护理员做好卧床老年人皮肤和眼睛的保护工作。

（4）护理员要做好自身防护，如戴好口罩和眼罩。

（5）消毒过程中因特殊情况终止消毒时，再次打开需重新计时。

（6）消毒过程中，发现老年人有恶心、呕吐、心悸、气促、面色苍白、抽搐等症状时，及时停止消毒并报告医护人员。

（7）操作完毕，必须进行使用时间登记，并用无水乙醇棉球擦去灯管的灰尘和污垢。

（8）消毒完毕开窗通风时，注意室内保暖，避免老年人受凉。

第二节 生活照料操作流程

一、洗脸护理操作流程

见图7-1。

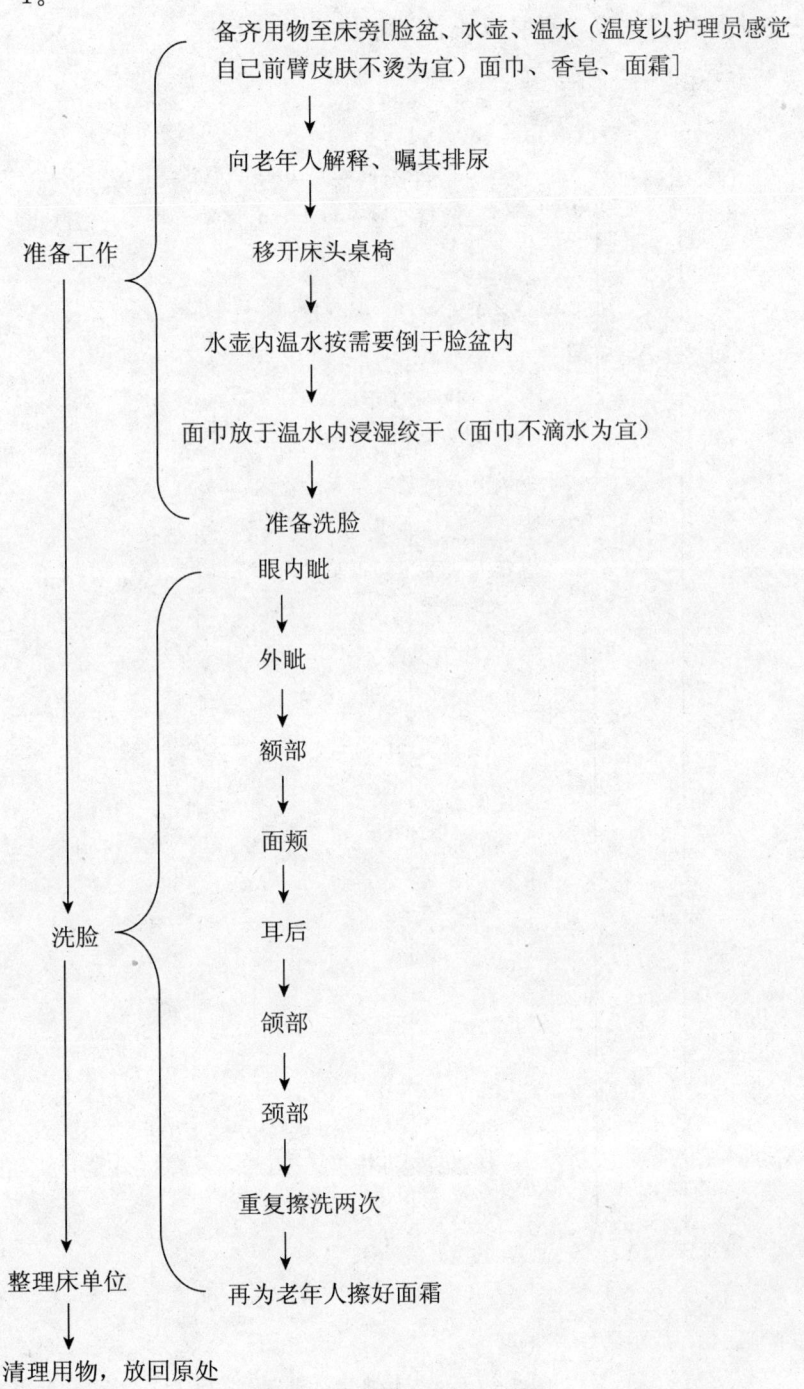

图7-1 洗脸护理操作流程

注意事项：

1. 室温、水温适宜。
2. 保护眼睛。
3. 动作轻柔，避免擦伤老年人皮肤。
4. 操作熟练，避免浸湿老年人衣服，保持床单位干燥、清洁。
5. 擦去溅在周围的水渍，保持地面清洁干燥。

二、洗手护理操作流程

见图7-2。

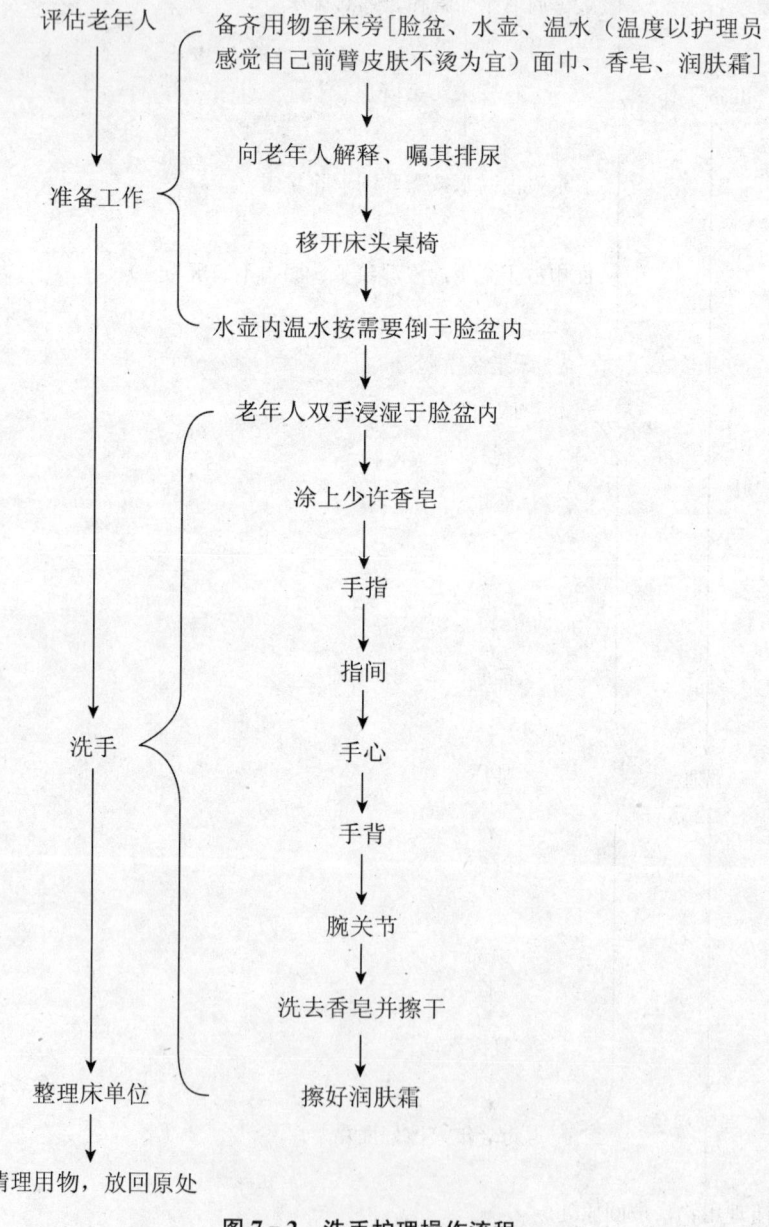

图7-2 洗手护理操作流程

注意事项：
1. 室温、水温适宜。
2. 动作轻柔，避免擦伤老年人皮肤。
3. 操作熟练，避免浸湿老年人衣服，保持床单位干燥、清洁。
4. 擦去溅在周围的水渍，保持地面清洁干燥。

三、洗脚护理操作流程

见图 7-3。

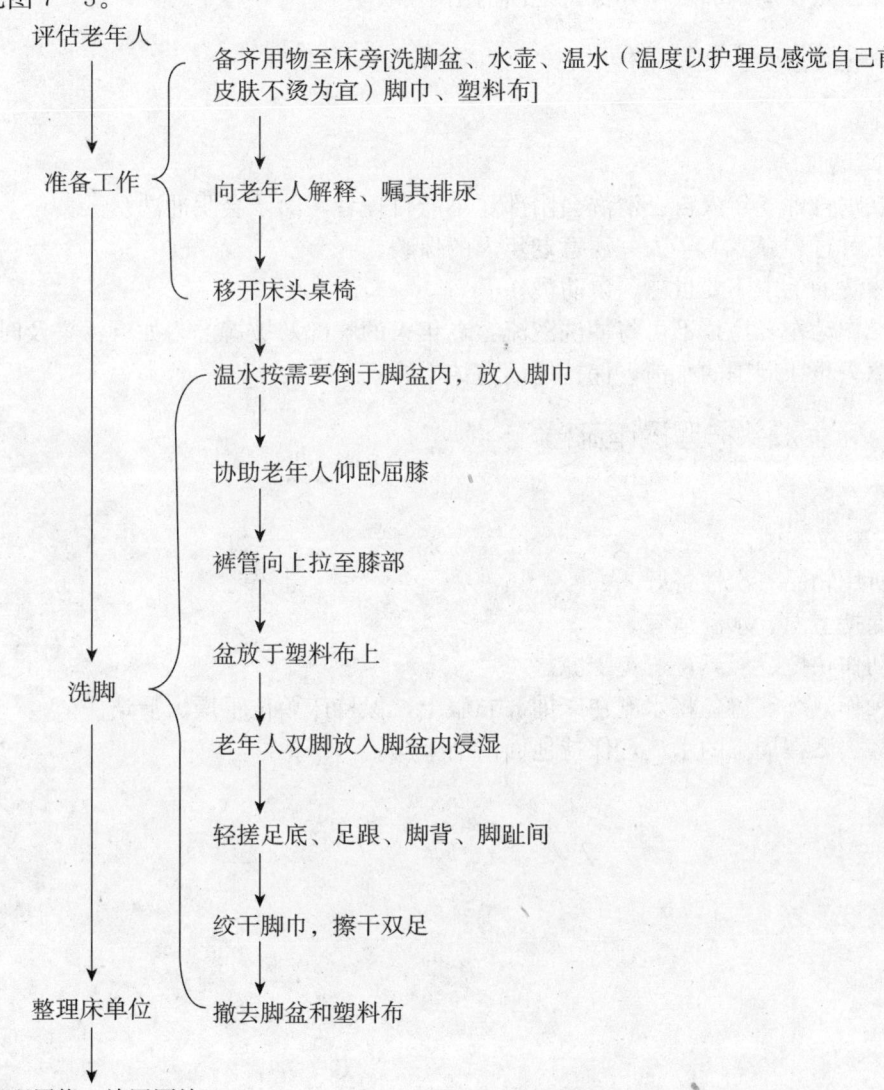

图 7-3 洗脚护理操作流程

注意事项：
1. 室温、水温适宜。

2. 动作轻柔，避免牵拉关节、擦伤皮肤。

3. 对下肢瘫痪老年人，养老护理员坐在床边椅子上，左手托起老年人内侧小腿，将脚盆放于塑料布上，再将老年人脚放入脚盆内浸湿，用左手护住老年人小腿，根据需要托起或者放下，右手用脚盆内浸湿的脚巾轻搓足底、足跟、脚背、脚趾间，洗净污垢，左手托起老年人小腿，右手用事先准备好的干脚巾，擦干足部，取舒适位，盖好被子，然后，再用同样方法清洗老年人外侧脚，清洗完毕撤去脚盆和塑料布。

4. 操作熟练，避免将水溅在床铺、衣服上，保持床单位干燥、清洁。

5. 擦去溅在周围的水渍，保持地面清洁干燥。

四、会阴护理操作流程

见图7-4。

注意事项：

1. 鼓励自理老年人自己清洗会阴部。不能自理者，给予会阴冲洗。
2. 不可过多暴露老年人并注意老年人的保暖。
3. 擦洗的毛巾不要过热，以防烫伤。
4. 操作动作轻稳，不可将冲洗液流至老年人的腹部及被褥上，如有污染及时更换。
5. 擦去溅在周围的水渍，保持地面清洁干燥。

五、床上洗头护理操作流程

见图7-5。

注意事项：

1. 所用物品一次性备好。
2. 保持室温、水温适宜。
3. 动作快捷、轻柔，避免受凉。
4. 操作熟练，避免将水溅在床铺、衣服上，保持床单位干燥、清洁。
5. 擦去溅在周围的水渍，保持地面清洁干燥。

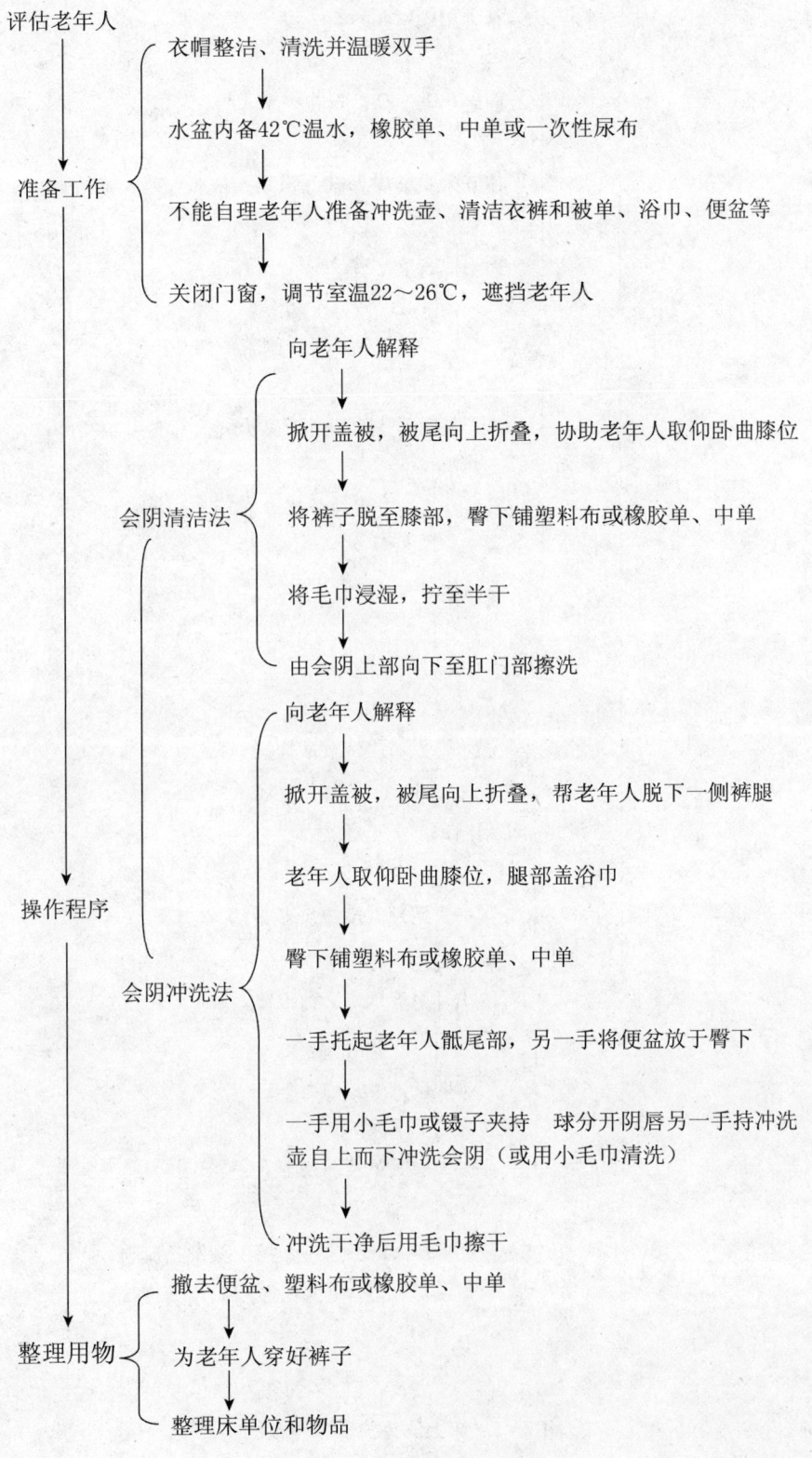

图 7-4 会阴护理操作流程

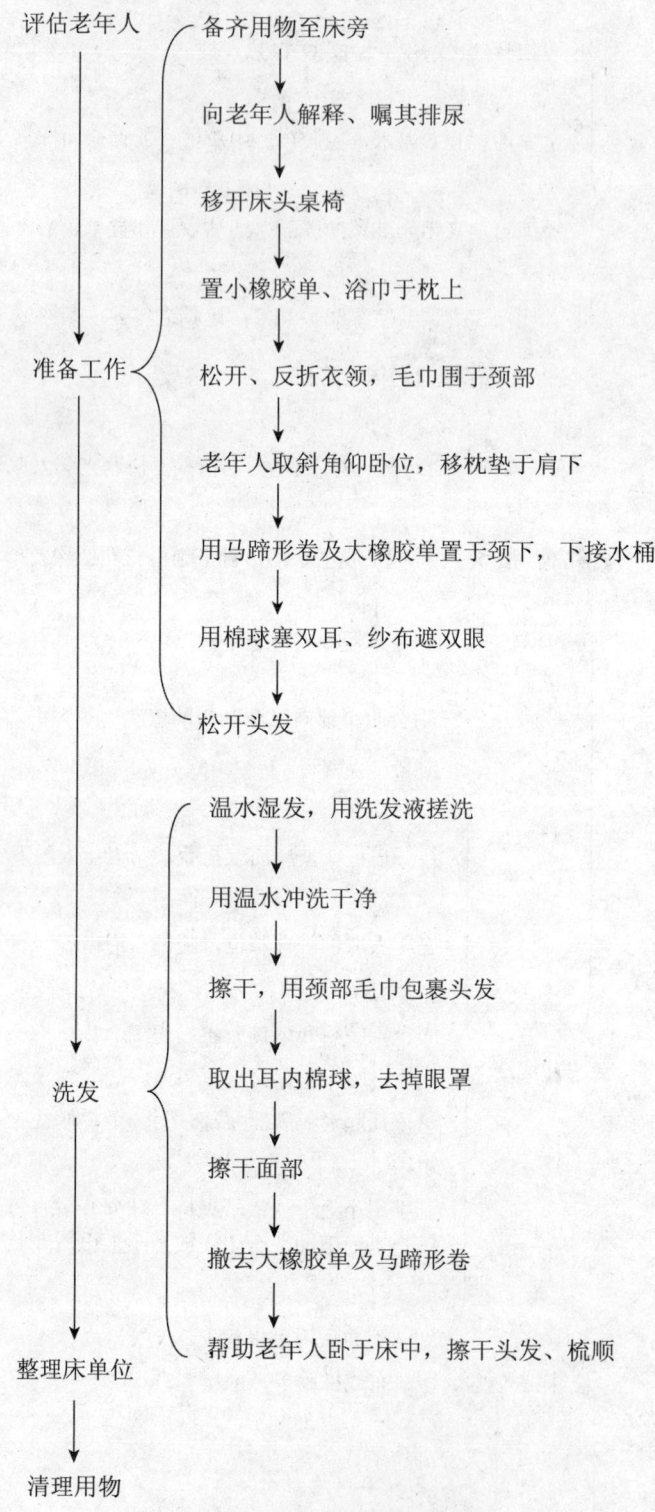

图7-5 床上洗头护理操作流程

六、处理头虱与头虮操作流程

见图7-6。

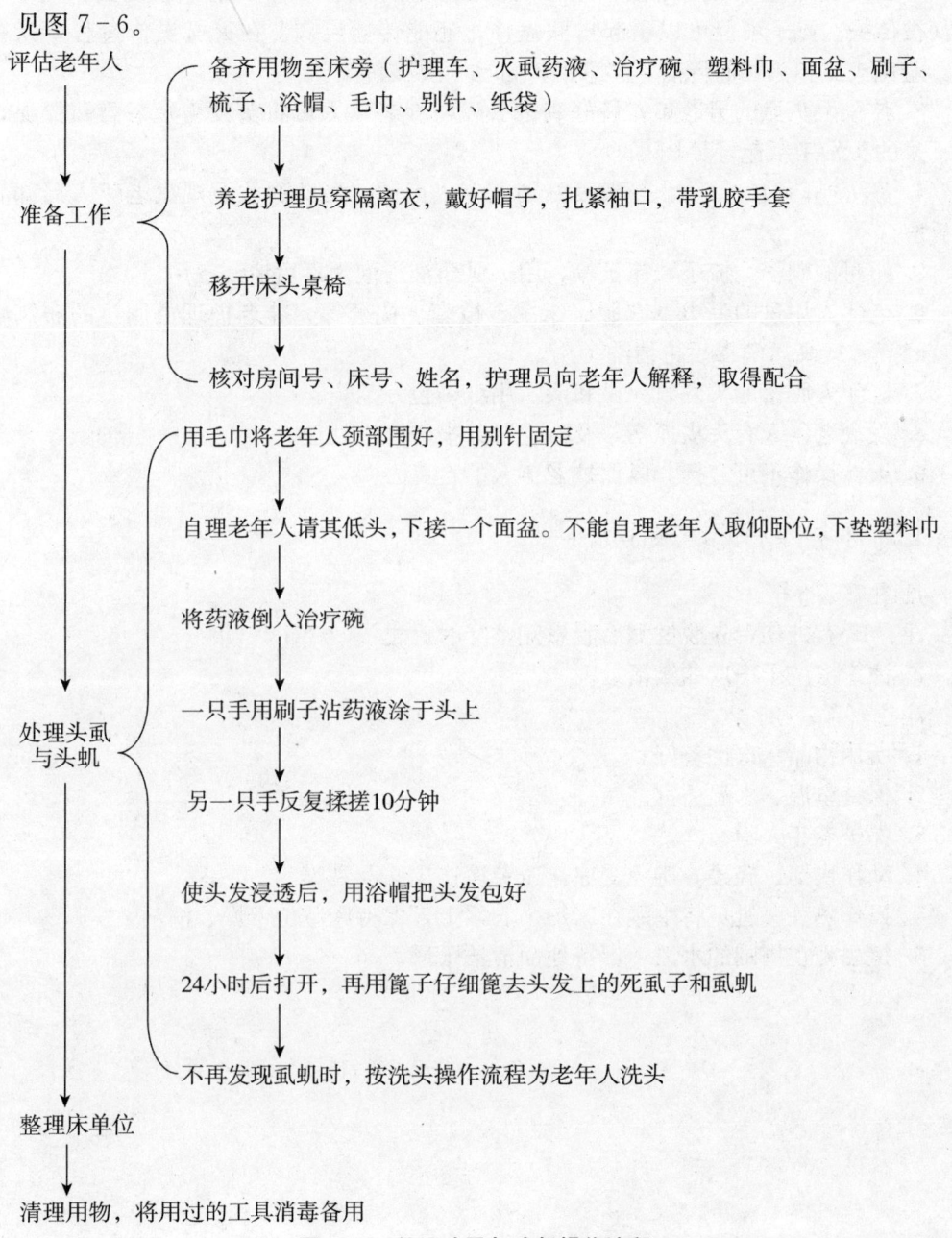

图7-6 处理头虱与头虮操作流程

注意事项：
1. 常用的灭虱药物
（1）取中药百部30g浸入50％乙醇或60度白酒100ml、食醋30ml中，放于瓶中盖严，48小时后用其浸泡液灭虱。

（2）取百部草 30g 加水 400ml，煎煮半小时，用其过滤液灭虱。

2. 虱子是通过接触传染的，通常是接触了感染者的头部、梳子、发夹、帽子、头巾而被传染。虱子不但可以引起皮肤瘙痒，还能传播疾病。在灭虱操作过程要认真仔细，避免头虱和头虮的传播，注意保护自己不要被传染。

3. 传染上头虱的男老年人最好剃去头发，女老年人可将头发剪短后再行灭虱，剃剪下来的头发用纸包好焚烧。

4. 涂灭虱药液时，防止药液喷溅到老年人面部，用药后注意观察老年人局部和全身反应。

5. 用过的刷子、梳子、篦子等，用灭虱药液浸泡消毒后清洗备用。

6. 老年人用过的毛巾、衣服、床单、被套、枕套等。养老护理员用过的布制隔离衣，经煮沸或高压消毒后再清洗备用。

7. 老年人脱落的头发、死虱和头虮用纸袋包好焚烧。

8. 发现老年人有头皮抓伤，及时记录并报告医生处理。

9. 灭虱操作不可宣扬，以保护老年人的自尊心。

七、床上擦浴护理操作流程

见图 7-7。

注：1. 有外伤者先脱健侧后脱患侧，穿时反之

2. 注意擦洗干净皮肤皱褶处

注意事项：

1. 所用物品一次性备好。
2. 保持室温、水温适宜。
3. 保护老年人隐私。
4. 动作快捷、轻柔，避免受凉，避免擦伤皮肤及黏膜。
5. 操作熟练，避免将水溅在床铺、衣服上，保持床单位干燥、清洁。
6. 擦去溅在周围的水渍，保持地面清洁干燥。

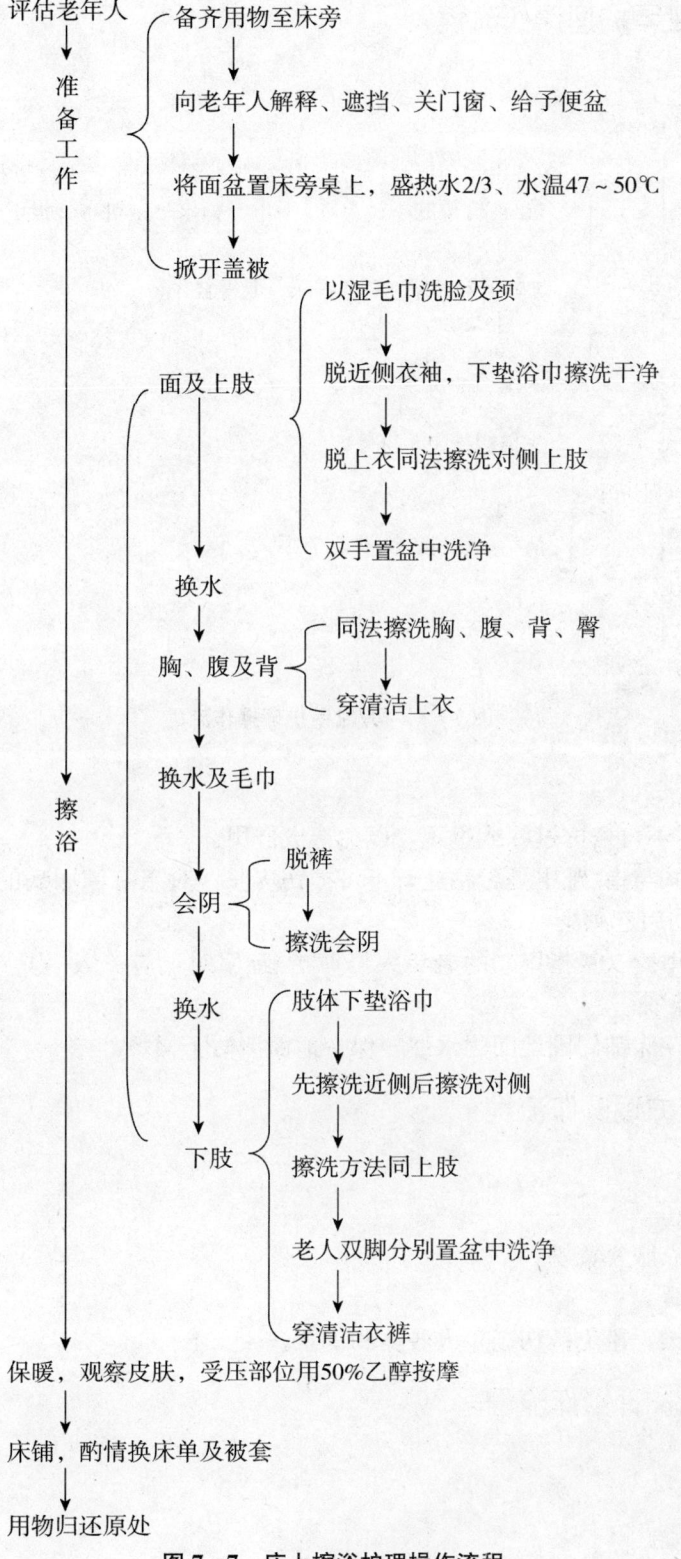

图 7-7 床上擦浴护理操作流程

八、指/趾甲护理操作流程

见图 7-8。

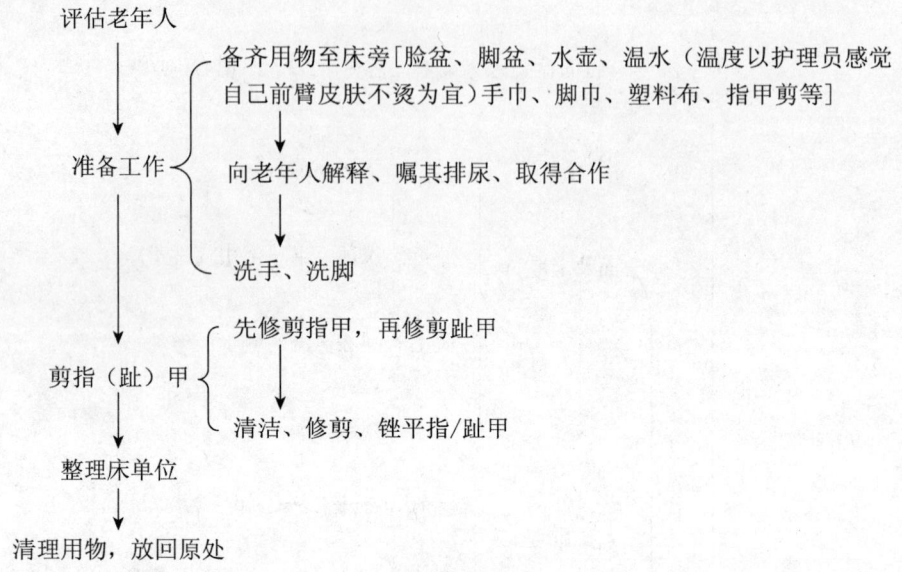

图 7-8 指/趾甲护理操作流程

注意事项：

1. 指/趾甲不可修剪过深或过短，以免造成嵌甲。
2. 注意皮肤与指/趾甲是否粘连，不可损伤皮肤，对患有糖尿病的老年人更要加倍注意，避免损伤引起感染。
3. 为患有甲癣（灰指甲）的老年人修剪指/趾甲时，应一人一具或做好用具消毒，以避免交叉感染。
4. 擦去溅在床铺周围地面的水渍，保持地面清洁干燥。

九、穿衣护理操作流程

见图 7-9。
注意事项：

1. 老年人衣服要宽松。
2. 注意保暖。
3. 动作轻柔，避免拉伤老年人肢体和皮肤。

十、脱衣护理操作流程

见图 7-10。
注意事项：

1. 注意保暖。

2. 动作轻柔，避免拉伤老年人肢体和皮肤。

3. 卧床老年人躺着脱衣服：先脱去裤子，将被子盖至腰部，再脱上衣，再将被子盖至肩颈部。

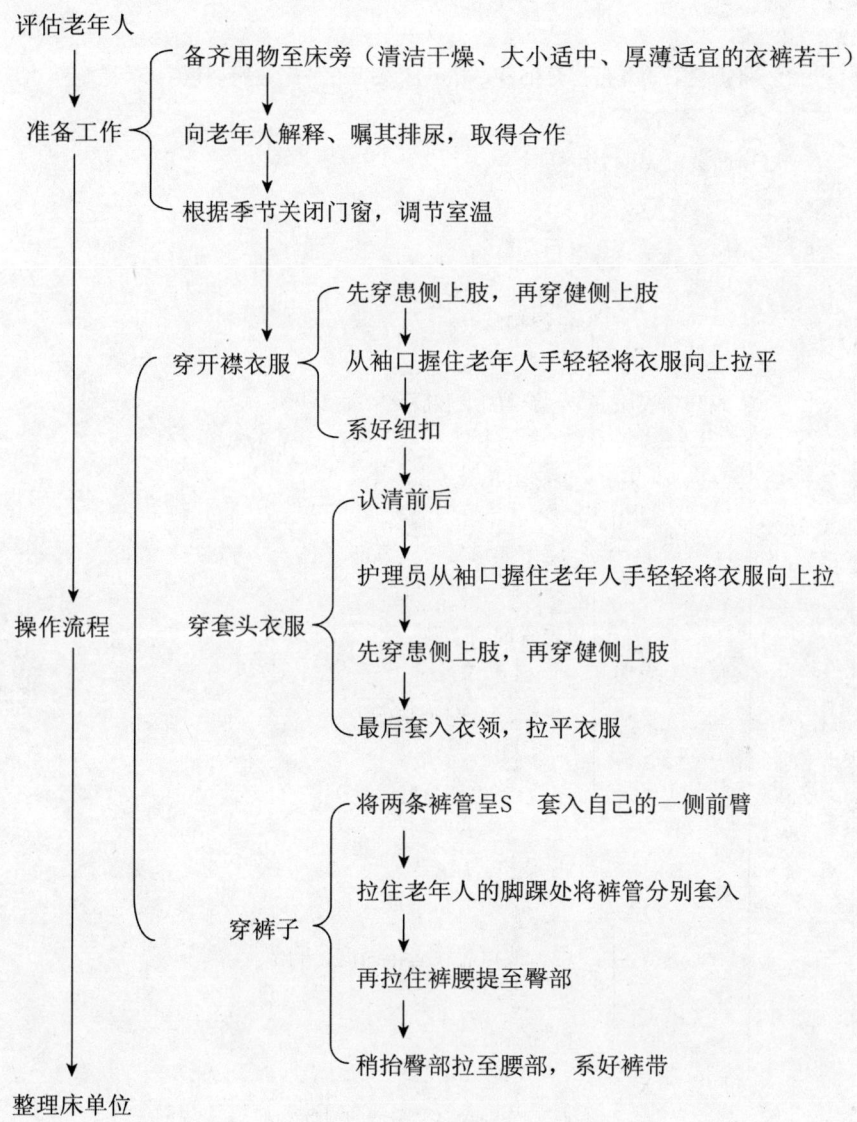

图 7-9 穿衣护理操作流程

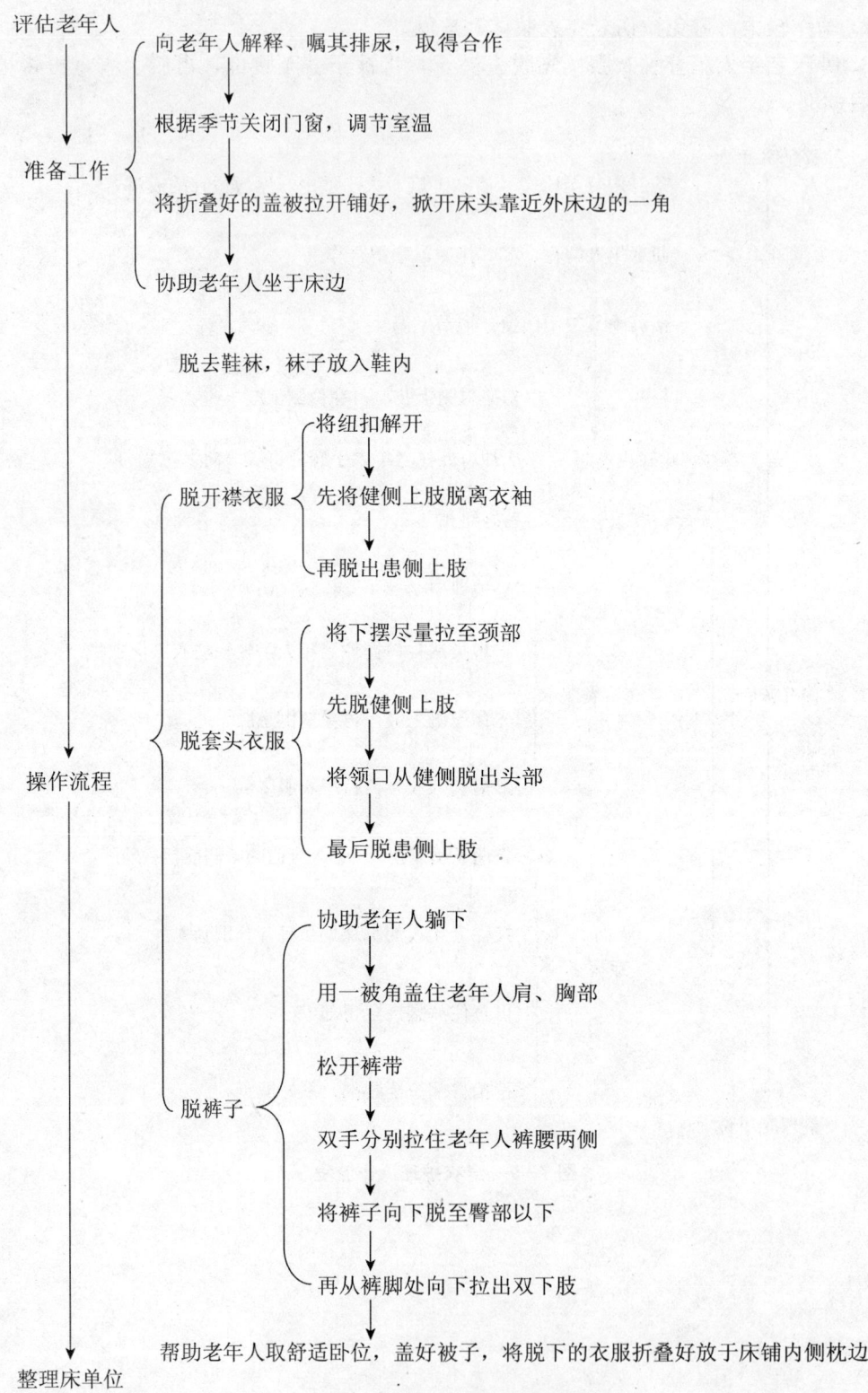

图 7-10 脱衣护理操作流程

十一、卧床老年人更换床单护理操作流程

见图 7-11。

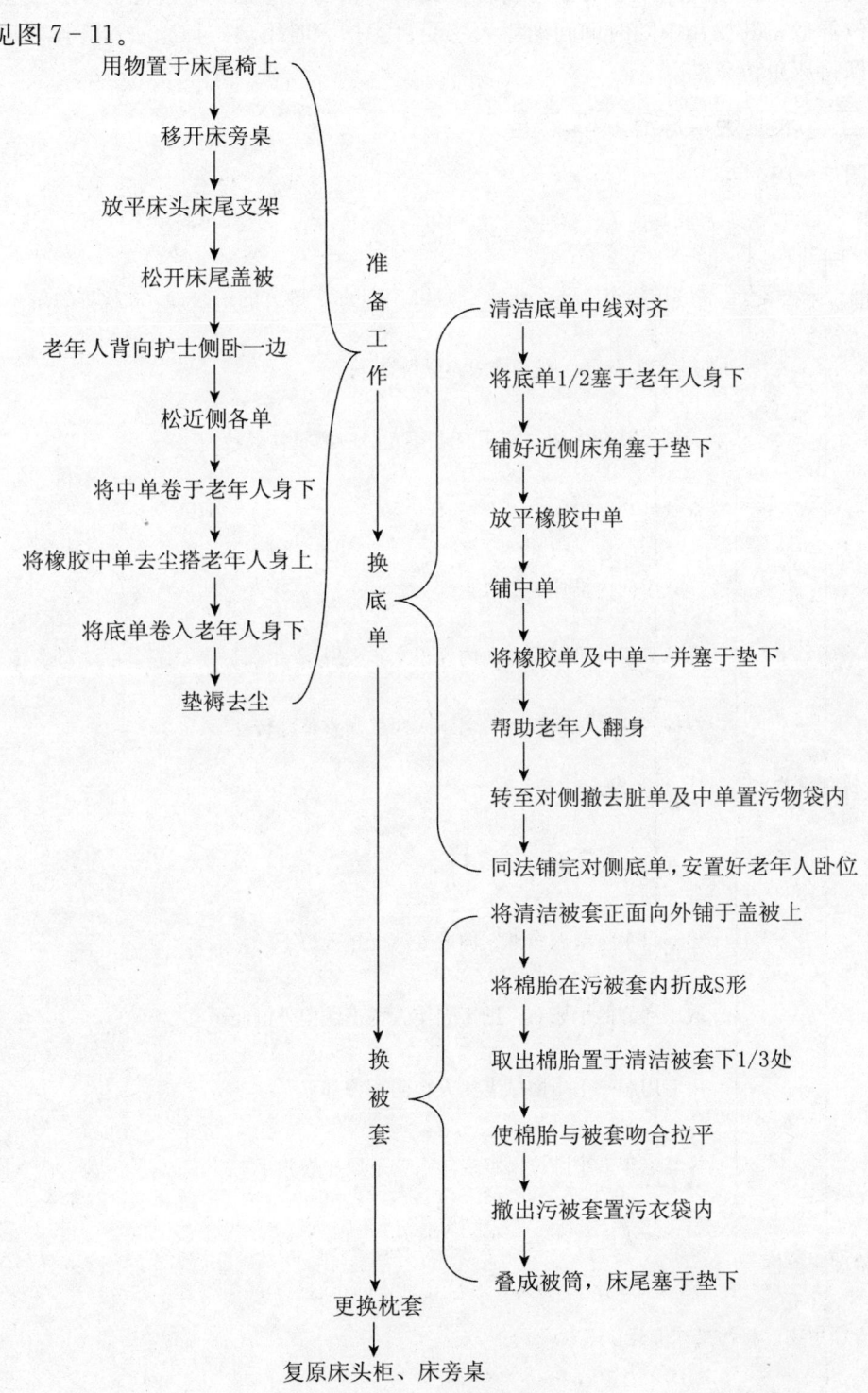

图 7-11　更换床单护理操作流程

注意事项：

①对老年人说明换床单，交流时语言要文明、和蔼；②翻身时注意老年人安全、保暖、体位舒适；③操作中随时询问老年人感受；④扫床时用湿式扫床法；⑤操作后开窗通风，保持床单位整洁。

十二、床上更换尿布操作流程

见图7-12。

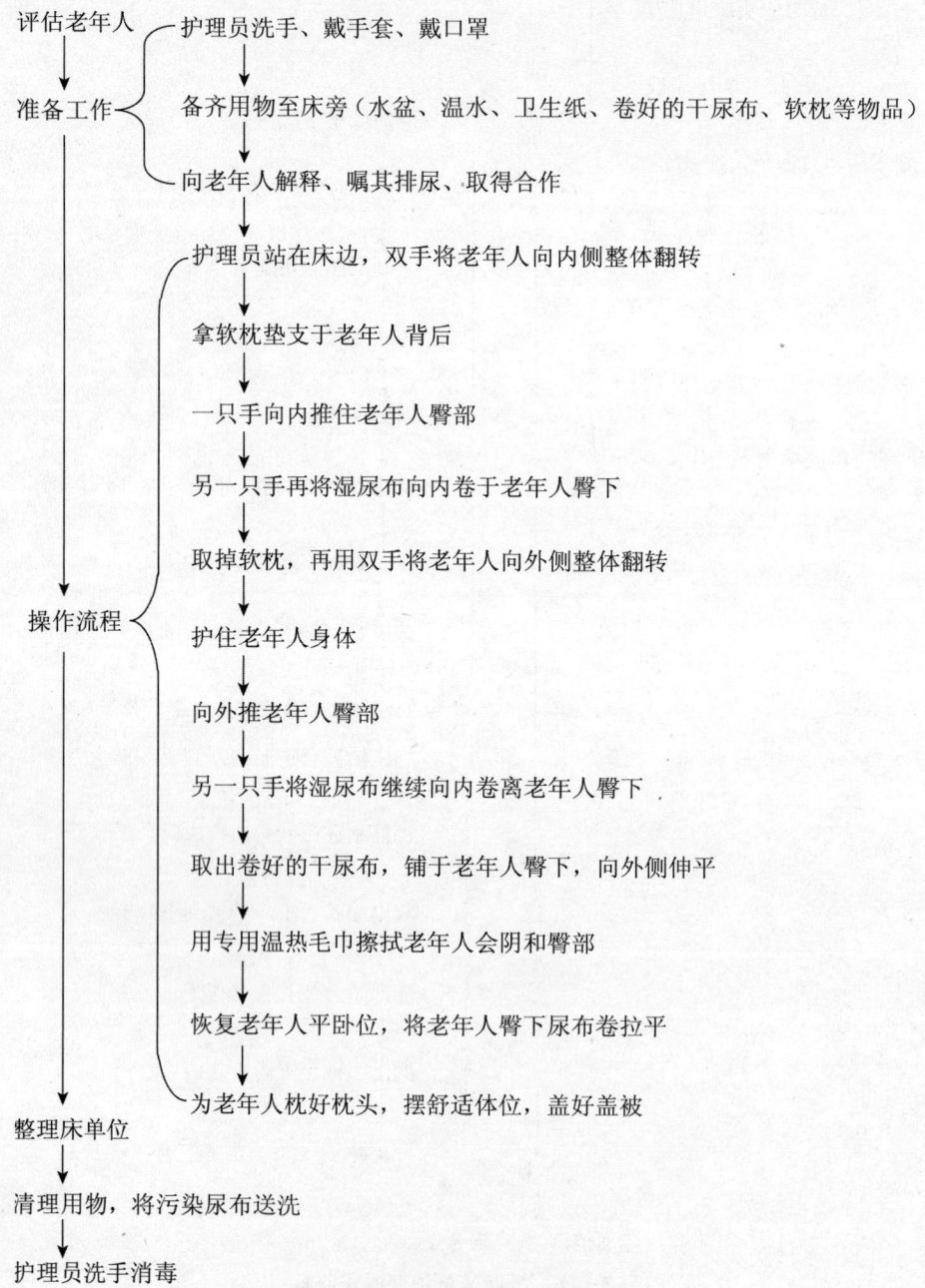

图7-12 床上更换尿布操作流程

注意事项：
1. 操作时注意老年人安全、保暖、保护隐私。
2. 操作中随时询问老年人感受，如有不适调整操作方式。
3. 换大便尿布时，用卫生纸擦净肛门后，再用温热专用毛巾擦净周围皮肤。

十三、床上使用便器操作流程

(一) 流程

1. 养老护理员洗手、戴手套、戴口罩。
2. 备齐无破损并衬有布垫的便盆、卫生纸、尿布、废报纸等用品移至床旁。
3. 向老年人解释目的，取得配合。
4. 协助老年人脱裤至膝部，将老年人两腿屈膝，肢体活动障碍者用软枕支托老年人膝下。
5. 养老护理员一只手臂托在老年人双膝下，抬起老年人的腰及骶尾部，另一只手将便盆放置在老年人的臀下，开口处朝向足部，用尿布遮盖下身，以保护隐私和保暖。
6. 老年人排便后，为老年人擦干净，养老护理员一只手臂托在老年人双膝下，抬起老年人的腰及骶尾部，另一只手取出便盆，用废报纸遮盖放在床边，用温水为老年人擦净会阴部。
7. 整理床单位，恢复老年人舒适体位，将便盆送入卫生间清洗干净放回原位，按规定处理污染物。
8. 养老护理员洗手消毒，开窗通气，保持病室空气新鲜。

(二) 注意事项

1. 操作前注意检查便器质量，禁用破损便器。
2. 为老年人放、取便器时，必须抬起老年人臀部，以防损伤皮肤。
3. 便后观察大小便的性状，如有异常及时报告分管护士或医生。

第三节 护理员技能操作考核评分标准

见表 7-1～表 7-13。

表 7-1 铺备用床

目的（5分）	保持病室整洁、美观、准备接受新入院老年人。
评估（10分）	1. 检查床部件有无损坏、松动。 2. 选择大小合适的床单、被套。 3. 根据季节增减被褥。
准备（5分）	1. 环境：病室内无老年人进行治疗和进餐。 2. 用物：床垫、棉胎或空调被、枕芯、床单、被套、枕套、护理车。
流程（60分）	1. 移开床旁桌、床旁椅，必要时翻转床垫。（5分） 2. 铺床单：（20分） （1）将床单中缝对齐床中线后散开。 （2）铺近侧床头、床尾床单。 （3）中部拉紧塞于床垫下。 （4）同法铺对侧床单。 3. 套被套：（25分） （1）将被套中缝对齐床中线后散开。 （2）打开被套上层至1/3处。 （3）放入"S"形折叠的棉胎。 （4）展开棉胎，平铺于被套内。 （5）盖被上缘平床头，两侧边缘内折平床沿，尾端塞于床垫下或内折平床尾。 4. 套枕套：（5分） （1）拍松枕芯，套上枕套。 （2）放置于床头。 5. 移回床旁桌、椅。（5分）
注意事项（5分）	操作中要注意节力原则。
评价（15分）	1. 床单平紧。 2. 棉胎与被套吻合好，被头充实，盖被平整，两边内折对称。 3. 枕头平整充实。

表 7-2 卧床老年人更换床单

目的（5分）	1. 保持病床清洁、干燥。保持病房整洁、美观。 2. 促进老年人舒适，预防压疮等并发症。
评估（10分）	1. 老年人的病情，有无活动限制，是否需要便器及更换衣裤。 2. 床单位的清洁程度，床栏是否固定良好，环境是否安全以及病室温度等。 3. 评估老年人的心理反应及理解程度，解释操作的目的。
准备（5分）	1. 护理员：必要时戴手套。 2. 老年人：必要时协助排泄。 3. 环境：病室内无老年人进行治疗和进餐。酌情关门、窗，调节室温。遮挡老年人，注意保护隐私。 4. 用物：床单、中单、橡胶单、被套、枕套、床刷及毛巾套、衣裤（必要时）、护理车。

续表

流程（60分）	1. 移开床旁桌椅，放平床头、床尾支架。（2分） 2. 铺近侧床单：（13分） （1）移枕于对侧，协助老年人翻身，背对护理员。 （2）松近侧各单。 （3）将中单卷起塞于老年人身下，橡胶单去尘后搭在老年人身上。 （4）将床单卷起塞于老年人身下，床垫去尘。 （5）清洁床单中线与床中线对齐，对侧1/2塞于污床单下。 （6）铺近侧床单。 （7）放平橡胶单，铺中单，对侧1/2塞于老年人身下。 3. 铺对侧床单：（12分） （1）移枕于近侧，协助老年人翻身，面对护理员。 （2）撤污中单，橡胶单去尘后搭在老年人身上，撤污床单，床垫去尘。 （3）依次将床单、橡胶单、中单拉平铺好。 4. 套被套：（22分） （1）移枕至床头中央，帮助老年人仰卧。 （2）使清洁被套正面在外铺盖被上，打开下1/3。 （3）将棉胎在污被套折成"S"形。 （4）取出棉胎置于清洁被单下1/3处。 （5）使棉胎与被套吻合。 （6）撤出污被套。 （7）尾端塞于床垫下或内折平床尾。 5. 套枕套：（5分） （1）一手托起老年人头颈部，另一手取出枕头。 （2）撤去污枕套，套上清洁枕套。 （3）将枕套置于老年人头下。 6. 安置老年人。（2分） 7. 移回床旁桌椅，开窗通风。（2分） 8. 终末处理。（2分）
注意事项（5分）	1. 协助老年人翻身时，不得有拖、拉、推等动作。 2. 操作中要注意节力原则。动作轻柔、幅度小，避免灰尘飞扬。 3. 中单要遮盖橡胶单，避免橡胶单与老年人皮肤直接接触。 4. 操作中注意观察病情、保暖以及保护老年人隐私。
评价（15分）	1. 注意老年人保暖、安全、舒适。 2. 老年人理解操作目的，配合操作。

表 7-3 床上擦浴

目的（5分）	1. 维持皮肤清洁。 2. 促进血液循环，活动肢体，预防并发症。 3. 观察老年人的皮肤情况。
评估（10分）	1. 老年人的病情、自理能力、皮肤卫生情况等。 2. 老年人的清洁习惯、水温、护肤用品等，对清洁知识的了解程度。 3. 老年人的心理反应及理解程度，讲解操作的目的。
准备（5分）	1. 护理员：戴手套（必要时）。 2. 老年人：必要时协助排便。 3. 环境：关闭门窗，调节室温，遮挡老年人。 4. 用物：脸盆（2个）、水桶（2个）、热水、浴巾、毛巾（3条）、香皂、梳子、护肤用品、清洁衣裤、必要时备小剪刀、外用药、松节油、液状石蜡、棉签、纱布、弯盘、被服等。
流程（60分）	1. 洗脸及颈部：(4分) 头颈下垫浴巾，清水洗脸（先洗眼部）及颈部。 2. 洗上身：(30分) （1）脱近侧衣袖，下垫浴巾，擦洗上肢。 （2）同法擦洗对侧上肢。 （3）擦洗胸部、腹部、后项、背部。 （4）涂擦护肤用品，必要时50%乙醇按摩受压部位。 （5）穿洁净上衣。 （6）浸泡双手并擦干。 3. 换水、盆、毛巾，擦洗会阴部及会阴冲洗。(5分) 4. 换水、盆、毛巾，洗下肢(15分) （1）脱近侧裤腿，肢体下垫浴巾，洗下肢。 （2）同法洗对侧。 （3）涂擦护肤用品，穿清洁裤。 （4）浸泡双脚并擦干。 5. 梳头，酌情修剪指甲，更换床单和被套。(2分) 6. 安置老年人。(2分) 7. 终末处理。(2分)
注意事项（5分）	1. 掌握毛巾使用的步骤和手法。 2. 注意观察老年人的情况、皮肤，注意保暖，擦洗动作敏捷、轻柔，翻动和暴露老年人少。如老年人出现不适，立即停止擦浴，并及时告知医生、护士给予处理。 3. 注意耳后及皮肤皱褶处擦洗干净。 4. 肢体有疾患时，先脱健侧衣裤后脱患侧，穿时反之。 5. 操作注意节力原则。
评价（15分）	1. 擦洗干净，注意老年人保暖，翻动和暴露少。 2. 注意观察，老年人感觉舒适。 3. 未沾湿被褥。 4. 运用节力原则。

表 7-4 床上洗头

目的（5分）	1. 保持头发清洁。 2. 促进头部血液循环。 3. 使老年人舒适、美观，促进身心健康。
评估（10分）	1. 老年人的病情、自理能力、头发卫生情况，有无虱、虮及头皮损伤情况等。 2. 老年人习惯使用的水温、洗发液。 3. 老年人的心理反应及理解程度，讲解操作的目的。
准备（5分）	1. 护理员：修剪指甲。 2. 老年人：必要时协助排便。 3. 环境：移开床旁桌椅，关门窗，调节室温。 4. 用物：脸盆、水桶（2个）、热水、浴巾、毛巾、洗发液、梳子、橡胶单、棉球、纱布、别针、电吹风等。
流程（60分）	1. 准备：(15分) (1) 解开领口，向内反折衣领，毛巾围于颈部，别针固定。 (2) 老年人斜角躺于床上。铺橡胶单、浴巾于枕头上，并置于肩颈下。 2. 洗头：(20分) (1) 棉球塞两耳，纱布遮盖双眼。 (2) 湿润头发。 (3) 涂洗发液，反复揉搓。 (4) 冲洗干净。 3. 洗发后处理：(16分) (1) 用颈部毛巾包裹头发，取出棉球，去掉纱布。 (2) 移枕于床头，协助老年人卧于床中央，擦干面部，涂护肤油，吹干头发。 (3) 撤橡胶单、浴巾。 (4) 梳理头发。 4. 安置老年人。(5分) 5. 移回床头桌椅。(2分) 6. 终末处理。(2分)
注意事项（5分）	1. 密切观察老年人情况，出现异常立即停止，并及时告知医生和护士。 2. 注意室温、水温，及时擦干头发，防止受凉。 3. 洗发时用指腹按摩头皮，避免指甲接触头皮。 4. 避免沾湿衣服和床铺。 5. 操作时注意节力原则。
评价（15分）	1. 老年人安全，感觉舒适。 2. 未沾湿衣服和床铺。 3. 运用节力原则。

表7-5 协助老年人穿衣、脱衣

目的：(5分)	协助不能自理的老年人及半身麻痹的老年人穿、脱衣服，使老年人穿戴整齐，感觉舒适。
评估（10分）	1. 老年人的清洁习惯、自理能力、衣服的卫生状况等。 2. 老年人的心理反应及理解能力，讲解操作的目的。
准备（10分）	1. 物品准备（5分）：清洁干燥、大小适中、厚薄适宜的衣裤若干。 2. 环境的准备（5分）：根据季节关门窗，调节室温，以22～26℃为宜。帮助老年人穿开襟衣服。
流程（60分）	穿开衫法1 1. 向老年人解释，以取得合作。（10分） 2. 协助老年人侧卧于健侧。（10分） 3. 护理员从袖口握住老年人患肢的手，穿患侧上肢。（10分） 4. 余下的衣服及另一袖子塞于老年人健侧身下。（10分） 5. 协助老年人翻身平卧，从身下拉出另一衣袖，穿健侧上肢。（10分） 6. 将衣服拉平，扣上纽扣、袖扣。（10分）
流程（60分）	穿开衫法2 1. 向老年人解释，以取得合作。（10分） 2. 护理员用双手分别将两侧衣领及相对应的衣摆捏合在一起，呈一字形。（10分） 3. 一手托起老年人腰部，另一手将衣服塞入老年人腰骶部。（10分） 4. 稍展开两侧袖筒，先患肢后健肢，协助老年人将上肢插入袖筒内。（10分） 5. 护理员左手抬起老年人肩颈部，另一手将衣领向上拉至颈部。（10分） 6. 拉平衣服，扣上纽扣、袖扣。（10分）
流程（60分）	穿开衫法3 1. 把身体麻痹一侧的衣服下摆压在腿下，先把袖子穿上。（15分） 2. 用健康的手从脖子后面把衣服拉到背上。（15分） 3. 再穿上健康胳膊的衣袖。（15分） 4. 拉平衣服，扣上纽扣、袖扣。（15分）
流程（60分）	穿套衫法 1. 穿套头衣服时，先认清前后面，再将一侧衣袖从袖口套头衣服套入自己的手腕处。（15分） 2. 用此手握住老年人的手腕，另一手将衣袖拉至老年人的上臂。（15分） 3. 以同样的方法穿另一侧衣袖，先患肢，后健肢。（15分） 4. 最后套入衣领，拉平衣服。（15分）
流程（60分）	穿裤子法 1. 先将两条裤管呈S形套入自己的一侧手臂。（15分） 2. 拉住老年人的脚踝处将裤管分别套入。（15分） 3. 拉住裤腰提至近臀部，稍抬高臀部拉至腰际。（15分） 4. 系好腰扣。（15分）

续表

流程（60分）	脱开襟衣服法 1. 脱开襟衣服时，协助老年人侧卧于患侧。（10分） 2. 解开纽扣，从健侧的肩膀开始，脱出健侧上肢。（15分） 3. 把脱下来的半边衣物卷到身体下面。（15分） 4. 让老年人恢复仰卧，再协助老年人卧于健侧。（10分） 5. 再脱出患侧上肢。（10分）
流程（60分）	脱套衫法 1. 脱套头衣服时，将下摆尽量向上拉至颈部。（15分） 2. 先脱健侧上肢。（15分） 3. 再脱患侧上肢。（15分） 4. 最后将领口脱出颈部。（15分）
流程（60分）	脱裤子法1 1. 协助老年人躺下，松开裤腰。（15分） 2. 双手分别拉住老年人裤腰两侧，将裤子往下脱至臀部。（15分） 3. 护理员一手轻抬老年人臀部，一手将裤子拉至臀部以下。（15分） 4. 先脱健侧裤腿，再脱患侧裤腿。（15分）
流程（60分）	脱裤子法2 1. 扶老年人站于椅边或床边。（20分） 2. 先将裤子脱至臀部以下，扶老年人坐下。（20分） 3. 先脱健侧裤管，再脱患侧裤管。（20分）
注意事项（10分）	1. 在操作前应向老年人说明操作内容，以取得老年人合作。 2. 一次性备齐用物，保证操作的连贯性。 3. 根据季节关门窗，调节好室温，以22～26℃为宜，以防老年人着凉。 4. 操作过程中动作敏捷、轻柔，尽量减少翻动和暴露，并随时关心老年人。 5. 尽量为老年人选择开襟上衣和装松紧带的裤子，按先穿在上、后穿在下的顺序摆放，便于操作。
评价（5分）	老年人理解操作目的，感觉舒适。

表7-6 压疮的预防
(一) 按摩预防

目的（5分）	为卧床老年人进行受压局部按摩及全背按摩，预防压疮的发生。
评估（10分）	1. 老年人的年龄、自理能力、营养状况、病情等。 2. 观察老年人全身及受压局部皮肤的状况。
准备（10分）	护理车、温热的50%乙醇、弯盘、滑石粉、热水、毛巾、浴巾、翻身卡、海绵垫（或气垫床）。

续表

流程（60分）	1. 携用物至老年人床前，注意保暖，调节室温，关闭门窗。(5分) 2. 核对床号，用屏风或围巾遮挡老年人，做好解释工作。(5分) 3. 掀开盖被，协助侧卧位，暴露受压部位，用温湿毛巾擦净局部皮肤。(5分) 4. 按摩：①受压局部按摩：用手掌大、小鱼际肌向心按摩（3~5分钟/次），或用拇指指腹做环状动作向外按摩（5~10分钟/次）。(10分) ②全背按摩：用大、小鱼际肌蘸温热的50%乙醇进行按摩，顺序为：臀上方沿脊柱旁向上按摩肩部转向下至臀部（2遍）。再用拇指指腹蘸50%乙醇进行按摩，顺序为：从骶尾部沿脊柱按摩至第七颈椎处（2遍）。按上述方法再用滑石粉进行按摩。(15分) 5. 观察全身及局部受压情况。(5分) 6. 根据情况采取适宜的支垫方法，以保护骨隆突处，协助老年人取舒适卧位。(5分) 7. 整理床单位，保持干燥、平整、清洁、无渣屑。(5分) 8. 整理用物，记录翻身卡。(5分)
注意事项（5分）	翻身时避免拖、拉、推动作，注意保暖及保护老年人隐私。
评价（10分）	1. 按摩时力量适中，顺序正确。 2. 保持老年人隐私，老年人感觉舒适。

（二）更换卧位预防

目的（5分）	协助老年人更换卧位，预防压疮发生，使老年人感觉舒适。
准备（5分）	护理员服装整齐，必要时修剪指甲。护理垫若干。
评估（10分）	1. 老年人的病情、自理能力及皮肤受压情况。 2. 老年人的心理反应及理解程度，讲解操作的目的。
流程（60分）	一人翻身侧卧法 1. 向老年人解释以取得合作。(5分) 2. 掀开床尾盖被，将老年人双手放于腹部，并将老年人移向护理员近侧。(10分) 3. 帮助老年人双腿屈曲，护理员一手扶老年人肩部，另一手紧扶老年人膝部，轻轻将老年人翻向一侧，使老年人背靠自己。(10分) 4. 将上面的腿弯曲，下面的腿伸直。(10分) 5. 两手臂屈肘，将下侧手臂放于枕上，上侧手臂放于胸前。(10分) 6. 老年人背部、手与胸之间、两腿间垫枕头或护理垫以保持姿势稳定与受压。(10分) 7. 整理床单位。(5分)

续表

流程（60分）	二人扶助翻身侧卧法 1. 向老年人解释以取得合作。（5分） 2. 老年人仰卧，两手放于腹部，两腿屈曲。（5分） 3. 护理员两人站在床的同一侧，一人托住老年人的肩部和腰部，另一人托住臀部和膝下，两人同时将老年人抬起移向自己，再分别扶托肩、背、腰、膝部位轻推，使老年人转向对侧。（15分） 4. 将上面的腿弯曲，下面的腿伸直。（10分） 5. 两手臂屈肘，将下侧手臂放于枕上，上侧手臂放于胸前。（10分） 6. 在老年人背部、手与胸之间、两腿间垫枕头或护理垫以保持姿势稳定与受压。（10分） 7. 整理床单位。（5分）
流程（60分）	侧卧更换仰卧位 1. 向老年人解释以取得合作。（10分） 2. 掀开床尾盖被，撤除靠垫。（10分） 3. 护理员一手扶肩，另一手紧扶老年人膝部，轻轻把老年人翻向仰卧并移老年人至床中间。（20分） 4. 老年人两手臂放于身体两侧，两腿伸直或按需屈曲。（10分） 5. 整理床单位。（10分）
注意事项（10分）	1. 翻身时避免拖、拉、推动作，不可将老年人直接卧于橡皮单上。 2. 翻身间隔时间应视皮肤受压情况而定，不可呆板定时。 3. 使用护理垫要加套。 4. 不使用破损便器，床上使用便器严禁硬塞、硬拉，应抬起臀部送取便器。 5. 翻身时，若老年人身上有各类导管，应先将导管安置稳妥，翻身后再检查各导管有否扭曲，注意保持通畅。
评价（10分）	1. 翻身方法正确，动作轻柔，老年人感觉舒适。 2. 卧位姿势稳定，不受压。 3. 注意保暖，预防着凉。

表7-7 床上使用便盆

目的（5分）	协助长期卧床老年人进行床上排便。
评估（10分）	1. 老年人的病情及自理程度。 2. 解释注意事项、方法，取得配合。
准备（5分）	便盆、便盆巾、屏风。
流程（60分）	1. 盖上便巾，携便盆至老年人床边，向老年人解释，取得老年人合作。（5分） 2. 帮助老年人脱裤，屈曲双膝。（10分） 3. 护理人员一手托住老年人的腰部，同时让老年人抬高臀部，另一手将便器送入臀下，将会阴部遮挡，扁平端向着老年人的头部，盖好被子。（15分）

	4. 不能抬高臀部的老年人，可先帮助侧卧，放置便盆后，护理员一手扶住便盆，另一手帮助老年人恢复平卧位。(15分) 5. 护理员站在屏风外等待呼唤。(5分) 6. 排便完毕，帮助老年人擦净肛门及周围，盖上便巾，取走便盆，撤去屏风，开窗换气。(10分)
注意事项（10分）	1. 使用便器前，先检查便器边缘有无破损，天冷时可用热水温热便器并擦拭干。 2. 操作时动作要轻巧，避免拖、拉、拽，以免便器边缘损伤老年人皮肤。 3. 观察二便情况，有异常及时与医务人员联系。 4. 冬季注意保暖。
评估（10分）	1. 老年人安全、保暖。 2. 达到操作目的。 3. 老年人理解操作方法，配合操作。 4. 能发现二便的变化及异常情况。

表7-8　开塞露通便法

目的（5分）	正确使用开塞露通便，减轻老年人的不适。
评估（10分）	1. 老年人的心理状态及自理程度。 2. 老年人的排便习惯。 3. 解释目的、注意事项。
准备（5分）	开塞露、手纸。
流程（60分）	1. 向老年人解释使用开塞露的目的和方法，取得老年人的合作。(5分) 2. 协助老年人取左侧卧位，脱裤，右腿前屈，露出臀部为宜。(10分) 3. 去掉开塞露帽，挤出少量液体，使之润滑。(10分) 4. 嘱老年人慢慢呼吸，同时左手将老年人的肛门撑开，右手持开塞露沿直肠壁插入肛门，用力将药液一次性挤入直肠。(10分) 5. 缓慢拔出开塞露，用手纸按压肛门5分钟，嘱老年人尽量保留药液10分钟左右。(10分) 6. 协助老年人穿好裤子。(5分) 7. 老年人有便意后，扶老年人入厕排泄，不能起床的老年人提供便器，协助老年人床上排泄。(10分)
注意事项（10分）	1. 保护老年人自尊，尽量少暴露老年人。 2. 老年人体位取侧卧位，药液在直肠内保留时间充分。 3. 正确记录使用后的效果。
评价（10分）	1. 达到操作目的。 2. 老年人理解操作方法，配合操作。

表 7-9 轮椅的使用

目的（5分）	轮椅用于保证老年人移动顺利和活动安全。
评估（10分）	1. 老年人的健康状况。 2. 选择合适的轮椅种类，检查轮椅各种部件是否完好安全。 3. 解释目的，注意事项。
准备（5分）	1. 老年人：了解操作目的，并做好准备（衣裤、鞋袜穿戴妥当）。 2. 用物：合适的轮椅。 3. 环境：居室地面保持清洁、干燥。
流程（60分）	1. 携用物至床旁，解释操作目的、注意事项以取得老年人配合。（5分） 2. 移开床头柜，床尾移至无妨碍处。（5分） 3. 摇高床头，并将老年人的盖被扇形折叠于床尾。轮椅放置床尾，收起轮椅足踏板，并固定双轮，防止轮椅滑动。（5分） 4. 护理员站于老年人右侧床头，双脚朝床尾，一前一后分开，然后一手置于老年人颈肩处，另一手置于老年人左膝外上侧，协助老年人坐于床缘。（5分） 5. 让老年人手掌撑住床褥，维持坐姿，护理员帮助老年人穿上外套及鞋。（5分） 6. 护理员面对老年人双脚分开站立，让老年人双手放在护理员的两肩上，护理员的两手扶住老年人的腰部或腋下，双脚和双膝抵住老年人双脚和双膝的外侧，将老年人的膝关节抵住，协助老年人下床。（5分） 7. 协助老年人转身，使老年人坐入轮椅中，手扶轮椅扶手，身体坐于轮椅的中间，两侧有一定的活动空间，身体背部向后靠，放好轮椅足踏板。根据季节用被单覆盖老年人双腿。（5分） 8. 老年人返回居室后，将轮椅推至床尾，取下盖被，脱下外套及鞋。（5分） 9. 面对老年人双脚分开站立，让老年人双手放在护理员的两肩上，护理员的两手扶住老年人的腰部或腋下，双脚和双膝抵住老年人双脚和双膝的外侧，将老年人的膝关节抵住，扶住老年人站起。（5分） 10. 协助老年人转身，并协助老年人坐于床缘。站于老年人右侧床头，双脚朝向床尾，一前一后分开，一手置于老年人颈肩处，另一手置于老年人膝下，协助老年人卧于床中，协助老年人躺卧舒适，并观察老年人的全身反应。（10分） 11. 整理用物，放回原处。（5分）
注意事项（15分）	1. 用轮椅前必须检查轮椅各部件的性能及安全。 2. 乘坐的轮椅必须舒适，大小要适合老年人的需要，座位要有软垫，避免臀部受压。座位宽度以坐稳后与扶手间有2指宽的距离为宜。 3. 搁脚板高低以足踏在板上，大腿呈水平位为宜。 4. 老年人坐轮椅在欲起立时或坐前，应先将轮椅的闸刹住。轮椅闸的性能要好，防止轮椅滑动。 5. 推乘坐轮椅的老年人下坡时，应倒行，确保老年人安全。 6. 长期坐轮椅的老年人，要防止压疮的发生。 7. 对身体不能保持平衡的老年人，乘坐轮椅时要使用保护带，防止老年人跌伤。
评价（5分）	1. 老年人能够了解使用轮椅的目的，并能配合。 2. 准备充分，目的明确。 3. 操作达到预期目的。

表 7-10 老年人搬移

(一) 一人协助老年人移向床头法

目的（5分）	协助已滑向床尾而不能自己移动的老年人移向床头，使老年人感到舒适。
评估（10分）	1. 老年人的健康状况，适用于病情许可、四肢肌力正常的老年人。 2. 解释目的、注意事项。
准备（5分）	老年人：了解操作目的。
流程（60分）	1. 解释操作目的、注意事项以取得老年人配合。（10分） 2. 站于老年人右侧，放平床头。（5分） 3. 老年人取仰卧屈膝位，托起老年人头部，抽出枕头横立于床头。（10分） 4. 两脚适当分开，靠近老年人床侧，一手伸入老年人肩下，另一手伸入臀部或大腿后面，在抬起老年人的同时，嘱老年人两手抓住床头栏杆，用双脚蹬踩床面，这时可得到大小相等、方向相反的反作用力，使老年人身体移向床头。（20分） 5. 将枕头放回于老年人头下，按需摇起床头。（5分） 6. 整理床单位，协助老年人取舒适卧位。（10分）
注意事项（15分）	1. 不可拖拉，要在抬起老年人身体的基础上进行，注意保护好老年人的皮肤。 2. 搬移过程中应注意保暖，加强对老年人的观察。 3. 操作轻稳、节力，忌使用蛮力。 4. 应利用自己重心的移动来搬运老年人，搬运时应两脚分开，形成较大的支撑面，将老年人身体尽量靠向自己，以达省力之目的。而非单纯依靠上肢或腰腹的力量。 5. 在无特殊治疗、护理要求时，搬移后的体位应尽量使老年人舒适。
评价（5分）	1. 老年人能够了解操作目的，并能配合。 2. 准备充分，目的明确。 3. 操作达到预期目的。

(二) 二人协助老年人移向床头法

目的（5分）	协助已滑向床尾而不能自己移动的老年人移向床头，使老年人感到舒适。
评估（10分）	1. 老年人的健康状况，适用于完全没有向上移动能力的老年人。 2. 解释目的、注意事项。
准备（5分）	老年人：了解操作目的。
流程（60分）	1. 解释操作目的、注意事项，以取得老年人配合。（10分） 2. 放平床头，老年人取仰卧屈膝位，托起老年人头部，抽出枕头横立于床头。（10分） 3. 护理员分立于床的两侧，对称地托住老年人肩部、臀部；也可一人托老年人的肩、腰部，另一人托老年人的臀部、腘窝部。两人同时用力抬起老年人移向床头。（20分） 4. 将枕头放回于老年人头下，按需摇起床头。（10分） 5. 整理床单位，协助老年人取舒适卧位。（10分）

续表

注意事项（15分）	1. 不可拖拉，要在抬起老年人身体的基础上进行，注意保护好老年人的皮肤。 2. 搬移过程中应注意保暖，加强对老年人的观察。 3. 操作轻稳、节力，忌使用蛮力。 4. 应利用自己重心的移动来搬运老年人，搬运时应两脚分开，形成较大的支撑面，将老年人身体尽量靠向自己，以达省力之目的。而非单纯依靠上肢或腰腹的力量。 5. 在无特殊治疗、护理要求时，搬移后的体位应尽量使老年人舒适。
评价（5分）	1. 老年人能够了解操作目的，并能配合。 2. 准备充分，目的明确。 3. 操作达到预期目的。

（三）一人协助老年人移向床边法

目的（5分）	协助无法自行移动的老年人移至床边。
评估（10分）	1. 老年人的健康状况。 2. 解释目的、注意事项。
准备（5分）	老年人：了解操作目的。
流程（60分）	1. 解释操作目的、注意事项，以取得老年人配合。（10分） 2. 站于老年人右侧，将枕头放于老年人双肩下。（10分） 3. 拉住靠身边的枕头往床沿拉，使老年人靠于床边，但须防止老年人坠床。（10分） 4. 双手放于老年人的双膝下，将老年人移于床边。（20分） 5. 整理床单位，协助老年人取舒适卧位。（10分）
注意事项（15分）	1. 不可拖拉，要在抬起老年人身体的基础上进行，注意保护好老年人的皮肤。 2. 搬移过程中应注意保暖，加强对老年人的观察。 3. 操作轻稳、节力，忌使用蛮力。 4. 应利用自己重心的移动来搬运老年人，搬运时应两脚分开，形成较大的支撑面，将老年人身体尽量靠向自己，以达省力之目的。而非单纯依靠上肢或腰腹的力量。 5. 在无特殊治疗、护理要求时，搬移后的体位应尽量使老年人舒适。
评价（5分）	1. 老年人能够了解操作目的，并能配合。 2. 准备充分，目的明确。 3. 操作达到预期目的。

（四）二人协助老年人移向床边法

目的（5分）	协助无法自行移动的老年人移至床边。
评估（10分）	1. 老年人的健康状况。 2. 解释目的、注意事项。

续表

准备（5分）	老年人：了解操作目的。
流程（60分）	1. 解释操作目的、注意事项，以取得老年人配合。（10分） 2. 放平床头，老年人取仰卧屈膝位。护理员立于床的同侧，双脚前后分开，并髋部下移，弯曲膝盖，并保持背部平直。（20分） 3. 一人托肩、颈部和腰部，另一人托起老年人臀部和腘窝部，两人同时用力将老年人抬起移近床缘。（20分） 4. 整理床单位，协助老年人取舒适卧位。（10分）
注意事项（15分）	1. 不可拖拉，要在抬起老年人身体的基础上进行，注意保护好老年人的皮肤。 2. 搬移过程中应注意保暖，加强对老年人的观察。 3. 操作轻稳、节力，忌使用蛮力。 4. 应利用自己重心的移动来搬运老年人，搬运时应两脚分开，形成较大的支撑面，将老年人身体尽量靠向自己，以达省力之目的。而非单纯依靠上肢或腰腹的力量。 5. 在无特殊治疗、护理要求时，搬移后的体位应尽量使老年人舒适。
评价（5分）	1. 老年人能够了解操作目的，并能配合。 2. 准备充分，目的明确。 3. 操作达到预期目的。

表7-11 轮椅搬运

（一）一人协助的扶抱转移

目的（5分）	运送不能行走、有一定躯干控制能力、下肢有部分支撑能力、体重较轻的老年人。
评估（10分）	1. 老年人的健康状况，适合能站立的老年人。 2. 解释目的、注意事项。
准备（5分）	1. 用物：合适的轮椅，根据季节备毛毯。 2. 老年人：了解操作目的。
流程（60分）	1. 解释操作目的、操作手法，以取得老年人配合，按需给老年人便器。（10分） 2. 移开床头柜和床尾椅，推轮椅至床旁合适位置，将轮椅固定，并将轮椅足踏板收起。（10分） 3. 掀开盖被，协助老年人穿衣，并将老年人的盖被扇形折叠于床尾。（5分） 4. 站于床头，双脚朝向床尾，一前一后分开，一手置于老年人肩颈下，另一手置于老年人膝上，重心由前脚移向后脚，协助老年人坐于床缘。（10分） 5. 让老年人以手掌支撑床边，维持坐姿，协助其穿上鞋。（5分） 6. 让老年人两手放在护理员的两肩上，护理员两手扶住老年人的腰部或腋下，双脚和双膝抵住老年人的双脚和双膝，协助老年人下床。（10分） 7. 协助老年人转身，使老年人坐入轮椅中。（5分） 8. 协助老年人调整坐姿，放好轮椅足踏板，按季节盖好毛毯，使老年人舒适地坐于轮椅上。（5分）

续表

注意事项（15分）	1. 选择合适的轮椅，使用前检查各部件是否完好安全。 2. 协助老年人上下轮椅时，应先翻起脚踏板。 3. 推轮椅下坡时，护理员应站在下坡的前面，背对着下坡方向，老年人面对着上坡的方向，护理员握住轮椅扶手，慢慢地倒走直至平地。过门槛时护理员用力压住轮椅扶手，使轮椅的前轮翘起，后轮着地，以后轮为支撑点慢慢向前推，当前轮过了门槛时，放下前轮，将后轮提起，以前轮为支撑点慢慢地向前推，直至后轮过门槛。 4. 牢记一慢一快：老年人改变体位的过程宜缓慢，而搬运过程宜迅速。 5. 搬运过程中注意保暖，并注意观察老年人有无不适。
评价（5分）	1. 老年人能够了解操作目的，并能配合。 2. 准备充分，目的明确。 3. 操作达到预期目的。

（二）二人协助搬运

目的（5分）	运送不能行走、有一定躯干控制能力、下肢有部分支撑能力、体重较轻的老年人。
评估（10分）	1. 老年人的健康状况，适合无法自主移动的老年人。 2. 解释目的、注意事项。
准备（5分）	1. 用物：合适的轮椅，根据季节备毛毯。 2. 老年人：了解操作目的。
流程（60分）	1. 解释操作目的、操作手法，以取得老年人配合，按需给老年人便器。（10分） 2. 移开床头柜和床尾椅，推轮椅至床旁合适位置，将轮椅固定，并将轮椅足踏板收起。（10分） 3. 掀开盖被，协助老年人穿衣，帮助老年人取坐位，面向床尾，躯干前屈，两臂自然放于双腿部。（10分） 4. 将轮椅置于床边，一人站在老年人背后，双手从老年人腋下穿过，抓住老年人前臂，呈环抱前胸状，并夹紧其胸廓下部。另一人站在老年人脚部，双脚前后站立，一手托住老年人大腿，另一手托住老年人小腿。（10分） 5. 同时用力抬起老年人，稍转身将老年人放于轮椅上。（5分） 6. 放回轮椅足踏板，按季节盖好毛毯，使老年人舒适地坐于轮椅上。（5分） 7. 整理床单位，将盖被呈扇形折叠于床尾。（10分）
注意事项（15分）	1. 选择合适的轮椅，使用前检查各部件是否完好安全。 2. 协助老年人上下轮椅时，应先翻起脚踏板。 3. 推轮椅下坡时，护理员应站在下坡的前面，背对着下坡方向，老年人面对着上坡的方向，护理员握住轮椅扶手，慢慢地倒走直至到平地。过门槛时护理员用力压住轮椅扶手，使轮椅的前轮翘起，后轮着地，以后轮为支撑点慢慢向前推，当前轮过了门槛时，放下前轮，将后轮提起，以前轮为支撑点慢慢地向前推，直至后轮过门槛。 4. 牢记一慢一快：老年人改变体位的过程宜缓慢，而搬运过程宜迅速。 5. 搬运过程中注意保暖，并注意观察老年人有无不适。

评价（5分）	1. 老年人能够了解操作目的，并能配合。 2. 准备充分，目的明确。 3. 操作达到预期目的。

表 7-12 平车、担架搬运
（一）挪动法

目的（5分）	运送不能起床的老年人。
评估（10分）	1. 老年人的健康状况，适合能在床上活动的老年人。 2. 解释目的、注意事项。
准备（5分）	1. 用物：有上下活动安全栏的平车或担架，上置被单和橡皮单包好的垫子、枕头、盖被。 2. 老年人：了解操作目的。
流程（60分）	1. 解释操作目的，以取得老年人配合，按需给老年人排便。（5分） 2. 移开床头柜和床尾椅至无妨碍处，将平车或担架抬至床旁合适位置，平车紧靠床边与床平行，并将平车调整与床同高度。（10分） 3. 掀开盖被，协助老年人穿衣，并将老年人的盖被扇形折叠于床尾。（5分） 4. 协助老年人先将脚移至床缘，再抬高臀部，将身体移近床缘。（5分） 5. 站于床头，两手置于老年人肩下，将老年人的头及枕头一起移近床缘。（10分） 6. 协助老年人先将脚移至平车上，再抬高臀部，将身体移至平车上。（10分） 7. 站于床头，两手置于老年人肩下，将老年人的头及枕头一起移至平车上；从平车返回床时，次序相反。（10分） 8. 盖好盖被，协助老年人取舒适卧位。（5分）
注意事项（15分）	1. 使用前检查平车、担架各部件是否完好安全。 2. 在挪动前，一定要将平车闸关好，锁定于床旁，防止平车滑动而引起老年人坠地等事件发生，护理员应抵住平车靠床外侧，使平车与床之间无空隙，便于老年人挪移。 3. 搬运过程中注意保暖，并确保老年人安全，老年人要躺在平车或担架中央。 4. 平车推行时，老年人头部应躺在大轮子一侧。推行过程中速度不宜过快。上坡时平车大轮端在前，下坡时平车大轮端在后，使老年人的头部始终处在高端，以免引起不适。 5. 搬运骨折老年人时，应在车上或担架上垫木板，先固定好骨折部位。 6. 操作轻稳、节力、忌使用蛮力。搬运时应平稳，勿摇摆。
评价（5分）	1. 老年人能够了解操作目的，并能配合。 2. 准备充分，目的明确。 3. 操作达到预期目的。

（二）一人搬运

目的（5分）	运送不能起床的老年人。
评估（10分）	1. 老年人的健康状况，适合病情许可、体重较轻的老年人。 2. 解释目的、注意事项。
准备（5分）	1. 用物：有上下活动安全栏的平车或担架，上置被单和橡皮单包好的垫子、枕头、盖被。 2. 老年人：了解操作目的。
流程（60分）	1. 解释操作目的，以取得老年人配合，按需给老年人排便。（10分） 2. 移开床头柜和床尾椅至无妨碍处，将平车或担架抬至床旁合适位置，平车大轮侧与床尾端呈20°角放置。（15分） 3. 一手自老年人腋下伸至对侧肩外侧，另一手伸入老年人股下，呈搂肩、托臀横抱姿势。嘱老年人双臂搂在护理员颈后，并用力握住双手。（15分） 4. 抱起老年人，移步轻放于平车或担架上。（10分） 5. 整理床单位，铺好暂空床。（10分）
注意事项（15分）	1. 使用前检查平车、担架各部件是否完好安全。 2. 搬运过程中注意保暖，并确保老年人安全，老年人要躺在平车或担架中央。 3. 平车推行时，老年人头部应躺在大轮子一侧。推行过程中速度不宜过快。上坡时平车大轮端在前，下坡时平车大轮端在后，使老年人的头部始终处在高端，以免引起不适。 4. 搬运骨折老年人时，应在车上或担架上垫木板，先固定好骨折部位。 5. 操作轻稳、节力、忌使用蛮力。搬运时应平稳，勿摇摆。
评价（5分）	1. 老年人能够了解操作目的，并能配合。 2. 准备充分，目的明确。 3. 操作达到预期目的。

（三）二人搬运

目的（5分）	运送不能起床的老年人。
评估（10分）	1. 老年人的健康状况，适合病情许可、体重较重的老年人。 2. 解释目的、注意事项。
准备（5分）	1. 用物：有上下活动安全栏的平车或担架，上置被单和橡皮单包好的垫子、枕头、盖被。 2. 老年人：了解操作目的。
流程（60分）	1. 解释操作目的，以取得老年人配合，按需给老年人排便。（10分） 2. 移开床头柜和床尾椅至无妨碍处，在老年人身体下铺一条中单。（10分） 3. 将平车或担架推、抬至床旁合适位置，与床平行放置，固定轮子。（30分） (1) 两名护理员面对面一人站于床侧，另一人站于平车侧并抵住平车，使平车与床之间无空隙。将老年人身下的中单卷至老年人身侧，两人各拉紧该侧中单的两头，将老年人略微抬高，移向平车，并使老年人躺卧舒适。

	(2) 两名护理员站于同侧,一人一手置于老年人头肩部,另一手置于老年人腰部。另一人一手置于老年人臀部,另一手置于老年人腘窝处,将老年人搬运至平车上。 4. 整理床单位,铺好暂空床。(10分)
注意事项(15分)	1. 使用前检查平车、担架各部件是否完好安全。 2. 两人搬运时动作必须协调一致,以免造成老年人损伤。 3. 搬运过程中注意保暖,并确保老年人安全。老年人要躺在平车或担架中央。 4. 平车推行时,老年人头部应躺在大轮子一侧,推行过程中速度不宜过快。上坡时平车大轮端在前,下坡时平车大轮端在后,使老年人的头部始终处在高端,以免引起不适。 5. 搬运骨折老年人时,应在车上或担架上垫木板,先固定好骨折部位。 6. 操作轻稳、节力、忌使用蛮力。搬运时应平稳,勿摇摆。
评价(5分)	1. 老年人能够了解操作目的,并能配合。 2. 准备充分,目的明确。 3. 操作达到预期目的。

(四)三人搬运

目的(5分)	运送不能起床的老年人。
评估(10分)	1. 老年人的健康状况,适合病情许可、体重较重的老年人。 2. 解释目的、注意事项。
准备(5分)	1. 用物:有上下活动安全栏的平车或担架,上置被单和橡皮单包好的垫子、枕头、盖被。 2. 老年人:了解操作目的。
流程(60分)	1. 解释操作目的,以取得老年人配合,按需给老年人排便。(10分) 2. 移开床头柜和床尾椅至无妨碍处,将平车靠近床尾,使平车与床呈钝角放置,固定推车轮子。(10分) 3. 将老年人的双手放在胸前。(5分) 4. 三名护理员均站立在床与平车相交之床侧。一人一手置于老年人颈肩部,另一手置于老年人背下。另一人一手置于老年人腰下,另一手置于老年人臀下。第三人一手置于老年人大腿处,另一手肘关节置于老年人足跟部。(10分) 5. 由一名护理员发令,三人同时抬起老年人,将老年人身体尽量靠向护理员,然后一起走向平车边。(5分) 6. 整理床单位,铺好暂空床。(10分) 7. 平车返回居室时,则反方向移动。(10分)
注意事项(15分)	1. 使用前检查平车、担架各部件是否完好安全。 2. 三人搬运时动作必须协调一致,以免造成老年人损伤。 3. 搬运过程中注意保暖,并确保老年人安全。老年人要躺在平车或担架中央。 4. 平车推行时,老年人头部应躺在大轮子一侧。推行过程中速度不宜过快。上坡时平车大轮端在前,下坡时平车大轮端在后,使老年人的头部始终处在高端,以免引起不适。

续表

	5. 搬运骨折老年人时，应在车上或担架上垫木板，先固定好骨折部位。 6. 操作轻稳、节力，忌使用蛮力。搬运时应平稳，勿摇摆。
评价（5分）	1. 老年人能够了解操作目的，并能配合。 2. 准备充分，目的明确。 3. 操作达到预期目的。

（五）四人搬运

目的（5分）	运送不能起床的老年人。
评估（10分）	1. 老年人的健康状况，适合病情危重或颈、腰椎骨折的老年人。 2. 解释目的、注意事项。
准备（5分）	1. 用物：有上下活动安全栏的平车或担架，上置被单和橡皮单包好的垫子、枕头、盖被。 2. 老年人：了解操作目的。
流程（60分）	1. 解释操作目的，以取得老年人配合，按需给老年人排便。（10分） 2. 移开床头柜和床尾椅至无妨碍处，将平车与床平行放置，紧靠床边。（10分） 3. 在老年人腰臀部铺大单。（10分） 4. 一人站床头端托老年人头肩部。另一人站床尾端托老年人两腿。第三人站在床侧位。第四人站于平车侧，紧抓大单。由一名护理员发令，四人合力抬起。将老年人身体尽量靠近护理员，然后一起走向平车边。（20分） 5. 整理床单位，铺好暂空床。（10分）
注意事项（15分）	1. 使用前检查平车、担架各部件是否完好安全。 2. 四人搬运时动作必须协调一致，以免造成老年人损伤。 3. 搬运过程中注意保暖，并确保老年人安全，老年人要躺在平车或担架中央。 4. 平车推行时，老年人头部应躺在大轮子一侧。推行过程中速度不宜过快。上坡时平车大轮端在前，下坡时平车大轮端在后，使老年人的头部始终处在高端，以免引起不适。 5. 搬运骨折老年人时，应在车上或担架上垫木板，先固定好骨折部位。 6. 操作轻稳、节力，忌使用蛮力。搬运时应平稳，勿摇摆。
评价（5分）	1. 老年人能够了解操作目的，并能配合。 2. 准备充分，目的明确。 3. 操作达到预期目的。

表 7-13　尸体护理

目的（5分）	1. 能正确掌握尸体护理的技巧。 2. 维持良好的尸体外观，易于辨认。 3. 安慰家属，减少其哀痛。
评估（10分）	1. 尸体清洁程度，有无伤口、引流管等。 2. 死者的宗教信仰，死者家属的要求及对死亡的态度。

续表

准备（5分）	1. 工作人员洗手、戴口罩、手套。 2. 遮挡老年人。 3. 用物：尸体鉴别卡3张、尸单、血管钳、大棉球6～7个、绷带3条、换药碗、脸盆2只、毛巾2条、温水适量、寿衣、梳子、敷料、胶布。（有伤口时）
流程（60分）	1. 根据当班医生的诊断填写尸体鉴别单。（3分） 2. 备齐物品到床边，安慰家属并劝离，用屏风遮挡死者（2分） 3. 撤去一切治疗用品，将床旁椅放于床尾。（2分） 4. 置尸体于平卧位，头部垫一枕，防止面颈间淤血，撤去盖被，留一大单或被套遮盖。（2分） 5. 用血管钳夹棉球塞口、鼻、耳、肛门、阴道，以免液体外溢，棉球不能外露，有伤口者更换敷料。（5分） 6. 盆内放入温水，用毛巾洗脸，闭合眼睛，有假牙者代为装上假牙，修剪胡须，梳理头发，必要时用四头带托起下颌。（5分） 7. 按前胸、后背、上肢的顺序擦净上身。（5分） 8. 按腹部、臀部、会阴部、下肢、双足的顺序擦净下身，必要时修剪指甲。（5分） 9. 用松节油擦净胶布痕迹。（2分） 10. 穿寿衣，尸体右手系一尸体鉴别卡。（2分） 11. 包尸单，绷带固定胸、腰、踝部。（5分） 12. 别另一尸体鉴别卡在尸单上。（2分） 13. 将平车放置床尾，使之与床尾成钝角。（2分） 14. 搬移尸体至平车上，盖好大单送太平间。（2分） 15. 将第三张尸体鉴别卡送太平间插入尸屉外。（2分） 16. 撤去污床单、被套放入护理车内。（2分） 17. 用消毒液擦拭床栏、床旁桌、椅。（3分） 18. 将床垫、棉胎、枕芯用紫外线照射消毒40～60分钟或阳光下暴晒6小时。（5分） 19. 整理清点老年人的遗物并交给家属。（2分） 20. 清理用物并放回原处。（2分）
注意事项（15分）	1. 须在医生明确诊断后才能进行尸体护理。 2. 死亡后应立即进行尸体护理，以防僵硬，也可避免对其他老年人产生不良刺激。 3. 应以严肃的态度认真进行尸体护理。良好的尸体护理是对死者的尊敬，也是对家属的安慰。 4. 如果老年人家属在场，允许家属在老年人死亡后停留一段时间向死者告别。 5. 如果家属不在场，但希望看一眼老年人的尸体，要尽可能保持死者的原样，周围环境保持清洁安静。 6. 尸体护理过程中应尊重死者及其家属的要求和民族、宗教习惯。
评价（5分）	1. 尸体整洁，姿势良好，易认。 2. 尊重死者，安慰家属，安置好同室老年人。

第八章　爱心护理院老年人康乐活动

本章重点概述

康复是爱心护理院六大功能之一。生活照料中的康复护理是护理员与医生、护士、康复专业人员配合完成康复计划，通过日常的生活活动、娱乐活动，为老年人树立自信心，营造轻松愉快的环境，提高老年人的生活质量，增加老年人的自主活动能力，帮助老年人达到预期的康复目标。

第一节　肢体康复

一、康复的定义及基础知识

1. 康复的定义　康复是综合协调地应用医学、社会、教育、职业的措施，对老年人进行训练，使其生活能力达到尽可能高的水平，减少病伤残者的社会功能障碍，使病伤残者能重新恢复健康。

2. 康复的目的和重要性　通过康复治疗和训练，达到促进生理和心理健康、最大限度地提高生活质量、适应社会、回归社会的目的。

3. 康复的分类　从康复作用的角度分为预防性康复、治疗性康复、恢复性康复。

4. 康复的方法　主要分为：物理疗法、运动疗法、作业疗法、言语疗法、心理疏导与治疗、文体治疗、中国传统治疗、康复工程。

二、老年人常用的康复作业疗法

（一）康复作业疗法的定义

作业疗法是针对老年人的功能障碍，从日常生活活动、手工操作劳动或文体活动中，选出一些针对性强、能恢复老年人功能和技巧的作业，让老年人按照指定的要求进行训练，以逐步复原或延续其功能的方法。

在自理生活方面，常选用进食、梳洗、穿衣，从床上到轮椅等活动。在手工操作方面，常选用木工、纺织、刺绣、制陶、手工艺品制作等。在文体活动方面，常选用套环、拼七巧板、书法、绘画和各种有意义的游戏等。对于活动困难者，养老护理员还要为他们制作一些有利于克服困难的自助工具。

（二）康复作业疗法的作用

作业疗法着眼于帮助老年人恢复正常、健康、有意义的生活方式和生活自理能力，使老年人掌握日常生活技能，能适应居家条件下的生活。作业疗法还能够提高老年人对外界环境的适应力，鼓励老年人积极工作、娱乐、参与社会活动等。

(三) 常用的作业疗法

1. 维持日常生活所必需的训练

训练内容包括穿衣、进餐、个人卫生、洗浴、整容等,这些日常作业是生活自理所必需的。训练老年人应用辅助器具或使用合适的家用设施,以完成日常生活活动。

2. 能创造价值的工作训练

训练内容包括木工、缝纫、机械装配、办公室作业(打字、资料分类归档)等。通过从事这种作业活动,老年人既可以取得一定报酬,又能为社会提供服务或增加精神财富和物质财富,使其具有成功感。

3. 家务活动训练

训练内容包括烹调、备餐、家具布置、居室清洁装饰、家用电器使用等,养老护理员应指导老年人如何省力。

4. 消遣性活动训练

(1) 应用手工艺活动进行治疗。如泥塑、陶器、工艺编制等,既能增强手的功能活动,又可转移对疾病的注意力,改善情绪。

(2) 组织老年人参加文娱活动,改善身心功能,促进康复。文娱项目包括旅行、舞蹈、戏剧表演、戏剧欣赏、划船、钓鱼、棋艺、书画、音乐表演、音乐欣赏等。

(3) 通过种植花草、栽培盆景、园艺设计等作业进行治疗,对恢复身体和精神均有好处。

三、日常生活活动能力(ADL)的评定

ADL 是日常生活活动能力(Activities of Daily Living)的英文缩写,指满足个体自身每日生活必需的更衣、进食、排泄、行走、洗漱等自理能力,其得分是评价是否具备生活自理能力的标志。

日常生活采用"日常生活活动能力量表",该表可以客观地评定老年人的日常生活能力和日常生活活动能力的程度,以便养老护理员给予老年人适当的照顾和护理见表 8-1。

表 8-1 日常生活活动能力量表

请在数字上圈上最合适的情况									
乘坐公共汽车	1	2	3	4	梳头、刷牙等	1	2	3	4
行走	1	2	3	4	洗衣	1	2	3	4
做饭菜	1	2	3	4	洗澡	1	2	3	4
做家务	1	2	3	4	购物	1	2	3	4
服药	1	2	3	4	定时上厕所	1	2	3	4
吃饭	1	2	3	4	打电话	1	2	3	4
穿衣	1	2	3	4	处理自己钱财	1	2	3	4

答题方法:每个问题后面的数字分别代表程度:"1"表示自己完全可以做;"2"表示自己做有困难;"3"表示需要别人帮助;"4"表示自己完全不能做,需要别人照顾。

结果评定：可按总分和单项分结果进行评定、分析。最高 56 分。＜16 分为完全正常。≥16 分说明有不同程度的功能下降。单项分 1 分为正常，2～4 分为功能下降。凡有两项以上≥3 分，或总分≥22 分，为功能有明显障碍。养老护理员应对老年人的日常活动能力进行评定，根据老年人日常生活活动能力的得分，结合实际情况，给予适量的照料。既不要盲目"包办代替"，使老年人产生过多的依赖，也不要"大松手"，使老年人过于疲劳。2～4 分为功能下降，应给予中等程度的照顾。凡有 2 项或 2 项以上≥3 分，或总分≥22 分，为功能有明显下降，应在生活上给予适当的全面的照顾。对于每一项日常生活中的操作，养老护理员应实际观察老年人能做到什么程度，老年人能自己做的尽量让他自己做，因为生活自理不仅可以延缓老年人身体的衰老，而且还能满足老年人的心理需求。

第二节 老年娱乐

一、娱乐活动和康复的关系

（一）娱乐活动的最终目的

丰富的文化娱乐活动可以增进老年人的生活情趣，充实老年人的精神生活。另外，娱乐活动可以使老年人扩大社交范围，增进自信心，更好地融入社会，真正成为社会的一员。所以说，娱乐活动的最终目的是康复。

爱心护理院要组织形式多样的老年文化娱乐项目，让老年人看电视、听音乐、打扑克、下象棋、读书看报、吹拉弹唱等，满足老年人归属与爱的需要，达到娱乐和康复的双重作用。鼓励老年人广交朋友、积极参加社会活动，使老年人身心放松，心情愉快。

（二）娱乐项目及其康复作用

见表 8-2。

表 8-2 娱乐项目及其康复作用

类别	项目内容	康复作用
艺术文化	音乐欣赏、戏剧欣赏、电影欣赏	放松身心，心理适应
收藏爱好	集邮、收藏名画、收藏喜好品	有成就感，心理适应
手工艺制作	陶艺、手工制品、养花、养鱼	手指康复，预防阿尔茨海默病
体育活动	体操、太极拳、散步、棋牌	肢体训练，增强体质，防止功能障碍
公益活动	公益宣传、参与福利事业	自我实现，社会适应
旅游	郊游、国内外旅游	增强体质，缓解压力，提高对外界环境的适应力
娱乐	卡拉OK、游戏	身心放松，缓解压力，形成良好的人际关系
居家作业疗法	手巾操、拍气球、筷子夹豆	锻炼手指灵活性，适应居家生活，提高ADL

二、体育活动

（一）老年人运动疗法的作用

1. 可以提高肌肉张力和韧带弹性，缓解疼痛并改善功能障碍。

2. 能使冠状动脉血流增加，提高肺活量，改善心肺功能。

3. 对于肢体活动有困难的老年人，适当的体育锻炼可恢复机体功能，防止废用性肢体功能障碍。

4. 可改善胃肠功能，防止肥胖，预防老年病的发生。

（二）运动时间和运动量

1. 运动时间

下午 15～17 点为最佳的运动时间，特别是运动量较大的活动。清晨冠状动脉张力高，交感神经兴奋性也较高，因此无痛性心肌缺血、心绞痛常发生在 6～12 点，其中高峰期是 6～9 点。因此，应避免早晨做运动强度较大的锻炼，清晨运动以散步、打太极拳为宜。

2. 运动量

老年人每天运动一次或几次，相加 30 分钟以上为宜。老年人要学会判断自己的运动量是否合适。如果锻炼后休息 5 分钟脉搏能恢复到正常，说明运动量合适。如果不能在 6 分钟内恢复，表示运动量过大。老年人运动期间每分钟脉搏数不超过"180 减去年龄"。如一位 70 岁的老年人，运动时的脉搏不超过 180－70＝110 次/分。有高血压、冠心病的老年人运动时最高心率不超过 120 次/分，心绞痛老年人不超过 110 次/分。运动后有微微出汗、轻微疲劳属于正常，但不应有气急、胸闷或头晕症状。

3. 老年人运动时的注意事项

（1）饭后不宜立即运动，应在饭后 2 小时进行。

（2）运动的场所选择在安静、空气新鲜的地方。

（3）锻炼时注意天气变化，夏季要防中暑，冬季要防感冒。

（4）运动时要注意安全，防止受伤。

（5）运动时要量力而行。

（6）必须坚持锻炼，持之以恒。

4. 组织老年人体育活动的内容

（1）太极拳：太极拳适合于体弱者和患高血压、冠心病、神经症、慢性胃肠疾患的老年人。经常练太极拳可调节中枢神经系统的活动，增加动作的协调性，改善心肺功能。

（2）体操：体操方法很多，主要有广播操、保健操、五禽戏等。另外，医疗体操、呼吸操、手指操、助力运动操、饭前准备操等可针对性一些慢性疾病进行功能训练。瘫痪老年人可采用被动运动、助力运动、协调放松操等，增加肢体活动能力。

（3）慢跑：适合动脉硬化、高血压病、冠心病、糖尿病和肥胖的老年人。经常慢跑能调节大脑皮层的功能，改善呼吸、消化和心脏功能。

（4）步行：步行是老年人的运动。一般有散步、快速步行和在斜坡上进行的步行。老年人应根据自己的体质和适应能力选择适当的运动量。

三、文娱活动

许多娱乐活动是以康复为目的，更多地挖掘老年人自身能力，提高老年人对生活的乐趣，增加自信，使老年人更好地融入社会，真正成为社会的一员。

（一）提高老年人对生活的信心和乐趣

日常生活的满意程度对老年人的生活有着积极的意义。养老护理员要想方设法提高老年人的生活满意度，使老年人每一项日常生活行为都变得轻松舒适。

1. 进食时选择适宜的进餐时间和场所，创造舒适的进餐环境，巧妙布置餐桌，饭前调节好心情，做好饭前准备，如做饭前准备体操、听音乐、唱歌等活动。尽可能让老年人选择自己喜欢的食谱，让老年人与家人和朋友共同进餐。这些方法都能增加老年人进食的乐趣。

2. 协助老年人排泄时，事先调节好厕所的通风、照明、温度。在排泄过程中，尊重老年人隐私，尽量使老年人自己完成排泄过程。

3. 协助老年人洗浴时，调节好室温，尽可能按老年人习惯选择洗浴方法，如盆浴、淋浴。能自己洗的部位要让其自己洗，充分发挥老年人的主观能动性，保护老年人的自尊。

4. 创造舒适的居住环境，尽量让老年人自己布置自己的房间，自己决定家具的摆放，使老年人有成功感。房间要有充足的阳光、通风良好，温度、湿度适宜，最好是能从窗口看见外面的景色。

5. 睡觉前，帮助老年人调节房间温度、亮度，选择合适的被褥，使老年人能够很快入睡。

（二）在娱乐活动中增加生活乐趣

音乐、戏剧、电影欣赏可解除压力，达到身心放松。手工艺品制作、种花、养鱼、饲养宠物可使老年人有创造感、满足感。所以要鼓励老年人保持生活的情趣，广交朋友，积极参加社会公益活动。

（三）组织娱乐活动的要点

1. 选择轻松的时间和空间

娱乐活动应在空间宽敞的环境中开展，尽量选在上午10点左右或午睡后进行。

2. 创造和谐愉快的气氛

（1）环境要和谐而富有情调，养老护理员本人的情绪热情，给老年人轻松愉快的感觉。

（2）在娱乐活动过程中，老年人是"主角"，养老护理员是"配角"，要以老年人为中心。

（3）活动中养老护理员要与老年人沟通，时刻关注老年人的感受。尤其是失败时要照顾到老年人的情绪。

（4）多人参加的娱乐活动应采取"网状式"的多边活动，而不是简单的一对一活动，要让每位老年人都参与进来。

思 考 题

1. 康复的定义是什么？
2. 康复的重要性与目的有哪些？

3. 日常生活活动能力是如何评定的？
4. 娱乐活动与康复有怎样的关系？
5. 娱乐活动与康复之间的作用是什么？

第九章 爱心护理院护理辅助器具

本章重点概述

器具辅助可以解决老年人、肢残人以及危重病老年人在日常生活中遇到的各种困难，如下床、如厕、沐浴等。可以通过各种器具帮助此类人群维持个人活动能力，协助康复锻炼，增加老年人的自主活动能力，更能够维护老年人的尊严。其次，器具的使用与护理人员关系较大，在爱心护理院护理员能够更加容易安全地完成护理操作，减轻人力，从另一种意义上说，可以通过一些器具辅助的护理代替人力，更加节约了爱心护理院的人力，这也是社会发展状态对老年护理事业推进的一种新模式。

第一节 辅助器具的作用

辅助器具在护理中的作用

1. **就寝** 方便老年人和行动不便的人群上下床，减轻护理员的工作强度。
2. **助行** 帮助老年人在室内外辅助行走、康复锻炼、安全转移等，提高老年人的自主活动，提升老年人的生活质量。
3. **沐浴** 可以为卧床或是行动不便的老年人在床上或床边完成洗头、洗浴，比较安全、老年人舒适，护理员操作便捷。
4. **康复** 各类器具的使用，都能够起到一定程度的康复锻炼，有些器具能够缓解痉挛、改善循环、恢复关节活动度、减低肌张力等作用，提高老年人对肢体恢复的信心，对老年人的康复具有很重要的作用。

第二节 辅助器具的功能

一、电动翻身护理床

见图9-1。

（一）适用人群

需要深度护理的人群。此类人群由于需要长期卧床，进行日常个人卫生清洁活动时，通常需要几位护理人员一同协助，护理难度大，这样的情况下，可以使用电动翻身床，将老年人身体向任意一边侧卧，以及为老年人做其他的生活照料等。此外，翻身床背板可以向上折起，方便老年

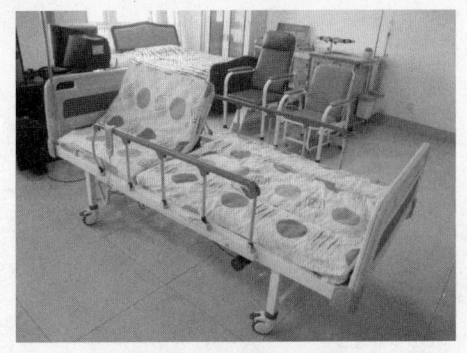

图9-1 电动翻身护理床

人的生活起居。

(二) 功能与特点

1. 电动起身功能　通过有线遥控可以在 0°~75°范围内将背部升起，方便老年人生活起居。腰臀部采用软连接，在升起的过程中老年人不易下滑。

2. 电动上曲腿功能　可以在老年人坐起时小腿上弯曲，符合人体工程原理。

3. 电动整体升降功能　可以减少护理人员弯腰次数，节力作用。

4. 电动整体前倾、后倾功能　方便护理需要的被动体位变换。

二、床边坐便器

见图 9-2。

(一) 适宜人群

只能床边活动的老年人。如危重老年人、下肢残疾或下肢骨折的老年人。

(二) 功能与特点

1. 老年人需要下床排便，而又无法去厕所排便时，可以在护理人员搀扶下转移到坐便器上便可如厕。

2. 床边坐便器的特点是安全、方便、老年人使用舒适。

3. 坐便器两边的扶手可以帮助老年人支撑重心。

4. 老年人坐立于床边坐便器上可以身体向前倾斜，增加腹压，促进排便。

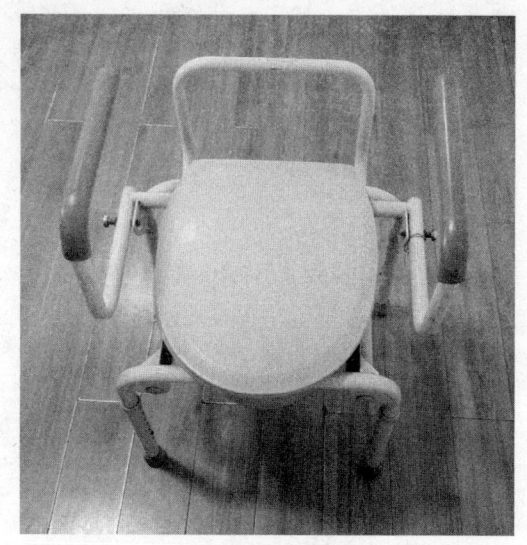

图 9-2　床边坐便器

三、简易折叠浴椅

见图 9-3。

(一) 适宜人群

可以坐立洗浴的老年人。

(二) 功能与特点

简易折叠浴椅的功能比较简单，便于坐立洗浴，特点是节约空间，易折叠，不易被老年人碰撞到，安全舒适。

四、电动站立助行器

见图 9-4。

(一) 适宜人群

腿部力量缺乏的老年人。

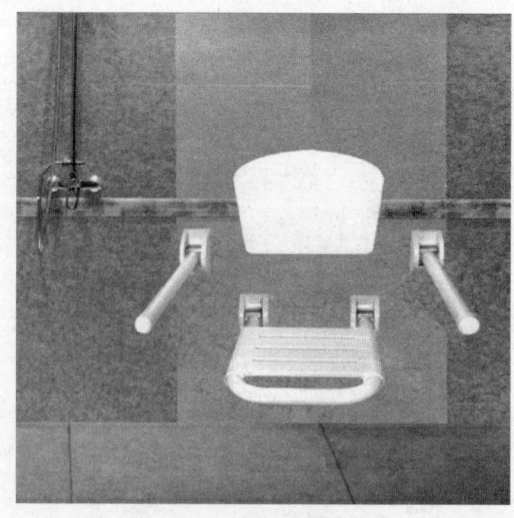

图 9-3　简易折叠浴椅

(二) 功能与特点

使用电动站立助行器可以快速、便捷地从一个地点转移到另一个地点。助行器的向前、转向、座位高低调节都通过简易的操作完成，而不需要依靠护理人员的协助，对提高老年人的活动自主性和参与性有积极地作用，能够使他们更多参与各类活动，有利于康复锻炼。当然，也要特别注意户外活动时，最好有护理人员在一旁看管，需要注意路面的平整，以免意外发生。

五、移动式沐浴推床

见图9-5。

(一) 适宜人群

移动式沐浴推床适用于长期卧床、活动能力受限的老年人。

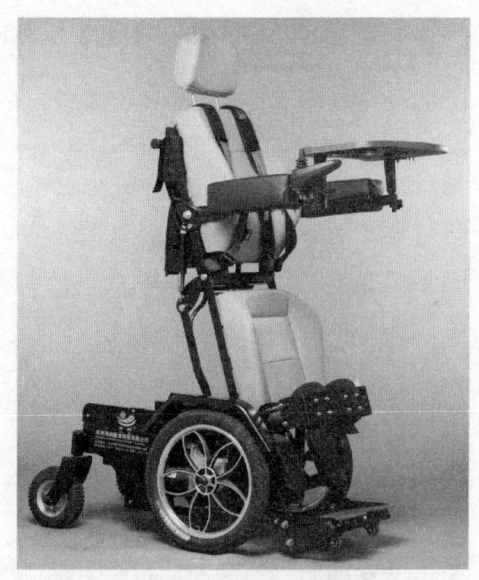

图9-4 电动站立助行器

(二) 功能与特点

1．床架可调整至水平位，调整到水平位时，便于老年人安全转运，并可以在床垫内注入少量的水用于老年人洗浴。

2．床架倾斜时利于排水和老年人安全。

3．床架周围配有护栏，护栏升起后可以自动锁定。

4．确保老年人的安全、舒适，整个洗浴过程均在护理员的视线内，避免意外伤害的发生。

5．身体卧于沐浴床上，不易造成老年人感冒。

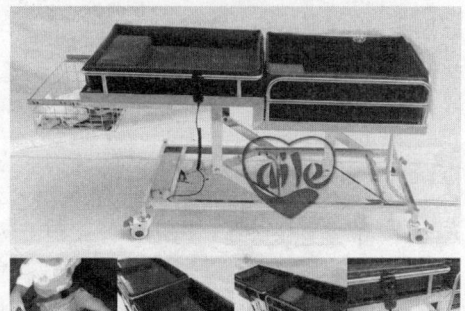

图9-5 移动式沐浴推床

六、洗头车

见图9-6。

(一) 适宜人群

洗头车适用于坐立、卧床的老年人。

(二) 功能与特点

1．可以为卧床的老年人在床上洗头。坐立的老年人坐于床边洗头。

2．洗头的整个过程均使用淋浴方式，不易造成老年人感冒。

3．不易沾湿衣服与被服，护理员操作比较方便。

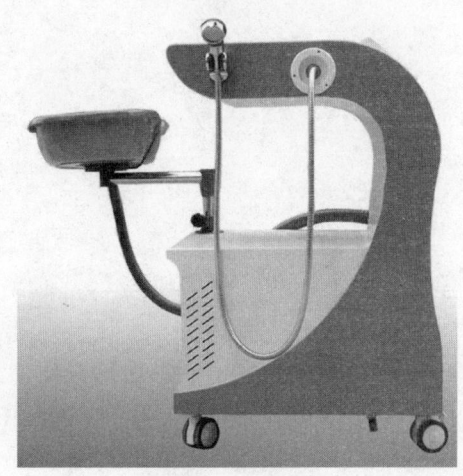

图9-6 洗头车

4. 坐立的老年人可以自己参与洗头。

5. 护理员操作比较节力。

七、电动提升转移车

见图9-7。

(一) 适宜人群

电动提升转移车适用于自主站立有困难的需要轻、中度护理的老年人。

(二) 功能与特点

1. 可以便捷地转换老年人的位置，便于如厕、就寝等。

2. 帮助老年人自主活动，进行康复锻炼，站立练习，改善血液循环，降低肌肉僵硬度。

3. 车的底盘与床面接近，方便上下床，能够通过狭小的障碍物。

4. 主要的特点是节省人力，老年人舒适。

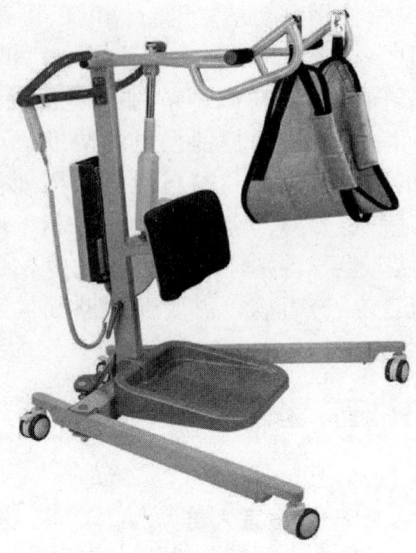

图9-7 电动提升转移车

思 考 题

1. 器具辅助在护理中具有哪些作用？
2. 电动翻身床适用于哪些人？
3. 洗头车在护理中具有什么样的功能？
4. 移动式沐浴推床的主要功能有哪些？
5. 电动提升转移车的主要功能有哪些？

第十章　养老护理员职业技能岗前培训

本章重点概述

　　岗前培训能使新入职的养老护理员消除紧张心理，克服陌生环境带来的心理障碍，尽快适应爱心护理院工作的要求，全心全意地为老年人服务，热爱本职工作，爱岗敬业，确保服务质量。

　　针对社会上一些对养老护理员工作的偏见，认为伺候老年人就是"吃喝拉撒，没出息"，使个别养老护理员从进院就有一种消极的抵抗心理，工作不积极，没有进取心，对学习护理知识缺乏兴趣，缺乏热情。针对这些问题，岗前培训更加重要。爱心养老护理员的工作是以维护和促进老年人健康，减轻痛苦、提高生命质量为目的，运用专业知识和职业技能为老年人提供日常生活照料。生活护理工作是医疗卫生事业的重要组成部分，与老年人的健康和生命安全密切相关。作为一名爱心养老护理员就要终于职守，对工作精益求精，具有良好的职业态度，浓厚的专业兴趣，高昂的工作热情，激发护理人员热爱岗位，热爱本职工作。

第一节　岗前培训目标

　　1. 培训目标　坚持养老护理员国家职业标准，按照制度化、规范化、科学化和持证上岗的原则组织养老护理员职业培训，确保培训质量。通过培训使养老护理员素质普遍得到提高，达到持证上岗的要求，逐步满足社会化养老服务的需求。通过培训，使培训对象掌握爱心护理院各项规章制度及核心制度。初级养老护理员的理论知识和操作技能，应能够独立上岗，完成初级养老护理员的各项工作。

　　2. 培训对象　男性年龄16周岁以上、55岁以下，女性年龄16周岁以上、50周岁以下，准备从事养老护理服务工作的中国公民，农村妇女富余劳动力，热爱养老护理工作，有良好的思想道德素质，有一定的学习能力和领悟能力。

　　3. 预期效果　具有初步专业化知识的养老、康复护理员队伍，可为服务对象提供更优良、更规范的服务。

　　4. 师资力量

　　(1) 从事养老护理临床工作5年以上，具有执业资格的主管护师、护师。

　　(2) 从事养老护理临床工作10年以上，具有执业资格的养老护理员技师、高级养老护理员。

　　(3) 医学院校护理专家。

第二节 岗前培训计划及考核

(一) 培训课时分配

见表 10-1。

表 10-1 培训课时分配表

序号	培训内容	课时		
		合计	理论	实操
1	养老护理员的职业标准、职业道德	3	3	0
2	爱心护理院养老护理员规章制度	3	3	0
3	养老护理员的基础知识	14	14	0
4	清洁卫生	32	10	22
5	照料睡眠	14	3	12
6	饮食照料	14	3	12
7	排泄照料	17	6	12
8	安全保护	22	6	16
9	给药	10	4	6
10	观察	10	4	6
11	消毒	10	4	6
12	冷热应用	8	2	6
13	护理记录	9	3	6
14	临终护理	14	5	6
	总课时	180	70	110

(二) 培训方式

1. 理论教学与情景模拟教学相结合。

2. 实地训练与考察。培训期间,组织受训人员进行现场技能训练,加强受训人员对相关知识与技能的认识、理解与掌握。

3. 理论教学与穿插案例相结合。

(三) 课程开设与考核方式

1. 培训方式由理论教学和实操两部分组成,理论培训时间占 40%,实操为 60%。

2. 参与培训的学员,如无其他特殊原因,都应参与每一项目的学习与考试考核。

3. 在培训的最后一日,对学员实行养老护理员理论测试与实操职业技能测试。

4. 通过考试的学员,成绩合格者安排适当的岗位。

第三节 岗前培训内容

一、养老护理工作概论

(一) 培训基本要求

通过本章节培训,使培训对象能够在初级知识的基础上,进一步了解爱心护理院的概念及规章制度,对待老年人的基本礼仪规范和工作礼仪,掌握职业道德相关知识,树立良好的职业道德,了解相关法律、法规。

(二) 培训内容

1. 爱心护理院养老护理员职业标准。
2. 爱心护理院概念及规章制度。
3. 养老模式。
4. 礼仪规范。
5. 基本规范。
6. 语言规范。
7. 姿势规范。
8. 工作礼仪。
9. 职业道德及相关法律、法规知识。
(1) 职业道德。
(2)《老年人权益保障法》。

(三) 培训教学方式

传统的理论知识授课方式,配加多媒体教学。

二、基础知识

(一) 培训基本要求

通过本章节的培训,使培训对象熟悉了解技术护理的理论知识,掌握与熟悉给药、观察、消毒、冷热应用、急救、常见病护理等技术护理的操作步骤,根据老年人的实际情况,能规范书写护理记录以及制订老年人个案护理计划。

(二) 培训内容

1. 消毒隔离知识
(1) 常用的物理消毒方法及注意事项。
(2) 常用的化学消毒方法及注意事项。
2. 用药护理
(1) 药物的基本知识。
(2) 服药的时间和方法。
(3) 药物管理的要求。

3. 观察

（1）观察的方法。

（2）老年人出入量观察的内容。

（3）老年人排出物观察的内容和护理。

（4）老年人皮肤及衍生物观察的要求。

（5）老年人生命体征的观察及测量注意事项。

（6）老年人不适症状的观察要点。

4. 冷热应用护理

（1）热疗的适应证、禁忌证及方法。

（2）冷疗的适应证、禁忌证及方法。

5. 尸体护理和终末消毒

6. 应急救护

7. 心理护理

8. 护理记录

（1）护理文件书写原则及要求。

（2）老年人生活照料记录内容及方法。

9. 专科护理知识

（三）培训教学方式

1. 传统的理论知识授课方式，配加多媒体教学

2. 小组仿真操作、模拟演练

三、生活照料

（一）培训基本要求

通过本章节的培训，护理员能够了解清洁卫生、睡眠照料、饮食照料等方面的工作内容及生活照料的知识、方法和技巧，掌握并熟悉生活照料的操作步骤，为老年人提供高质量的照料服务。

（二）培训内容

1. 饮食照料

（1）老年人营养需求及基本饮食种类。

（2）老年人正常进餐和饮水照料。

2. 排泄照料

（1）胃的活动及老年人呕吐的照料。

（2）肠的活动及排便的照料。

（3）排尿活动的相关知识。

（4）尿及粪便标本的采集。

3. 睡眠照料

（1）正常睡眠特点及护理。

（2）非正常睡眠的原因及护理。

4. 清洁卫生

(1) 老年人居室环境标准。

(2) 早晚间的护理内容及要求。

(3) 老年人清洁卫生照料方法。

5. 安全保护

(1) 保护用具的应用。

(2) 老年人抱扶搬移方法。

(3) 老年人意外伤害的预防及护理。

6. 各项生活照料技术操作规程

(1) 清洁卫生

① 各种铺床方法。

② 头发护理方法。

③ 各种沐浴方法。

(2) 饮食照料

① 喂饭、喂水的方法。

② 噎食的抢救方法。

(3) 排泄照料

① 床上使用便器的操作。

② 协助老年人如厕的操作。

③ 纸尿裤的使用操作。

(4) 安全保护

① 助行器的使用方法。

② 平车的使用方法。

③ 轮椅的使用方法。

④ 各种卧位更换的操作方法。

⑤ 抱扶搬移的操作方法。

⑥ 老年人意外伤害的简单处理方法。

(三) 培训教学方式

1. 传统的理论知识授课方式，配加多媒体教学

2. 小组仿真操作、模拟演练

四、安全相关知识

(一) 培训基本要求

通过本章节的培训，使培训对象初步了解作业安全、环境安全与人身安全，使学员能在工作环境中保证老年人安全的同时，也保证自己的安全。

(二) 培训内容

1. 实操安全。

2. 环境安全。

3. 人身安全。

（三）培训教学方式

1. 传统的理论知识授课方式，配加多媒体教学。
2. 小组仿真操作、模拟演练。

思 考 题

1. 岗前培训对爱心护理院建设有何意义？
2. 岗前培训对养老护理员执业有何意义？
3. 怎样通过岗前培训提高老年护理的质量？
4. 岗前培训的意义是什么？
5. 岗前培训的方法有哪些？

第十一章 养老护理员职业技能继续教育

本章重点概述

养老护理员从事的职业崇高，肩负的责任重大，随着医学科学的发展和人民群众对老年护理需求的日益提高，养老护理员工作面临着更多的机遇和挑战，必须在巩固基础知识和技能的基础上，进一步掌握新的理论和技术，才能适应新的需求，促进养老服务业上档次、上水平，为老年人提供高质量的优质照料服务。

第一节 继续教育计划

（一）继续教育目标
1. 复习巩固护理基础理论、基本知识、基本技能。
2. 逐步提高护理员的专业素质。规范各项生活照料操作规程，提高护理员的操作技能。

（二）继续教育途径
1. 拟定年度计划，组织讲课、查房和考核。
2. 护理部组织的专业学术讲座、查房和考核等。
3. 邀请上级爱心护理院、医学院校护理专家进行专题讲座。

（三）继续教育内容
见表 11-1。

表 11-1 继续教育内容表

课程设置	培训内容
称职教育	养老护理员规章制度
	养老护理员的职业道德
	养老护理国家职业标准，职业前景及现状
基础知识	老年护理基础知识，相关法律、法规知识
生活照料	清洁卫生，睡眠照料
	饮食照料，排泄照料，安全保护
技术护理	给药、观察、消毒、冷热应用、护理记录
	临终护理、急救、常见病护理
	环境规范、危重病护理、健康教育、护理计划、技术创新
	案例教育

续表

课程设置	培训内容
康复护理	肢体康复、闲暇活动、康复训练
	康复中心实习
心理护理	沟通协调、心理保健、情绪疏通

第二节　培训方式与考核

（一）培训方式

1. 理论教学与情景模拟教学相结合。

2. 实地训练与考察。进行现场技能训练，加强受训人员对相关知识与技能的认识、理解与掌握。

3. 理论教学与穿插案例相结合。

4. 有计划地安排外出参观学习交流。

（二）师资力量

1. 从事养老护理临床工作5年以上，具有执业资格的主管护师、护师。

2. 从事养老护理临床工作10年以上，具有执业资格的养老护理员技师、高级养老护理员。

3. 上级爱心护理院、医学院校护理专家。

（三）课程开设与考核方式

1. 培训方式由理论教学和实操两部分组成。

2. 参与培训的学员，如无其他特殊原因，都应参与每一项目的学习与考试考核。

3. 病区组织每月4次理论或实操、案例学习并有考核。

4. 护理部安排组织每月一次理论或实操、案例学习并有考核。

思 考 题

1. 护理员继续教育对爱心护理院建设有何意义？

2. 继续教育对养老护理员执业有何意义？

3. 怎样通过继续教育提高老年护理的质量？

4. 继续教育的目标是什么？

5. 继续教育的方法有哪些？

第二篇

生活护理

实操篇

第十二章　养老爱心护理员生活护理操作要诀

第一节　康复护理

一、饮食调节

老年人健康饮食歌
玲珑塔，塔玲珑，五层宝塔记心中；
老年人，食多样，谷类为主有粗粮；
菜果蔬，绿红黄，红薯土豆多尝尝；
鱼肉蛋，要适量，鸡鸭鱼虾比肉强；
有牛奶，有豆浆，豆腐豆类保健康；
盐五克，油半两，饮食清淡寿命长；
勤活动，多喝水，控制体重免肥胖；
把烟戒，将酒限，宝塔让您身健康！

二、心态调节

（一）让老人保持精神乐观

护理员应鼓励老年人对生活要充满信心，心胸开阔，情绪乐观，尽量发挥自己在知识、经验、技能、智力及特长上的优势，寻找新的生活乐趣。善于摆脱烦恼，对于外界名利之事要善于超脱，对家务事不要操劳过度，让自己保持一份好心情。

护理要诀：
护心更强于护体，信心来自于鼓励。
开心来自于理解，自信来自于肯定。
特长来自于挖掘，智力来自于激发。
乐趣来自于爱好，健康来自好心情。

（二）使老人保持良好的人际关系

护理员应提醒老年人既要注意联系老朋友，又要善交新朋友，要经常和好友聊天谈心，交流思想感情，融入集体活动，关心别人，善解人意，使自己心情舒畅、生活愉快。

护理要诀：
新来老人情绪郁，第一时间不离人。
陌生环境老人愁，聊天聊地除忧虑。
熟悉环境必执行，有趣事情勤介绍。

放松心情易沟通，老人才成主人翁。

（三）鼓励老人丰富个人爱好

护理员应当根据老年人的身体条件和兴趣爱好，督促老年人参加兴趣活动，如练书法、学绘画、种花草、养禽鸟、读书报、看影视剧等。这样既可舒展心灵，又能珍惜时光、学习新知识，使生活更有意义。

护理要诀：

老人性格各有异，兴趣爱好不一致。
护理人员必记住，老人个个是师傅。
处处顺着老人心，舒心学习情绪松。
记住多少不重要，找到乐趣才是真。

三、运动调节

护理员还要多陪伴老年人选择适宜的运动项目，如散步、慢跑、打拳、做操等，强度以感觉舒适为宜。

（一）散步（图 12-1）

护理要诀：

评估必在散步先，医生签字再出发。
早晚两次皆为宜，每天至少一小时。
散步过程要注意，护理人员细观察。
急喘冒汗脸苍白，立刻急救和求援。

（二）慢跑

护理要诀：

评估必在慢跑先，医生签字再出发。
急救药品随身带，护理人员要备水。
时间慢慢短到长，慢跑过程忌交谈。
急喘冒汗脸苍白，立刻急救和求援。

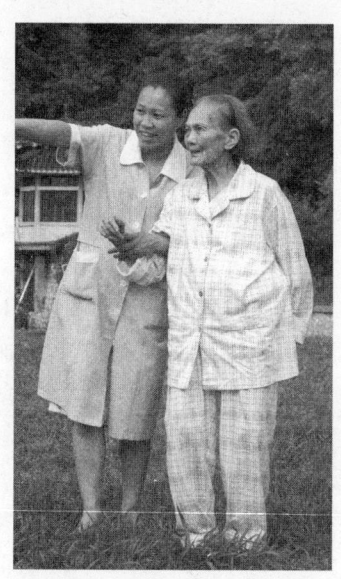

图 12-1 带老人散步

（三）太极拳（图 12-2）

护理要诀：

良好气氛靠创造，唤起老人好奇心。
老人站立排好队，鼓励话语要在先。
教拳过程要耐心，一遍两遍不嫌烦。
初学老人简单化，激发兴趣目的到。

（四）体操（图 12-3，12-4）

护理要诀：

保健体操有不少，针对老人制订好。
早晚锻炼应坚持，手脚灵活利大脑。
锻炼体力不透支，每次三至五节操。
做操时间要记住，注意时间二十分。

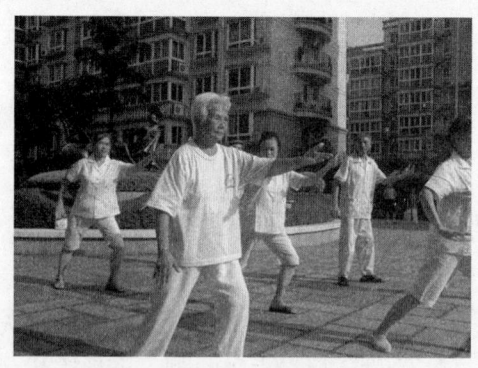

图 12-2 教老人打太极拳

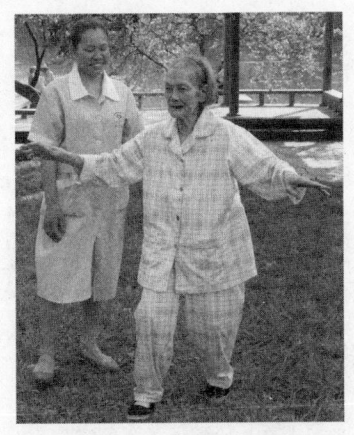
图 12-3 教老人做操

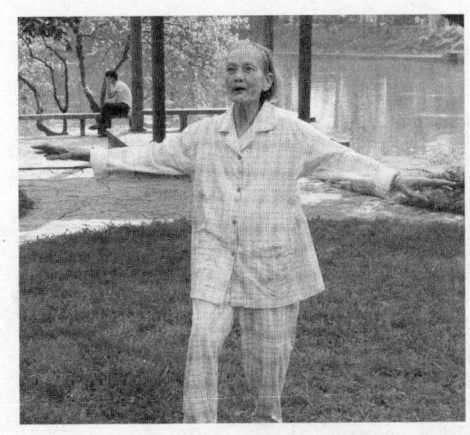
图 12-4 教老人做操

(五) 功能恢复锻炼

1. 老人床上体位活动

(1) 上肢锻炼：

操作技术要诀1：（图 12-5）
来到老人的身边，沟通必在锻炼先。
先将老人平躺卧，训练动作要规范。
一手托着手臂部，一手抓住手腕内。
手臂伸展平行肩，由内向外反复伸。

操作技术要诀2：（图 12-6）
再把手臂向上举，向上向下多反复。
手臂平行多活动，肘部手腕上下扳。

操作技术要诀3：（图 12-7，12-8）
握拳拇指不能弯，弯曲手指练伸掌。
手心手腕都扳动，抓住手腕摇摇肘。
锻炼过程多鼓励，训练记录认真填。

(2) 下肢活动

操作技术要诀1：
一手抱起小腿部，一手托住脚足跟。
将腿抬起平行线，内外反复伸展腿。

操作技术要诀2：（图 12-9）
把腿伸直换动作，一手按住膝关节。
一手扳住足后跟，足跟向外反复扳。

操作技术要诀3：（图 12-10）
换手托在膝盖下，另一边手扳足跟。
轻轻把腿伸展直，由上而下反复扳。

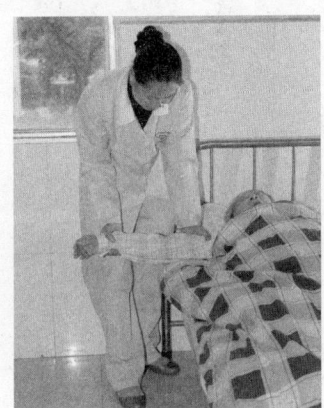
图 12-5 功能锻炼

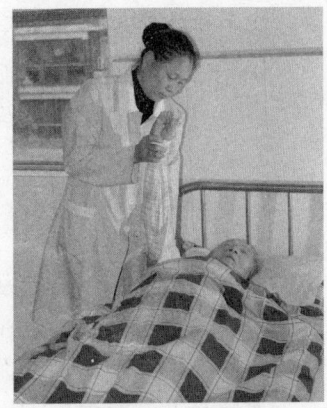
图 12-6 功能锻炼

183

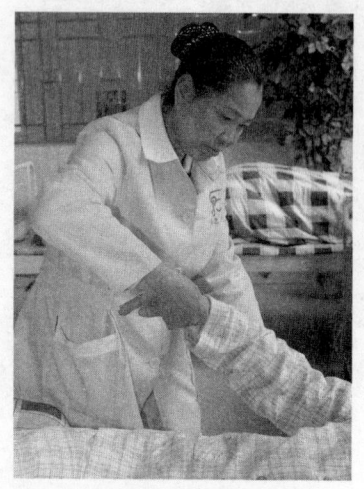
图 12-7 功能锻炼

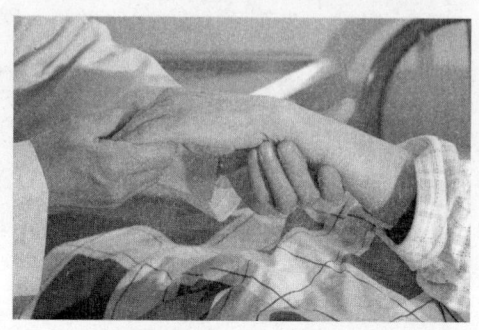
图 12-8 功能锻炼

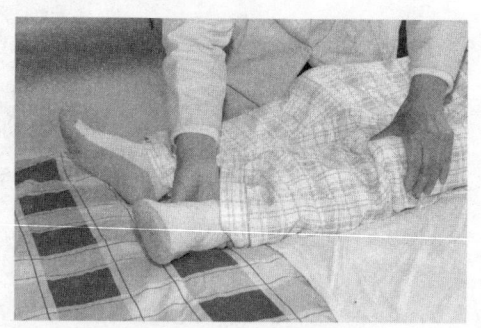
图 12-9 功能锻炼

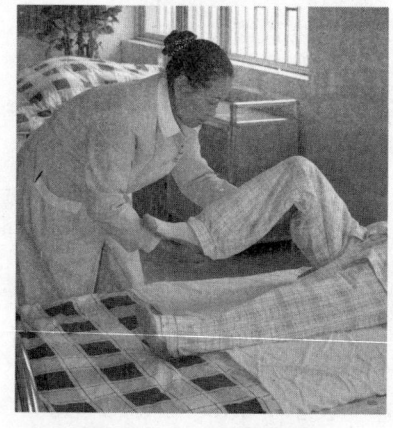
图 12-10 功能锻炼

操作技术要诀 4：（图 12-11）
一边手按住脚踝，另一边手扳足跟。
手腕内侧压脚尖，后抓脚尖上下扳。
锻炼过程多鼓励，训练记录认真填。

2. 站立训练（协助）

（1）手脚颤抖老人

操作技术要诀：（图 12-12，12-13）
来到老人的身边，鼓励话语要在先。
扶着老人身坐直，坐在椅子前半边。
两脚放平在地上，前面站着护理员。
抓紧老人的双手，脚尖对顶要记住。
轻轻将老人拉起，站立时间短到长。

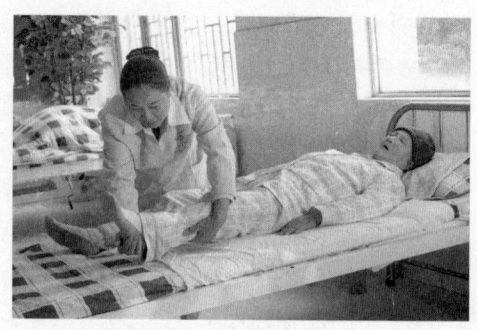
图 12-11 功能锻炼

184

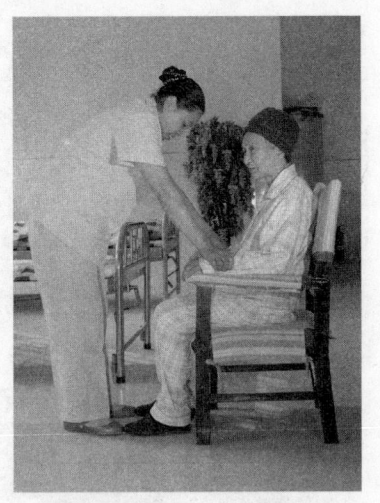
图12-12 站立训练

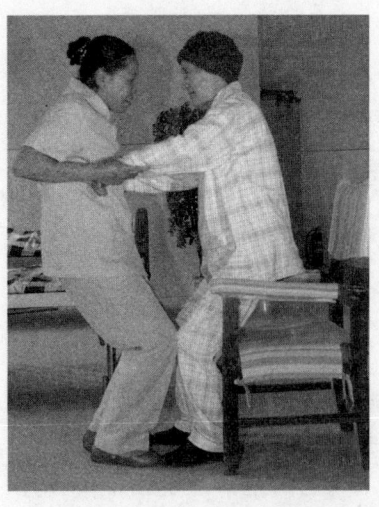
图12-13 站立训练

锻炼过程细观察，训练记录认真填。
（2）偏瘫老人
操作技术要诀：（图12-14，12-15）
来到老人的身边，鼓励话语要在先。
扶着老人身坐直，臀部稍稍往前移。
上身向前稍倾斜，两脚平放在地上。
护理员在对面站，脚尖对顶要记住。
老人双手往前伸，搭在护理员肩上。
搂着老人慢慢站，站立时间短到长。
锻炼过程细观察，训练记录认真填。
3. 老人坐立训练（独立操作）
（1）上肢健康老人
操作技术要诀：（图12-16，12-17）
来到老人的身边，鼓励话语要在先。
老人抓住床拉手，双臂稍弯往后拉。
上身慢慢坐起来，坐稳之后再放手。
床上若没有拉手，身体平躺在床上。
两只手臂用力撑，上身慢慢跟着起。
手臂弯曲撑床铺，臀部慢慢往上移。
两个掌根用力撑，上身撑起坐稳妥。
掌根撑着臀部移，移至床边先坐稳。
两手抓住患肢脚，顺着床下慢慢放。
锻炼过程细观察，训练记录认真填。

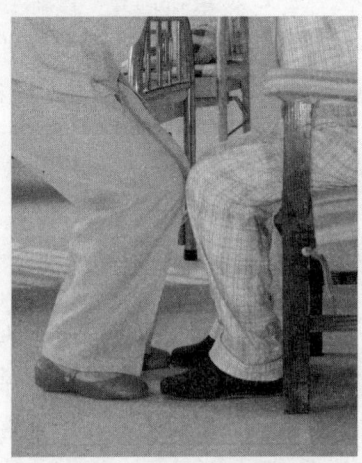
图12-14 站立训练

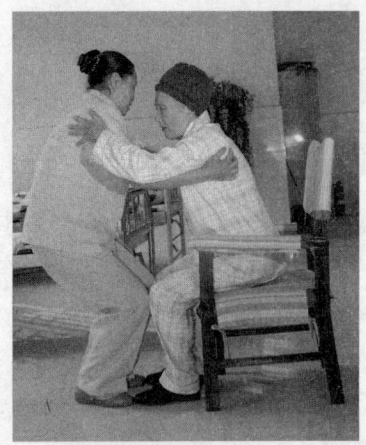
图12-15 站立训练

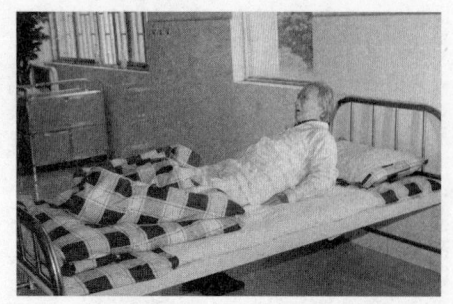
图 12-16 坐立训练

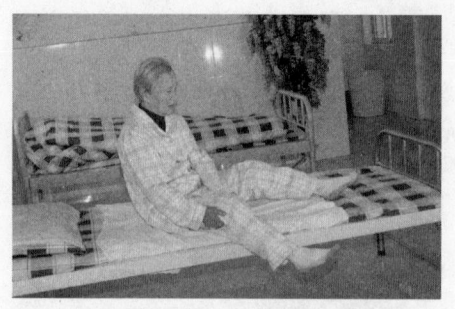
图 12-17 坐立训练

（2）偏瘫老人坐立训练
操作技术要诀：（图 12-18，12-19）
来到老人的身边，鼓励话语要在先。
老人身子床边移，健腿钩住患腿跟。
轻轻将患腿抬起，患腿移到床铺边。
健肢手臂撑身体，肘部伸直放床上。
手脚同时用上力，带动身体坐起来。
锻炼过程细观察，训练记录认真填。

4．老人穿脱衣训练
（1）脱圆领衣服
操作技术要诀：（图 12-20，12-21）
来到老人的身边，沟通必在训练先。
扶好老人坐稳妥，多给鼓励和肯定。
脱衣顺序教老人，衣服掀开至胸部。
抓住后领头上拉，由下往上头顶脱。

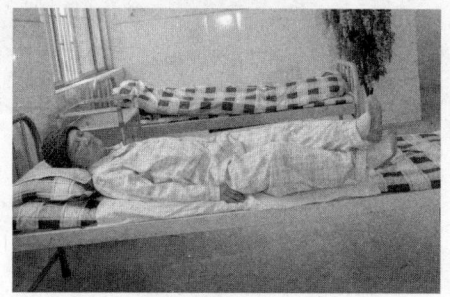
图 12-18 坐立训练

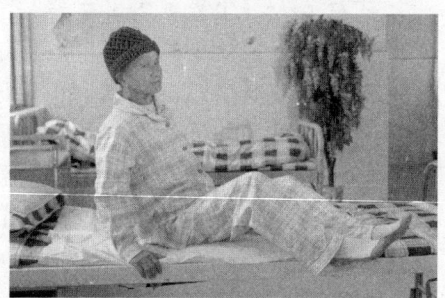
图 12-19 坐立训练

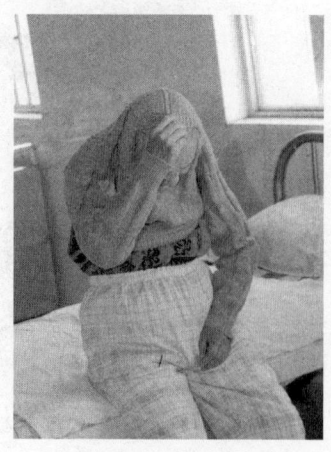
图 12-20 脱衣训练

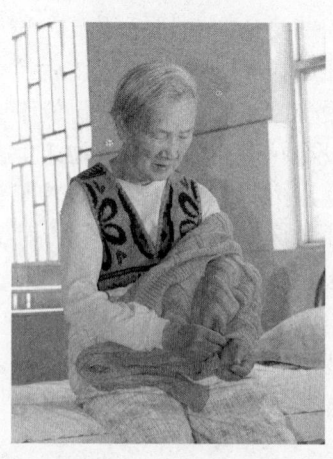
图 12-21 脱衣训练

抓住领子和后片,轻轻把衣往下拉。
健肢袖子先脱好,最后再脱患肢袖。
锻炼过程多鼓励,训练记录认真填。
(2) 穿圆领衣服
操作技术要诀:(图 12-22)
先把患肢袖穿好,健侧袖子再穿上。
抓住领子和后片,再往头上套领子。
轻轻把衣往下拉,拉齐前面再后面。
整好领子和衣袖,穿好衣服拉整齐。
锻炼过程多鼓励,训练记录认真填。
(3) 脱开衫衣服
操作技术要诀:(图 12-23,12-24)
健肢先把扣子解,接着健肢半边脱。
衣服外拉肩膀露,边脱边抓袖子内。
袖子拉紧容易脱,健肢再帮患肢脱。
锻炼过程多鼓励,训练记录认真填。

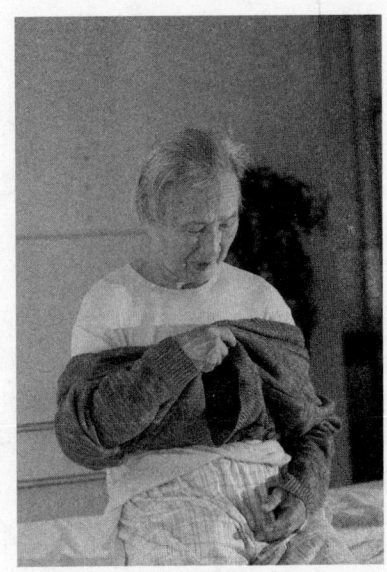

图 12-22　穿衣训练

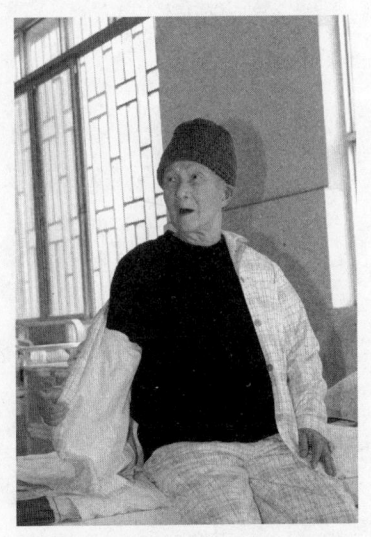

图 12-23　脱衣训练

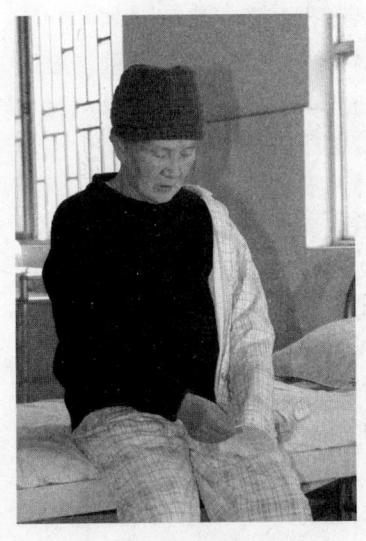

图 12-24　脱衣训练

(4) 穿开衫衣服
操作技术要诀:(图 12-25,12-26)
患肢衣袖先穿好,健肢顺着后颈部。
抓着衣领慢慢拉,直至健肢肩膀上。
健肢顺着衣袖穿,拉好扣子扣整齐。
锻炼过程多鼓励,训练记录认真填。

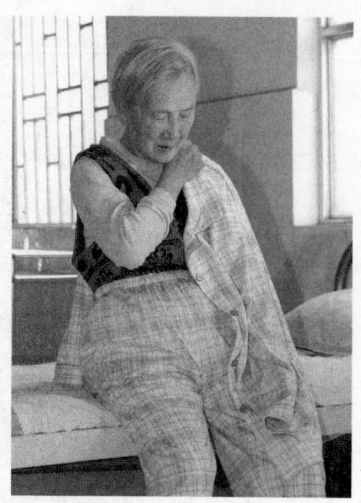
图12-25 穿衣训练

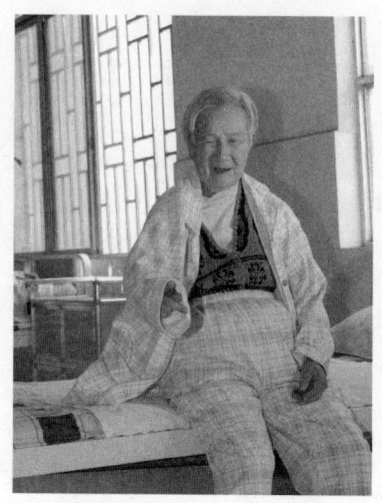
图12-26 穿衣训练

(5) 脱裤子训练

操作技术要诀：（图12-27，12-28）
老人平躺在床铺，健肢立弯在床上。
先将裤腰带解开，裤子脱到膝部下。
健肢裤腿先脱好，健肢帮助患肢脱。
锻炼过程多鼓励，训练记录认真填。

(6) 穿裤子训练

操作技术要诀：（图12-29）
患肢裤腿要先穿，健肢裤腿后面穿。
裤子拉到膝盖上，健肢弯立在床铺。
慢慢把裤子提上，裤子提好系腰带。
锻炼过程多鼓励，训练记录认真填。

注意事项：
老人训练穿衣裤，多给鼓励和肯定。
老人衣裤要宽松，棉质柔软又吸汗。
开衫衣服容易穿，裤子最好松紧带。
脱衣脱裤有技巧，先脱健肢后患肢。
穿衣穿裤要记住，先穿患肢再健肢。

5. 老人站立训练

(1) 前方扶手训练

操作技术要诀：（图12-30）
来到老人的身边，鼓励话语要在先。
初级训练的老人，坐椅高度稍偏高。
站立容易不吃力，消除老人懒惰心。

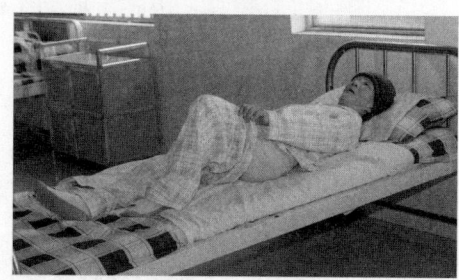
图12-27 脱裤训练

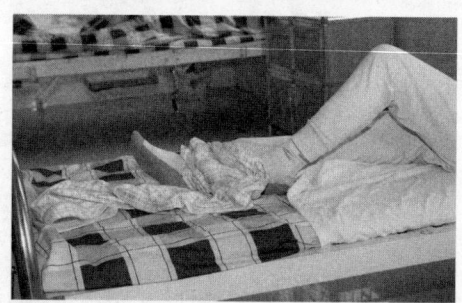
图12-28 脱裤训练

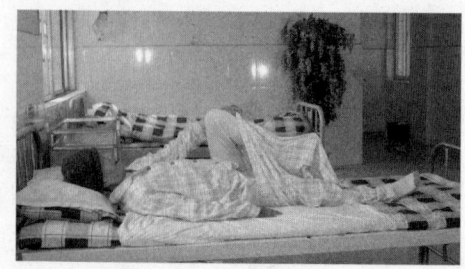
图12-29 穿裤训练

两脚放地稍分开,健肢伸出抓扶手。
上身稍微往前倾,手臂用力往后收。
健脚同时往上站,手脚配合要协调。
反复锻炼有节奏,患肢旁站护理员。
锻炼过程细观察,训练记录认真填。
(2)抓椅子扶手站立训练
操作技术要诀:(图12-31,12-32)
来到老人的身边,鼓励话语要在先。
椅子放好稳妥当,老人臀部往前移。
上身稍稍向前倾,两脚分开放平地。
健肢抓住椅扶手,手臂向后稍弯曲。
掌根用力往上撑,健脚同时站起来。
慢慢站立不着急,患肢旁站护理员。
锻炼过程细观察,训练记录认真填。

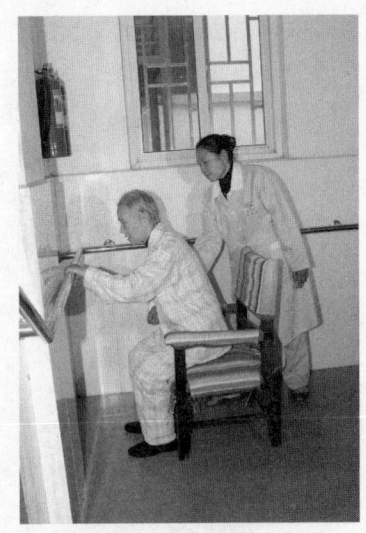

图12-30 站立训练

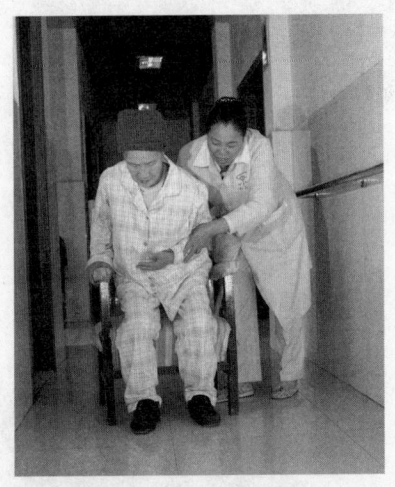

图12-31 站立训练

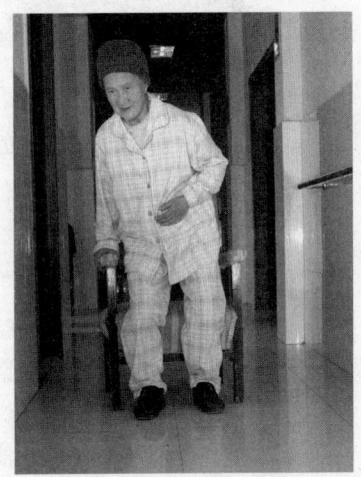

图12-32 站立训练

6.床旁站立训练
操作技术要诀:(图12-33,12-34)
来到老人床旁边,鼓励话语要在先。
老人臀部床边移,上身稍向前倾斜。
两脚放地稍分开,健肢手掌放平床。
手臂稍弯掌根撑,手脚健侧同用力。
老人慢慢站立起,患侧旁站护理员。
锻炼过程细观察,训练记录认真填。
注意事项:
训练过程要注意,训练动作要规范。

动作老人自完成，站立时间短到长。
训练时间半小时，中间老人稍休息。
训练过程不离人，老人安全有保障。

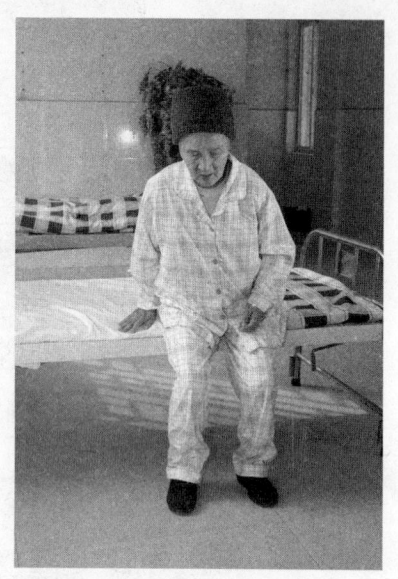

图 12-33 站立训练

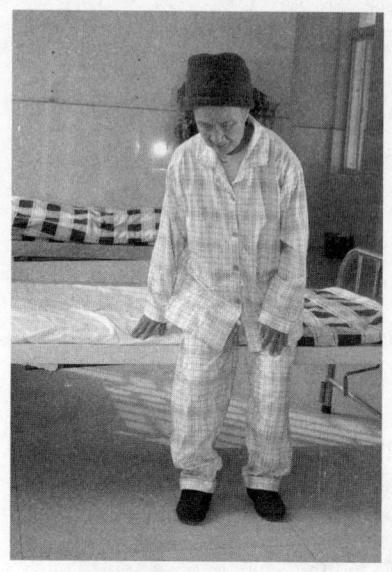

图 12-34 站立训练

7. 老人独立锻炼

（1）从床移向轮椅

操作技术要诀：（图 12-35）

轮椅和床有斜度，相间距离二十度。
轮椅摆好刹好闸，鼓励话语要在先。
轮椅踏板向上翻，老人健肢扶床移。
移到轮椅的旁边，抓轮椅外端扶手。
健脚向前慢慢移，腰向轮椅座位转。
移至座位慢坐下，训练记录认真填。

（2）从轮椅移到床

操作技术要诀：（图 12-36）

老人健侧靠近床，轮椅和床有斜度。
相间距离二十度，鼓励话语要在先。
轮椅刹闸要刹好，轮椅踏板向上翻。
健肢抓轮椅扶手，健脚同时支撑起。
健手顺着扶床铺，健脚向床迈一步。
慢慢转身坐床上，训练记录认真填。

（3）从床移到马桶

操作技术要诀：（图 12-37）

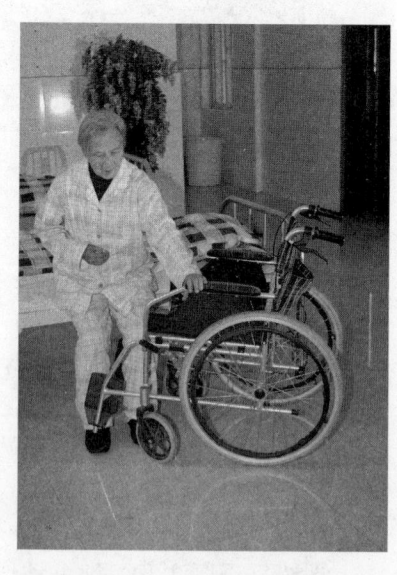

图 12-35 从床到轮椅训练

来到老人的身边，鼓励话语要在先。
健侧边靠近马桶，稍微斜度坐床上。
先把裤子脱好后，再把马桶盖打开。
健肢抓住床扶手，健脚撑起慢转身。
移至马桶再坐下，训练记录认真填。

（4）从轮椅移向马桶

操作技术要诀：（图12-38）

老人推到马桶旁，鼓励话语要在先。
轮椅马桶有斜度，相间距离二十度。
轮椅刹闸要刹好，轮椅踏板向上翻。
健手抓轮椅扶手，健脚同时站起来。
顺着抓马桶扶手，健脚移到马桶旁。
臀部慢慢往下坐，训练记录认真填。

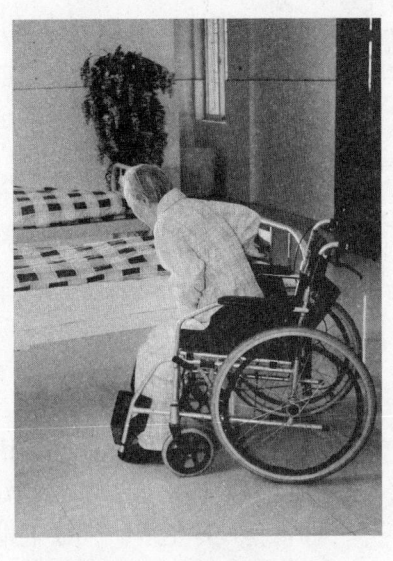

图12-36　从轮椅到床训练

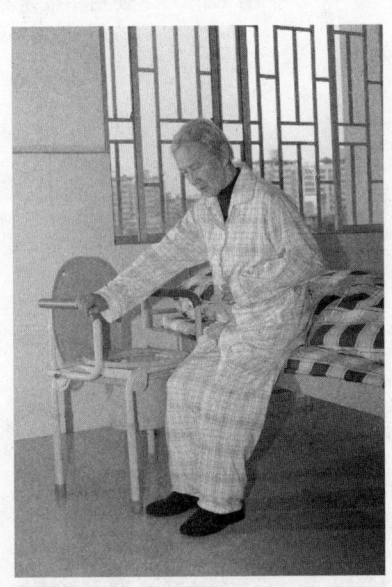

图12-37　从床铺至马桶训练

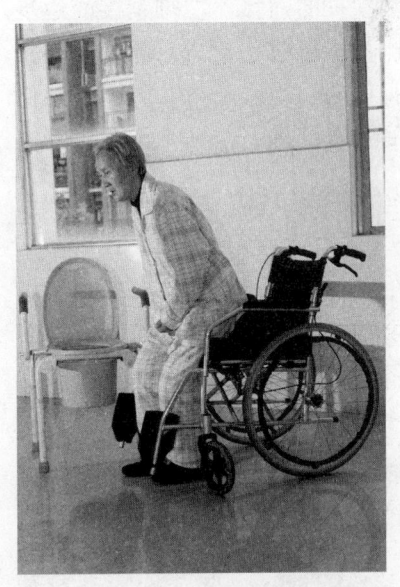

图12-38　从轮椅至马桶训练

四、器械的辅助调节

助行器的使用

1. 手杖的使用

准备用品：检查手杖是否完好，选择适合老人的手杖类型。

操作技术要诀：（图12-39）

来到老人的身边，鼓励话语要在先。
手杖高度平手掌，手挂拐杖要记住。

肘弯一百五十度，侧脚十五厘米处。
如内翻足先拉直，行走之前先站稳。
重心先放健脚上，患手护理员扶着。
手杖向前迈一步，患脚再向前迈出。
重心慢移到患脚，健脚再向前迈步。
锻炼过程细观察，训练记录认真填。

2. 拐杖的使用

准备用品：检查拐杖是否完好，根据老人情况选择使用单侧拐杖或双侧拐杖。

操作技术要诀：（图12-40，12-41）
来到老人的身边，鼓励话语要在先。
拐杖上端有软垫，下端戴好橡胶帽。
握稳拐杖撑上身，拐杖上端腋下放。
如内翻足先拉直，行走之前先站稳。
右侧拐杖向前移，左脚紧接前迈步。
左侧拐杖再前移，与右侧拐杖平行。
右脚再向前迈步，与左脚平行站稳。
身后站着护理员，训练记录认真填。

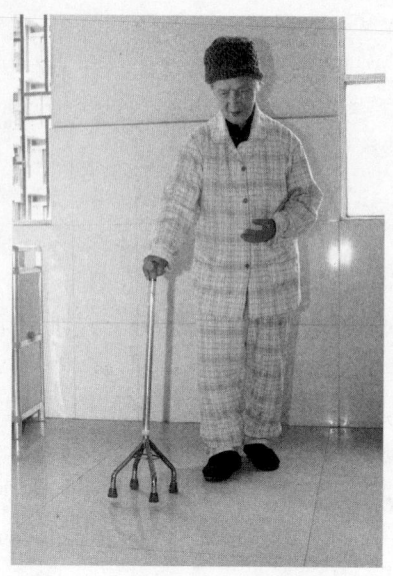

图12-39　使用手杖走路训练

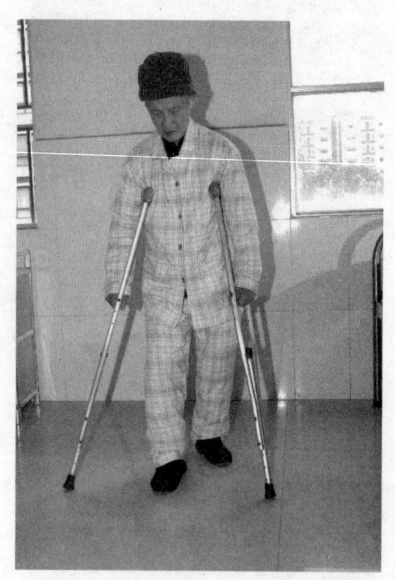

图12-40　使用拐杖走路训练

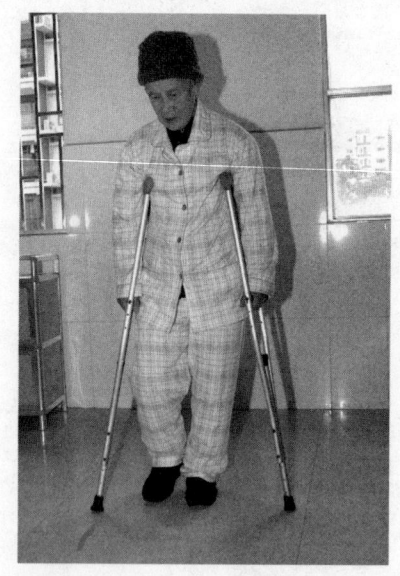

图12-41　使用拐杖走路训练

3. 步行器的使用

准备用品：检查步行器是否完好，连接处有无松动，螺丝是否生锈。根据老人的身高和需求调节步行器高度。

操作技术要诀：（图12-42，12-43）

物品备齐老人前，服务之前先沟通。
扶着老人慢站起，老人站立平稳后。
一手仍扶住老人，一手移着步行器。
放在老人正前面，老人抓住步行器。
身体稍稍向前倾，减少下肢承重力。
老人身体平衡后，小步慢慢往前行。
身旁站着护理员，安全保护为第一。
循序渐进来训练，训练记录认真填。

4. 上台阶训练

操作技术要诀：（图12-44）

来到老人的身边，鼓励话语要在先。
老人站在台阶前，健手抓台阶扶手。
健脚先踏上台阶，顺着将患脚拉上。
健脚用力往上撑，两脚站稳台阶上。
站立休息两分钟，再上第二个台阶。
护理人员站后面，老人安全为第一。
锻炼过程细观察，训练记录认真填。

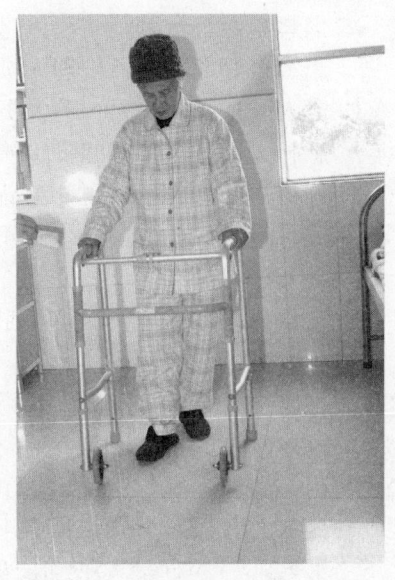

图12-42 使用助行器走路训练

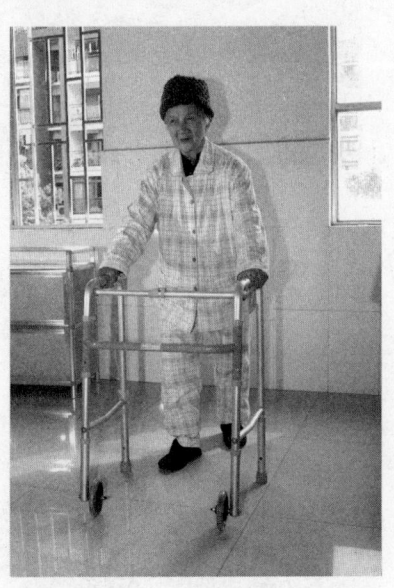

图12-43 使用助行器走路训练

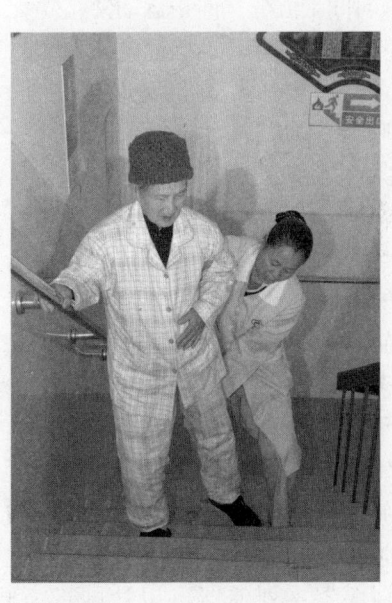

图12-44 上楼梯训练

5. 下台阶训练

操作技术要诀：（图12-45）

来到老人的身边，鼓励话语要在先。
下阶训练有两种，老人若要倒退下。
健手抓台阶扶手，患脚退下台阶间。

健脚紧接下台阶，站稳休息两分钟。
患脚退好健脚下，护理人员站后面。
老人若是正面下，护理人员站前面。
患脚先迈下台阶，健脚接着向下迈。
站稳立好先休息，两分钟后再锻炼。
锻炼过程细观察，训练时间认真填。

6. 健身器锻炼

定位自行车：主要锻炼下肢灵活性、不僵硬，促进血液循环。

操作技术要诀：（图12-46，12-47）
身体评估要在先，医生签字才锻炼。
检查车子零部件，设备达标再锻炼。
锻炼之前先活动，动动腰部抖抖脚。
锻炼自如腰舒服，松松肌肉免拉伤。
老人坐稳脚套好，再调频率和助力。
老人没熟练之前，守护老人保安全。
运动过程须观察，老人异常立刻停。
锻炼时间十五分，停止运动禁站立。
休息片刻再站起，训练记录认真填。

7. 太空漫步机：让老人保持平衡度，手脚灵活自如，活动腰部、腿部。

操作技术要诀：（图12-48，12-49）
身体评估要在先，医生签字才锻炼。
检查机器零部件，设备完好要达标。
锻炼之前先活动，甩手踢腿松筋骨。
扶稳老人上机子，慢慢松手站旁边。
前后迈步要均衡，幅度太大易扭腰。
锻炼过程细观察，老人异常立刻停。
锻炼时间十五分，扶稳老人下机子。
原地站立先休息，训练记录认真填。

8. 划船器：划船器可以让腿部、腰部、上肢、胸部、背部得到很好的锻炼。

操作技术要诀：（图12-50，12-51）
身体评估要在先，医生签字才锻炼。
检查机器零部件，设备完好要达标。
扶着老人坐稳当，双手抓住船双桨。
先蹬腿来做准备，身体稍稍后倾斜。

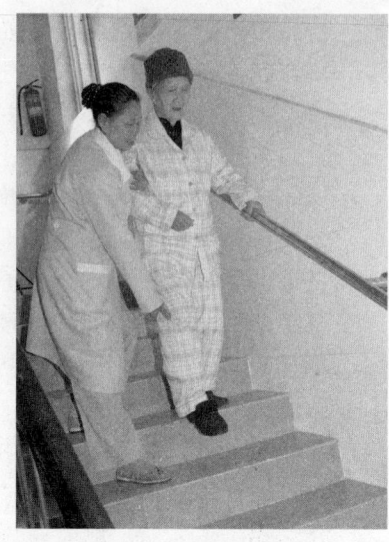

图12-45 下楼梯训练

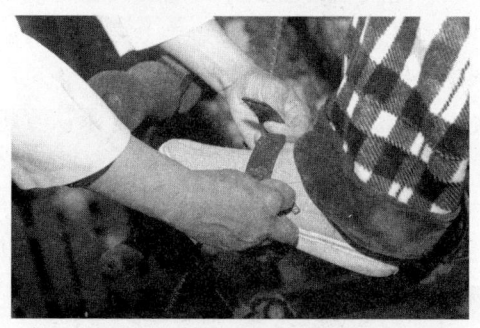

图12-46 锻炼前准备工作

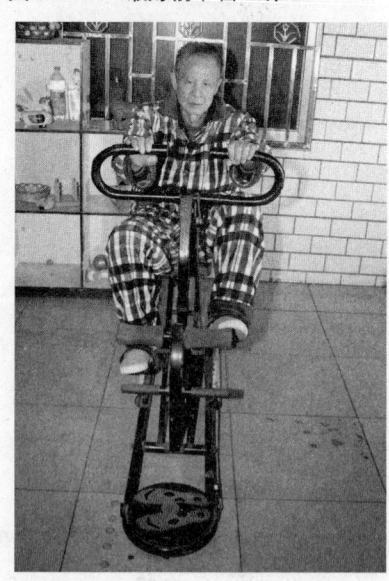

图12-47 定位自行车锻炼

接着将手拉回来，直至肋骨的下端。

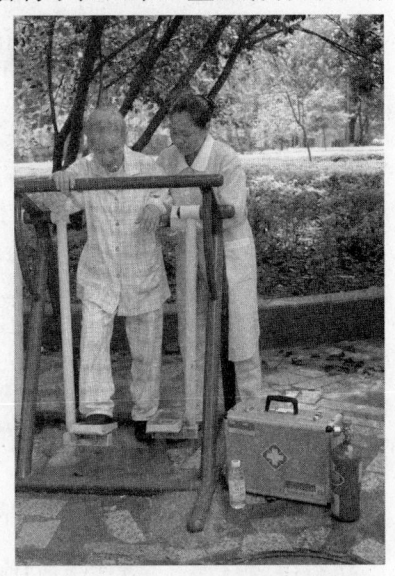

图 12-48　太空漫步机锻炼

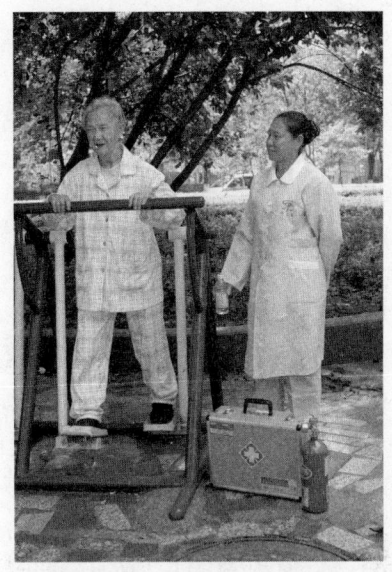

图 12-49　太空漫步机锻炼

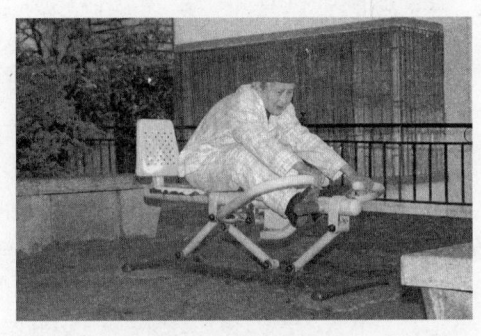

图 12-50　划船器锻炼

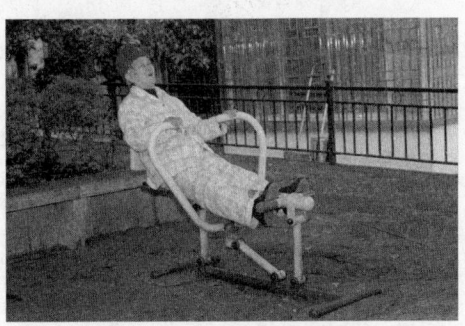

图 12-51　划船器锻炼

转动双桨倒回来，先是伸展好双臂。
再到身体向前倾，接着再抬起双腿。
锻炼过程细观察，老人异常立刻停。
锻炼时间十分钟，休息片刻再站起。
确认无碍才能走，训练记录认真填。
注意事项：(图 12-52，12-53)
针对老人各情况，制订计划订目标。
康复锻炼要明确，训练之前先沟通。
训练动作按规范，每个环节定好时。
训练时间短到长，训练项目易到难。
多给赞美与鼓励，找回老人自信心。
调动老人积极性，老人配合好训练。

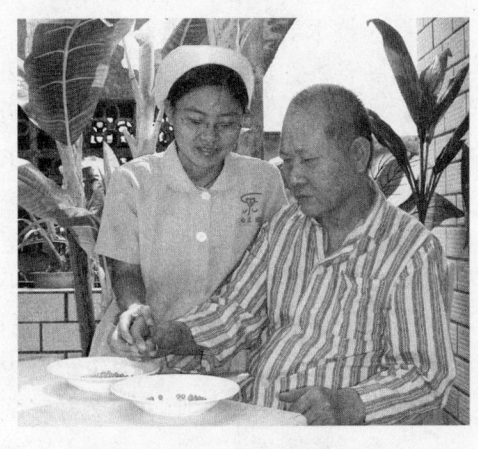

图 12-52　手功能锻炼

训练细节需注意，康复记录要细填。

五、休息的调节

老年人的休息对于身体健康非常重要。应该是积极活泼、充满情趣的休息，从休息中获得欢乐、获得生机、获得身体健康。

（一）老年人需要较多的休息，科学的休息应当穿插于全天活动中

1. 休息的方式

（1）睡眠：老年人的睡眠要求，60～70岁平均每天的睡眠应达到8小时；70岁以上平均每天的睡眠应达到9小时；90岁以上高龄平均每天的睡眠应达到10～12小时。

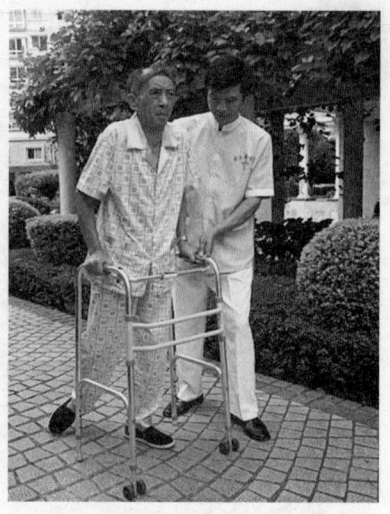

图 12-53　腿功能锻炼

（2）聊天：护理员应和老年人多聊天，说些老年人喜欢的话题，比如：引导他们说些年轻时的事；还可以通过请教他们简单问题，激发老年人的兴趣，使聊天起到休息的作用。

（3）静坐：对于体力较弱的老年人，可以静坐、散步、听音乐、读书等休闲方式休息。

2. 休息的质量

休息需要注意的问题：应保证休息的质量，看电视、看书时间连续不超过4小时。

（二）睡眠调节

老年人的睡眠很重要，只有充足的睡眠老人心情才好，心情好了对身体的康复有好处，老年人通常有睡眠障碍，主要表现是入眠困难、睡眠不安定、易醒、觉醒的次数多，那么引起这些睡眠障碍有自身的原因，也有外界的因素，所以照料好老人的睡眠非常重要。

1. 睡眠照料

准备物品：水盆、热水、毛巾、便器等。

操作技术要诀：（图12-54，12-55）
物品备齐在房间，打开窗户先通风。
床单中单铺整齐，被子铺好在一边。
拍拍枕头松松棉，枕头高度按需求。
洗漱温水准备好，再到老人的身旁。
服务过程先沟通，再将老人推进房。
袖口领口先解开，漱口洗脸再洗手。
坐在便桶顺泡脚，老人便后洗会阴。
盆子毛巾要分清，讲究卫生记心中。
春夏擦粉秋冬油，干净清爽好睡眠。
洗漱完毕脱衣裤，再扶老人上床睡。

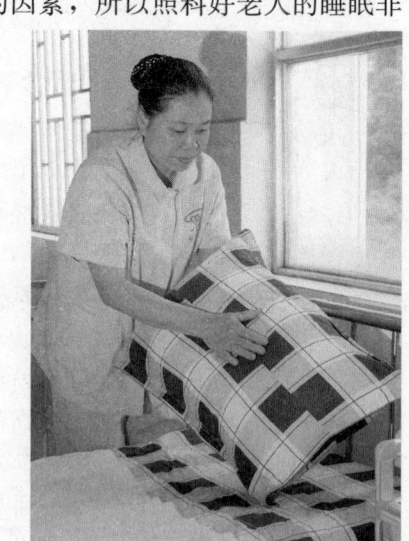

图 12-54　睡前准备工作

尿片垫好尿袋系，老人卧位要舒适。
使用垫枕要正确，被子毛毯按季需。
正确使用热水袋，便盆尿壶方便拿。
呼叫器须枕旁放，急救药品易拿取。
关闭门窗调室温，窗帘灯光按需求。
整理物品收干净，护理记录认真填。

2. 疼痛睡眠照料

操作技术要诀：（图12-56）

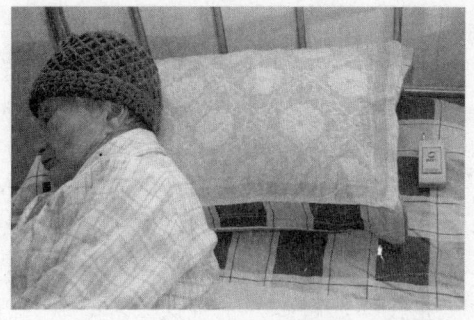

图12-55　老人入睡

服务老人要仔细，注意老人的变化。
发现问题要询问，意识清楚好护理。
痴呆老人难判断，面部表情会说话。
寻找疼痛的部位，手指或者手掌根。
打圈按摩老人安，疼痛部位可热敷。
电视音乐可伴随，聊天分散注意力。
遵医给予止痛药，细心观察勤看护。
疼痛原因要查明，护理记录认真填。

3. 睡眠少的照料

操作技术要诀：（图12-57）

白天老人多运动，重在参与多鼓励。
午休时间应减短，睡前禁浓茶咖啡。
晚间禁谈兴奋事，房间空气要流通。
嘈杂强光扰睡眠，舒适环境心放松。
最终还有暖心话，护理记录认真填。

4. 抑郁心情影响睡眠的照料

操作技术要诀：（图12-58）

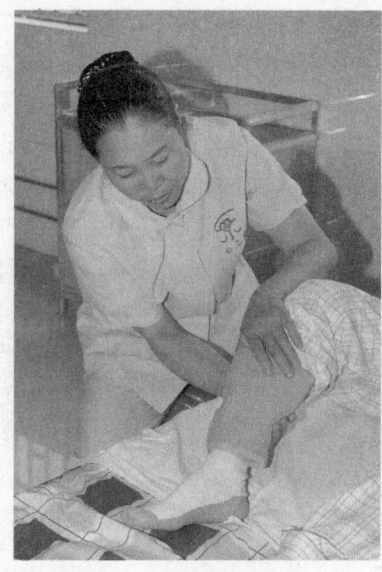

图12-56　帮老人热敷

了解老人要在先，照顾老人要细心。
抑郁心情有原因，老人心声必倾听。
老人需求要清楚，忧乱原因及时除。

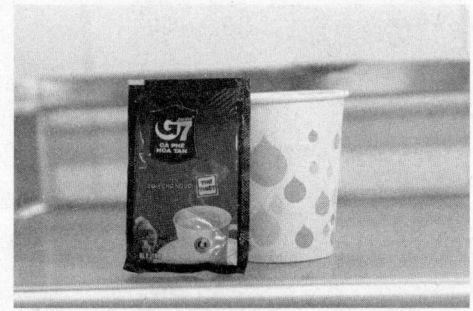

图12-57　睡前禁饮浓茶，咖啡

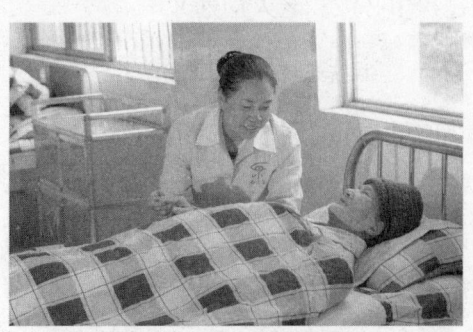

图12-58　陪老人聊天

读懂老人的心声，心宽老人好睡眠。

改变过程细观察，护理记录认真填。

案例

谢奶奶，72岁，于2007年7月入住养老院。进院半年中她一共调了十一次房间，从二楼到五楼，又从五楼到一楼，在哪一层楼都觉得不好，心情压抑，晚上睡不着，也不合群，总是呆在房里不出门，老人年轻时性格很好，由于患心脏病，经常犯病，女儿太忙没空照顾她，把她送来养老院，谢奶奶当了一辈子的老师，女儿把她送来养老院让她非常生气，心里极度不平衡，院里安排和哪位老人一起住都不行，谁都不好，欺负其他老人，安排她自己住又说房不好，害怕睡不着觉，她总是把自己关在房里，天天要护理员陪同不许离开半步，精神越来越抑郁。谢奶奶这样下去也不是办法，又安排朱奶奶和她同住，朱奶奶92岁，于2008年入院，朱奶奶很健谈，护理员注意她们的一举一动，相处的前四天大家都相安无事，第五天开始两个人不在一起看电视，互不讲话，如果朱奶奶看电视，谢奶奶来了朱奶奶就走开，吃饭也不在一个桌，两个人开始吵架，互不相让。她俩有更奇怪的举动，谢奶奶晚上睡觉把门窗关得紧紧的，朱奶奶则天天晚上吵闹，说房间里有好多鬼，并骂谢奶奶，一口咬定是她晚上把鬼放进房间要害死她，朱奶奶白天到菜市场买来动物的血驱鬼，弄得墙面、柜子上、地面全是血。两个人天天吵架，护理员采用了积极心理学疗法，叫谢奶奶的女儿把她工作时的一些荣誉证书、奖状拿来养老院，挂在她的房间里，并把一些和学生的合影照片、学生写给她的信，特别是崇拜她的信拿来，当她看到这些时，就开始转变了，朱奶奶吵架她也不吵，而且事事都让着朱奶奶，经常找话题和朱奶奶聊天，朱奶奶也不好意思总和她吵，两个人和好了，心情好了，睡眠也好了。院里安排谢奶奶当生活委员，专门去做老人们的思想工作，她也不嫌弃其他老人了，工作很认真，效果很好，在院里五年多心脏病没发作过一次。

第二节 饮食护理

护理要点：根据老人的需要，提供指导、监督、帮助、完全接管（喂食）等护理；要清楚老人的口味喜好（风俗习惯），是否有忌口、是否需要准备特殊食物等情况。（护理过程中必须和老人沟通）。

一、根据卧床老人的吞咽能力提供最合适的食物

（一）能自行吞咽的老人

1. 吃米饭老人　最好把饭、菜、汤和肉搅拌后再喂，这样有利于老人的吞咽（根据老人习惯，酌情处理）。

2. 吃稀饭老人　需将肉末、蛋，以及切碎的蔬菜类食物煮烂后，与稀饭搅拌一起后再喂。

3. 吃面条、米粉老人　把面条、米粉切短，肉末、蛋、蔬菜类以及其他肉类煮或炖烂后，拌匀再喂。

4. 吃包子、饺子、馒头老人　把包子、饺子弄碎后和肉末、蛋、蔬菜类炖烂后搅拌一起喂。

5. 吃馒头老人　用米糊或牛奶一起搅拌碎后再喂（针对吃糖类不吃盐、油的老人）

6. 吃半流质的老人　把肉末、蛋、蔬菜类煮烂搅拌成黏稠半流质再喂。

7. 吃稀饭、半流质、流质老人应少食多餐。

（二）不能自行吞咽的老人

口腔疾病肠胃功能失常、吞咽功能失常、昏迷或长期拒食的老人可给鼻饲提供营养餐。

二、进食姿势

能坐老人要尽量坐直、坐稳身体。

卧床老人尽量扶坐起，坐正、靠稳，并将头部扶正。

坐不起来的老人应把床头摇高或尽量用棉被、枕头垫高上半身，将老人固定稳妥。

三、喂食操作

（一）偏瘫能独立用餐

操作技术要诀：（图 12-59，12-60）

食物摆好在餐桌，服务过程要沟通。
床铺轮椅或座椅，扶起老人身坐稳。
围布系好拉平整，纸巾备好饭桌前。
杯中盛好温开水，双手洗净戴义齿。
眼镜需时要戴好，饭菜拿取要便利。
老人进食莫催促，耐心监督多鼓励。
进食完毕须漱口，口盅小盆备在手。
摘下义齿先漱口，碗筷捡好饭桌收。
擦净嘴巴解围布，再把义齿清洗净。
义齿洗净杯中泡，再将床上渣清净。
地面遗洒扫干净，护理记录认真填。

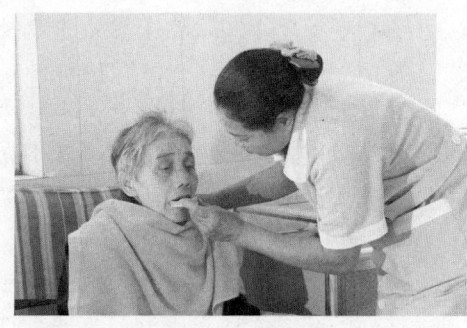

图 12-59　帮老人戴义齿

（二）不能独立用餐

1. 扶起能坐稳老人

操作技术要诀：（图 12-61）

食物端到老人前，服务过程要沟通。
扶正老人身坐稳，围布系好纸巾备。
喂食之前清洁手，义齿眼镜需时戴。
护理人员对面坐，坐位稍比老人高。
喂食之前先喂水，喂食过程要记牢。
食物轻放口中央，方便吞咽方便嚼。
如有肌肉稍弱侧，放入强边最为好。

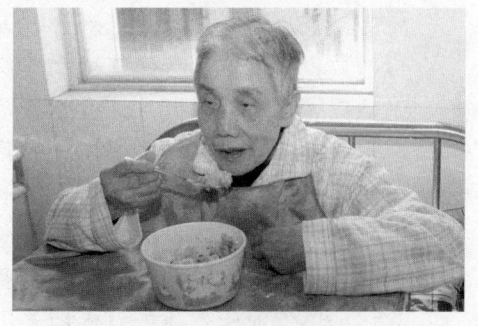

图 12-60　老人独立用餐

细心喂食用小勺，口中食物全咽掉。
喂食完毕须喂水，水杯小盆准备好。
摘下义齿水漱口，擦净嘴巴解围布。
衣服裤子拍干净，再拿义齿去清洗。
洗净义齿杯中泡，保持清洁为第一。
地面饭粒扫干净，护理记录认真填。

2. 卧床坐不起老人

操作技术要诀：（图12-62）
食物端到老人前，服务过程要沟通。
摇高床铺被垫好，上身尽量要垫高。
身体垫稳系围布，清洁双手纸巾备。
义齿眼镜需时戴，护理人员床边站。
距离老人要适中，喂食身体腰稍弯。
喂食之前先喂水，喂食过程要牢记。
食物轻放口中央，方便吞咽方便嚼。
如有肌肉稍弱侧，放入强边最为好。
细心喂食用小勺，口中食物全咽掉。
喂食完毕须喂水，老人口腔保清洁。
义齿摘下清水洗，洗净义齿泡杯中。
擦净嘴巴再擦脸，脖子擦净解围布。
衣裤床铺清整洁，护理记录认真填。

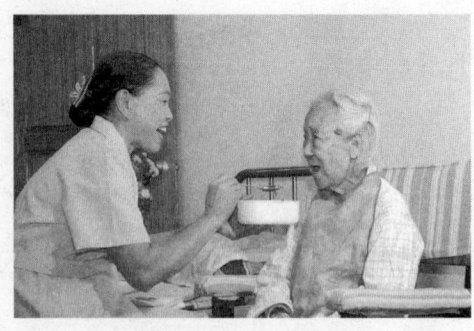

图12-61 给老人喂饭

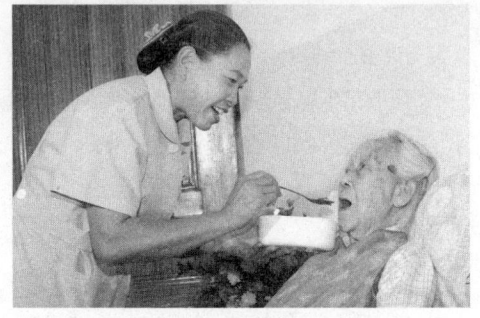

图12-62 给卧床老人喂饭

3. 喂流质老人

操作技术要诀：（图12-63，12-64，12-65）
食物端到老人前，服务过程要沟通。
卧床老人细看护，围布纸巾要备齐。
床摇高矮要适度，身垫舒适头枕好。
毛巾围布先垫好，双手洗净戴手套。
操作过程要记牢，取出胃管保护套。
先吸是否有胃液，再注十毫升空气。
胃部放置听诊器，听到气过水声响。
确认胃管在胃里，老人注食才开始。
左手拿稳胃管口，右手握住注射器。
每次注毕夹管口，以免流质流出管。
吸食注意免吸气，食前注水十毫升。
再给老人喂流质，食量按照医嘱喂。
无论注水或流质，注入过程切莫快。
食后注水十毫升，管中食物冲干净。
胃管管口要擦净，管口套稳再夹好。

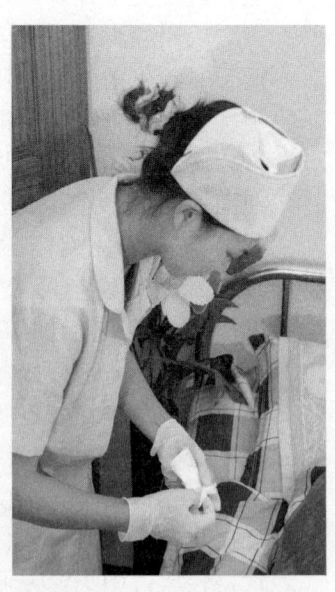

图12-63 给老人喂流质

取下围布清理好，护理记录认真填。
注意事项：
老人体内水分少，每日喂水须够量。
喂食喂水要仔细，动作莫快避免呛。
易呛老人用吸管，不懂吸用注射器。
要喂水果勺子刮，流食老人搅汁喂。
老人若是自己吃，水果切小碗装好。
营养午点莫忘记，牛奶麦片按量喂。
禁用瓷勺塑料勺，易碎制品会伤口。
老人需求预先知，使用餐具早备好。

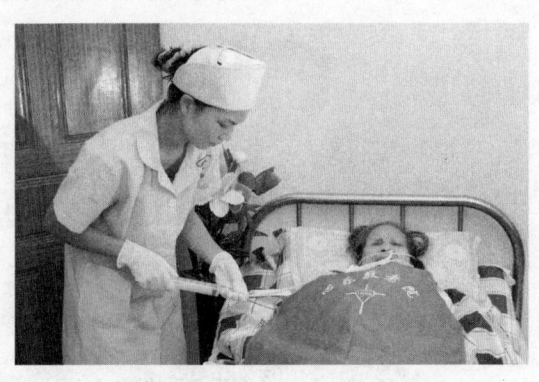

图 12-64　给老人喂流质

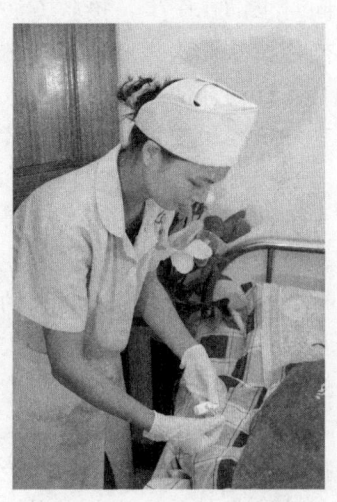

图 12-65　给老人喂流质

四、安全措施

（一）检查与观察

1. 进食前老人应完全清醒及准备妥当再进食。
2. 设有吸痰器具以备急救之用。
3. 检查老人所服药品。安眠药、精神抑制药等是否引起老人昏睡、肌肉衰退等副作用。
4. 老人用餐细心观察，稍有不慎，立即停止用餐，即刻采取措施。
5. 所有员工都要接受老人因意外吞咽困难造成呛咳、噎食的急救培训。

（二）急救

1. 如果老人被饭、菜、骨头噎住喉咙时，马上扶老人坐正，站在老人身后，让老人靠在怀里，用一边膝盖顶在老人腰间，一只手平放在胃部的下端，另一只手握紧拳头压在平放的手背上，用力压住后，再轻轻往上推，导致胃里的食物往上冲，把喉咙的食物吐出来。

2. 可直接用手指往老人喉咙根部钩，让老人反胃呕吐，导致胃里食物往上冲，把喉咙的食物吐出来。

操作技术要诀（一）：（图12-66）
老人食物卡住喉，如果老人还清醒。
立刻扶起身坐正，站稳在老人背后。
不要慌乱要镇静，告诉老人头稍低。
张开嘴巴配合好，膝盖顶住老人腰。
一手平放胃下端，一只手要握紧拳。
拳头压放手背上，轻轻往上反复推。
胃里食物往上冲，冲出卡住的食物。
同时求助找医生，抢救方法都记录。

操作技术要诀（二）：（图12-67）
老人食物卡住喉，如果老人还清醒。
立刻扶起身坐正，面前站着护理员。
一手托着后脑勺，稍稍仰脸嘴张开。
手指伸压舌根部，引起反胃致呕吐。
胃里食物往上冲，冲出卡住的食物。
抢救过程要镇定，同时求助找医生。
食物卡住之原因，抢救方法都记录。

操作技术要诀（三）：（图12-68，12-69）
老人食物卡住喉，如果老人还清醒。
护理人员莫惊慌，立刻扶老人坐立。
一手撑着老人胸，老人尽可能低头。
一手放在老人肩，敲打肩胛骨之间。
轻轻均匀地敲打，食物从胃里冲出。

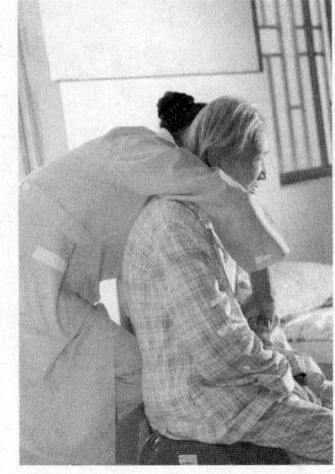

图12-66 老人噎食抢救

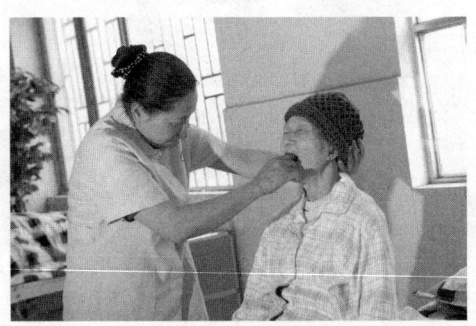

图12-67 老人噎食抢救

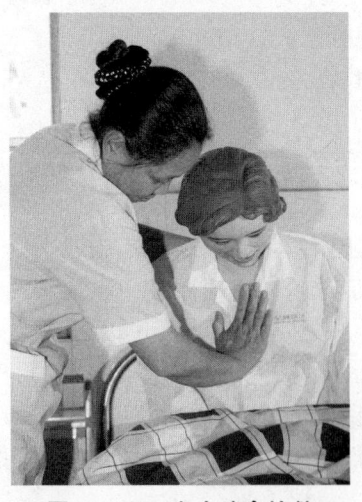

图12-68 老人噎食抢救

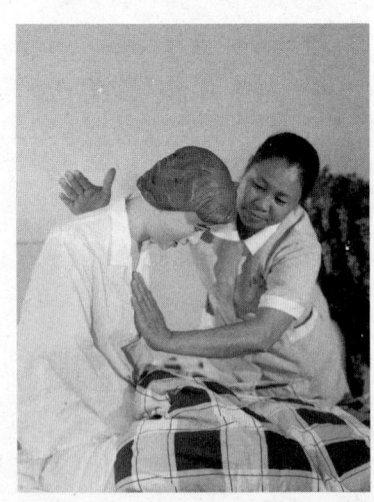

图12-69 老人噎食抢救

抢救过程要镇定，同时求助找医生。
食物卡住之原因，抢救方法都记录。
操作技术要诀（四）：（图12-70）
老人食物卡住喉，缺氧导致无意识。
抢救之前要牢记，义齿必须先取出。
速把老人仰平躺，两腿左右要分开。
护理员面对老人，骑跨老人髋部上。
两手重叠交叉式，压住老人胃下端。
向内上方反复推，冲击老人的腹部。
促使食物往上冲，卡住食物出口腔。
立即将头侧一边，尽快抠出免咳呛。
抢救过程要镇定，同时求助喊医生。
食物卡住之原因，抢救方法都记录。

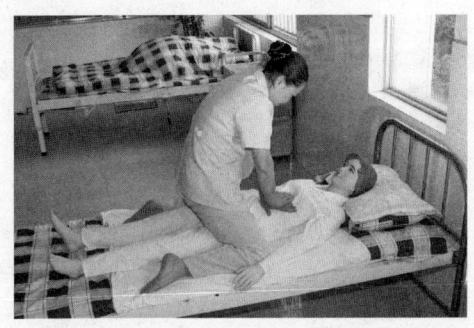

图12-70 老人噎食抢救

注意事项：
老人吞咽功能差，饮食必须特注意。
床头标志要注明，牢记食物危险性。
骨头鱼刺易卡住，红薯土豆易噎住。
汤圆糯米易粘住，果冻软糖易塞住。
糕类拌水要记住，香蕉碾碎卡不住。
各种果子要切小，水果搅汁更放心。
根据需求按量给，坐姿躺姿要正确。
老人进食勿后仰，易进气管和误吸。
进食过程莫催促，多给鼓励食欲佳。
进食完毕先休息，半小时后再躺下。

第三节 排泄护理

护理要点：根据护理标准，为老人提供排便辅助工具，如纸尿片、尿壶、床上便盆等；保持老人干燥、干净整洁、无味、无压疮、无皮肤感染。特别要注意对老人进行病情观察。

一、如厕排泄护理

（一）偏瘫能走老人协助法
操作技术要诀：
物品备齐老人前，服务过程要沟通。
如厕手纸准备好，再扶老人去入厕。
健肢一侧靠马桶，老人健肢把扶手。
护理人员扶患肢，帮助老人慢转身。

后背对正坐便器,站稳之后再脱裤。
老人健肢把扶手,身体慢慢往下坐。
老人稳当入厕后,手纸递到老人手。
老人便后把扶手,护理人员扶患肢。
扶持老人慢站稳,再把裤子穿整齐。
马桶记住冲洗净,护理记录认真填。

(二) 瘫痪不能走老人协助法

操作技术要诀:(图 12-71,12-72)
物品备齐老人前,服务过程要沟通。
沙发椅座固定稳,便架座椅须靠紧。
保持直角九十度,如厕手纸拿在手。
老人双脚放平稳,臀部尽量向前坐。
护理员在老人前,单腿向前迈半步。
放在老人双腿中,站稳立好稍弯腰。
老人健肢伸出来,搂护理员腰背部。
护理员抱老人腰,双脚撑起慢站立。
抱着老人慢慢转,转到便架正面前。
一手扶住老人背,一手将裤往下脱。
抱住老人慢坐下,如厕完毕帮擦净。
再将老人来抱起,一脚向前迈半步。
站在老人双腿中,站稳立好稍弯腰。
老人健肢伸出来,搂护理员腰背部。
护理员抱老人腰,双脚撑起慢站立。
一手扶住老人背,一手将裤子提好。
抱起老人慢转身,转回沙发或座椅。
帮助老人坐稳妥,移开便架洗马桶。
个人卫生要搞好,护理记录认真填。

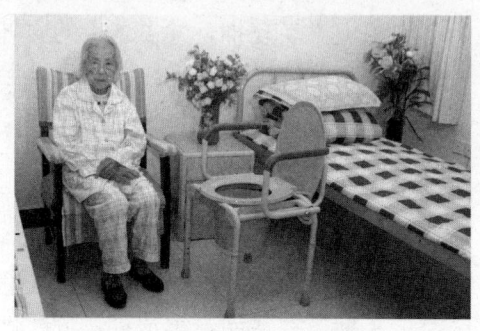

图 12-71 椅子和马桶摆放法

(三) 四肢僵硬弯曲老人

操作技术要诀:(图 12-73,12-74)
轻步来到老人前,服务过程要沟通。
要让老人心情好,相互配合好操作。
两手轻稳抱老人,一腿顶住臀下中。
先将裤子往下脱,再让老人坐便桶。
如厕完毕帮擦净,再把老人搂怀中。
一腿再顶臀部下,一手将裤往上提。
安置老人坐稳妥,护栏束带系扣好。
便桶内外冲洗净,护理记录认真填。

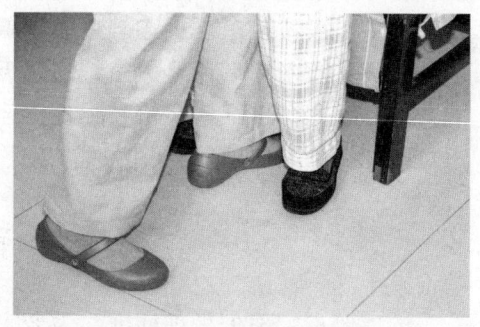

图 12-72 抱老人方法

204

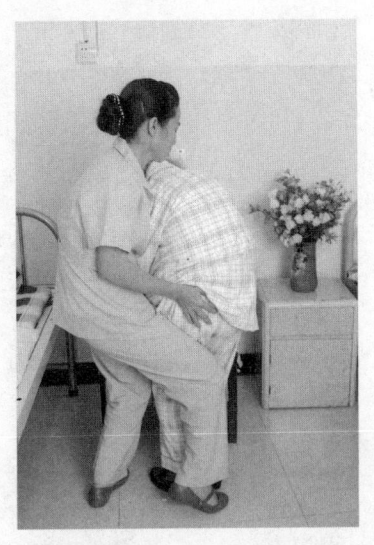
图 12-73 抱老人方法

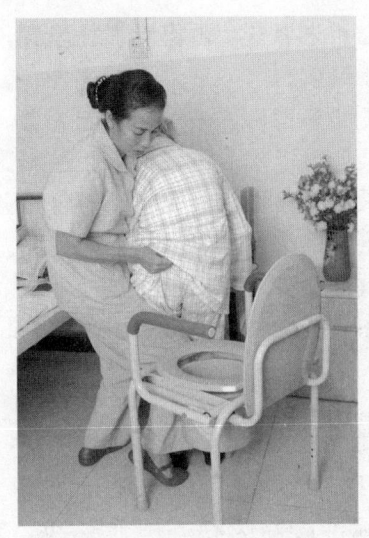
图 12-74 抱老人方法

二、床上排泄护理

(一) 便壶使用
操作技术要诀：(图 12-75)
便壶拿到老人前，服务过程要沟通。
下身盖被轻掀开，再将老人往外翻。
身子侧卧双膝屈，双腿向后稍弯曲。
便壶位置要放对，再帮老人来盖被。
便完被子轻轻掀，便壶取出莫倾斜。
清洗便壶莫忘记，护理记录认真填。

(二) 平卧给盆
操作技术要诀：(图 12-76)
便盆拿到老人前，服务过程要沟通。
下身盖被轻掀开，老人双腿向上弯。
一手托住老人腿，便盆在手做准备。
老人臀部轻上抬，便盆臀部紧靠严。
臀部轻轻往下放，再把被子来盖上。
便完被子再轻掀，帮助老人臀抬起。
便后会阴擦干净，速将便盆轻取出。
尿片中单垫平整，毛巾被子须盖严。
再把便盆冲洗净，护理记录认真填。

(三) 侧卧给盆
操作技术要诀：(图 12-77)
便盆拿到老人前，服务过程要沟通。

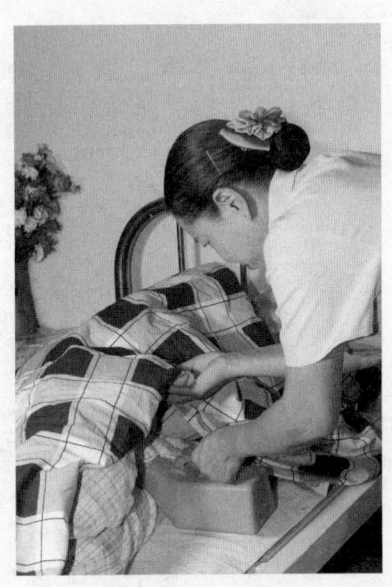
图 12-75 尿壶使用法

先把盖被来掀开，再将老人往里翻。
一边手臂放胸前，另边手臂往外移。
老人侧身躺稳后，一手托住老人臀。
顺势便盆臀下放，再将老人翻平躺。
毛巾被子记盖好，便完被子再轻掀。
便后会阴擦干净，双膝往上腿弯曲。
再将臀部轻抬起，快速将盆往外取。
尿片中单垫平整，毛巾被子盖整齐。
便盆一定冲洗净，护理记录认真填。

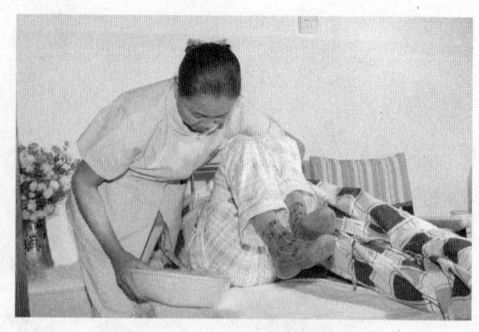

图12-76　便盆使用法

三、协助排便

护理目的：解决便秘老人的排便问题。

护理标准：遵医嘱。操作熟练，让老人舒适。

（一）开塞露通便法

用物准备：橡胶单、便盆、纸巾、盆子、毛巾2条、爽身粉、开塞露、小剪刀、一次性手套。

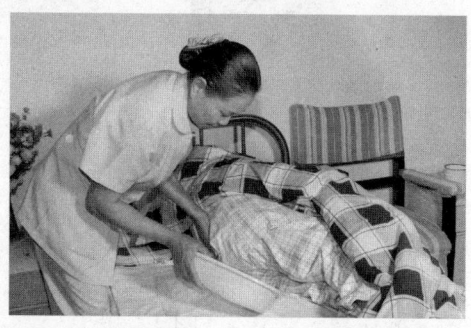

图12-77　便盆使用法

操作技术要诀：（图12-78）
物品备齐老人前，服务过程要沟通。
药管顶端剪小口，少许药液流外边。
药液流出为润滑，方便插入更顺利。
瓶颈插入肛门后，再把药液全挤出。
老人若是皱眉头，鼓励老人忍一会。
五至十分看好表，粪便软化好排泄。
下肢麻木植物人，操作程序要严记。
尿片手纸须垫好，床铺垫好橡胶单。
先将老人身侧卧，药液挤进肛门里。
瓶颈暂时不拉出，防止药液往外流
五至十分看着表，排便效果若不好。
粪便用手抠出来，然后温水擦洗净。
清洗部位要擦干，爽身粉洒保干爽。
后把胶单轻轻撤，垫好尿片系尿袋。
衣服裤子拉整齐，中单尿布铺垫好。
再让老人平躺卧，毛巾被子记盖严。
脏水倒掉盆洗净，毛巾盆子归还原。
垃圾捡好地拖干，护理记录认真填。

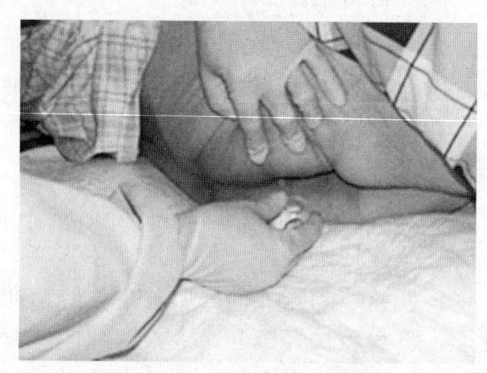

图12-78　使用开塞露排便

（二）肥皂栓通便法

用物准备：橡胶单、便盆、纸巾、盆子、毛巾 2 条、爽身粉、肥皂、小刀、一次性手套。

操作技术要诀：（图 12-79，12-80）

物品备齐老人前，服务过程要沟通。
肥皂削成圆锥形，底部直径一厘米。
长度三至四厘米，放入热水融棱角。
协助老人侧卧位，胶单臀部下垫上。
一手将肛门分开，一手拿稳肥皂栓。
肥皂细端先插入，随后全部往里插。
忍耐五至十分钟，粪便润滑好排泄。
排便效果若不好，粪便用手轻抠出。
再用温水擦洗净，清洗部位要擦干。
爽身粉洒保干爽，后把胶单轻轻撤。
垫好尿片系尿袋，衣服裤子拉整齐。
中单尿布铺垫好，老人睡好被子盖。
脏水倒掉盆洗净，毛巾盆子归还原。
垃圾捡好地拖干，护理记录认真填。

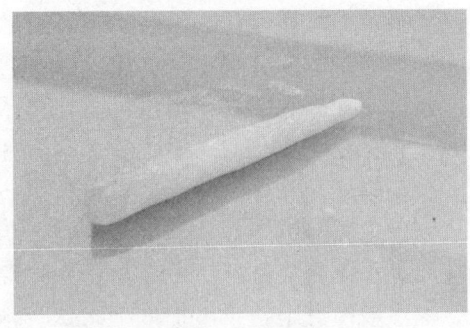

图 12-79 肥皂栓

（三）人工取便法（适用于意识清楚老人）

用物准备：橡胶单、便盆、纸巾、盆子、毛巾 2 条、爽身粉、润滑油、一次性手套。

操作技术要诀：（图 12-81）

物品备齐老人前，服务过程要沟通。

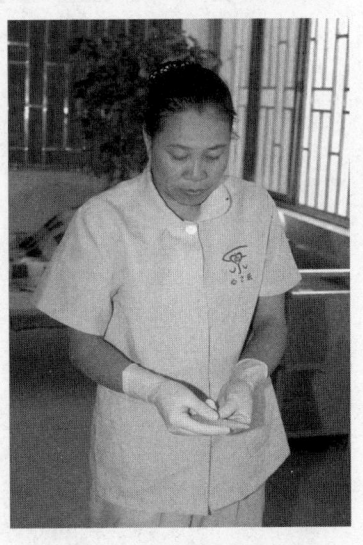

图 12-80 排便前准备工作

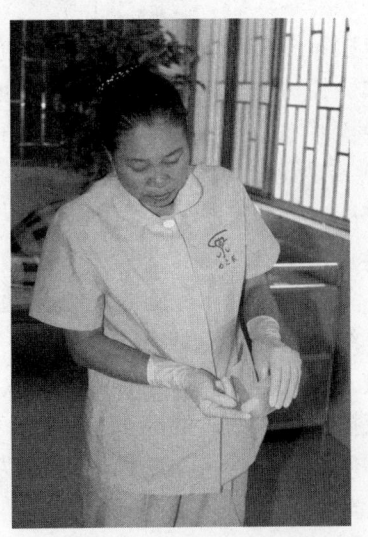

图 12-81 使用润滑油排便

协助老人侧卧位，裤子脱至大腿中。
臀下垫好橡胶单，一手食指涂润油。
一手压肛门边缘，嘱咐老人深呼吸。
放松腹肌肛门松，润油食指轻插入。
触及干粪便硬块，轻轻抠出硬粪块。
操作过程须观察，老人不适立即停。
排便完毕温水洗，清洗部位必擦干。
爽身粉洒保干爽，后把胶单轻轻撤。
垫好尿片系尿袋，衣服裤子拉整齐。
中单尿布铺垫好，老人睡好被子盖。
脏水倒掉盆洗净，毛巾盆子归还原。
垃圾捡好地拖干，护理记录认真填。

（四）腹部按摩排便法（适用于意识清楚老人）

用物准备：橡胶单、便盆、纸巾、盆子、毛巾2条、爽身粉、一次性手套。

操作技术要诀：（图12-82）

物品备齐老人前，服务过程要沟通。
协助老人平躺卧，双腿屈膝成弯弓。
食指中指无名指，放在老人腹左侧。
平行肚脐必记住，自下向上螺旋形。
慢慢顺时针按摩，时间五至十分钟。
按摩完毕稍休息，排便垫胶再便盆。
排便完毕温水洗，清洗部位必擦干。
爽身粉洒保干爽，后把胶垫轻轻撤。
垫好尿片系尿袋，衣服裤子拉整齐。
中单尿布铺垫好，老人睡好被子盖。
脏水倒掉盆洗净，毛巾盆子归原处。
垃圾捡好地拖干，护理记录认真填。

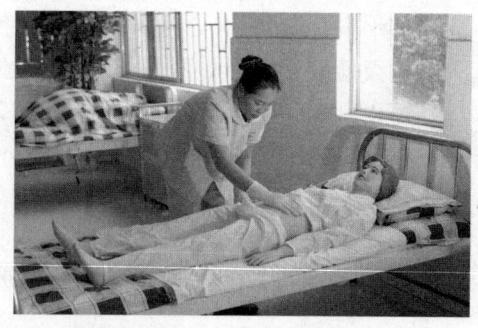

图12-82 腹部按摩排便

（五）结肠造瘘口便袋更换法

用物准备：橡胶单、便盆、纸巾、盆子、毛巾2条、干净的粪袋、一次性手套。

操作技术要诀：（图12-83）

物品备齐老人前，服务过程要沟通。
胶单纸巾身下垫，对准人工肛门面。
便袋扣环先打开，取下脏袋放便盆。
用纸擦净温水洗，清洗干净必擦干。
清洁便袋再扣上，扣紧扣环向下拉。
固定牢固便袋封，腹部腰带必系稳。
再把胶单轻撤出，垫好尿片系尿袋。
衣服裤子拉整齐，中单尿布铺垫好。

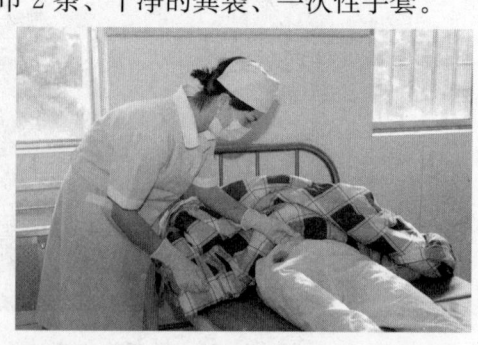

图12-83 更换便袋

老人躺卧要舒适，毛巾被子记盖严。
脏水倒掉脏袋洗，毛巾盆子归还原。
垃圾捡好地拖干，护理记录认真填。

(六) 更换集尿袋法

用物准备：一次性无菌集尿袋一套、棉签、碘酒、纸巾、止血钳、一次性手套。

操作技术要诀：（图12-84，12-85）

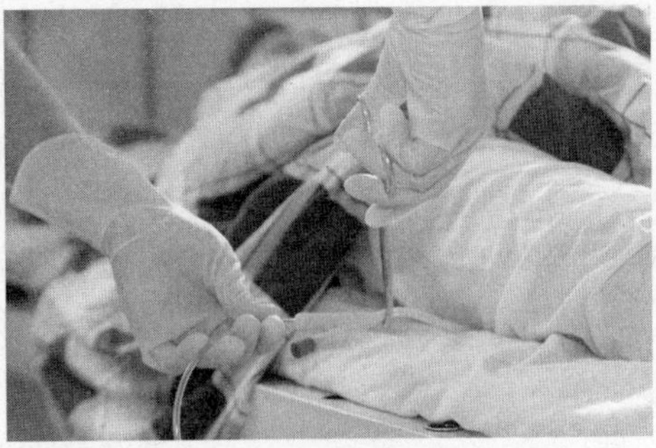

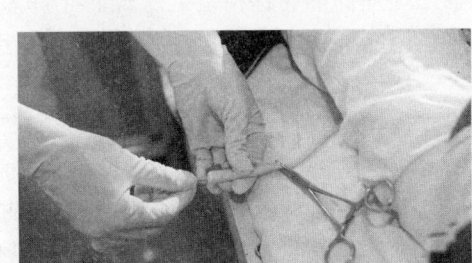

图12-84 更换集尿袋

物品备齐老人前，服务过程要沟通。
轻将被子来掀开，尿管尿袋连结处。
下面先垫好纸巾，止血钳夹导尿管。
一手持稳导尿管，一手拔出引流管。
引流管口要放低，尿液逆流会感染。
后用棉签蘸碘酒，消毒管口及周围。
再用酒精来消毒，打开干净集尿袋。
引流管和导尿管，管口周围手不碰。
无菌操作老人康，接口之间要插稳。
再把止血钳松开，尿液流畅再固定。
衣服裤子拉整齐，床单中单铺垫好。
老人躺卧要舒适，毛巾被子要盖严。
垃圾捡好地拖干，护理记录认真填。

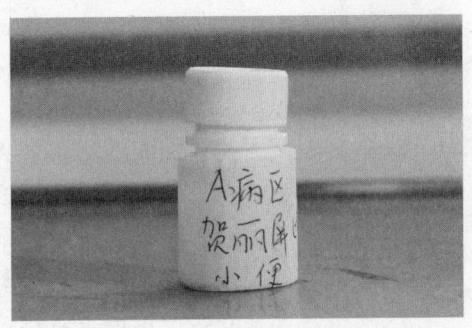

图12-85 更换集尿袋

四、大小便标本的采集

(一) 尿常规标本的采集

准备用品：容量在10ml以上的清洁具、干净干燥杯一个、化验单、一次性手套。

操作技术要诀：（图12-86）

物品备齐老人前，服务过程要沟通。
自理老人自己取，操作过程教老人。
半护老人帮助取，如有昏迷及尿潴。
通过导尿法留取，必取早晨第一尿。
化验单在瓶外贴，住区床号要注明。
姓名性别要准确，日期时间必写清。
送化验前再核对，信息准确再送检。

图12-86 小便标本

(二) 粪便常规标本的采集

准备用品：蜡纸盒、塑料小杯、便盆、棉签、化验单、一次性手套。

操作技术要诀：（图12-87）

物品备齐老人前，服务过程要沟通。
自理老人自己采，操作过程教老人。

全护老人帮助采，采集量如蚕豆大。
腹泻采集要注意，应取脓血黏液处。
老人如排水样便，杯子装好要小心。
标本应在早晨采，化验结果才准确。
化验单在杯外贴，住区床号要注明。
姓名性别要准确，日期时间必写清。
送化验前再核对，信息准确再送检。

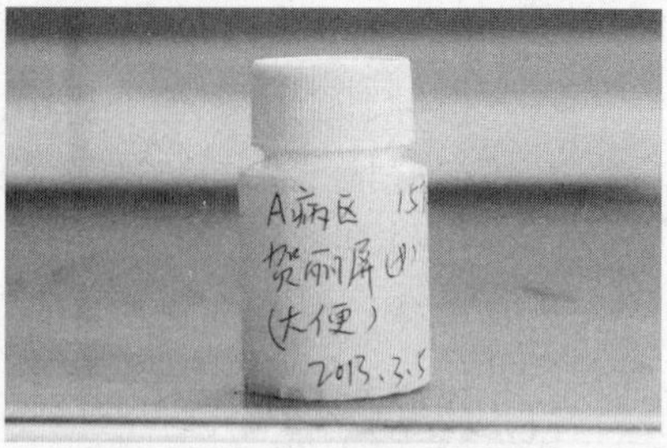

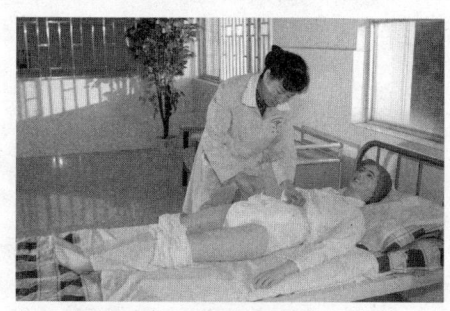

图 12-87　大便标本

五、纸尿裤、尿片、尿袋更换方法

护理目的：保持老人干净，预防压疮、皮肤感染。
护理标准：保持老人干燥、干净整洁、无味、无压疮、无皮肤感染。
用物准备：尿裤、尿片、尿袋、毛巾一条、盆子一个、爽身粉盒。

（一）纸尿裤的更换

操作技术要诀：（图 12-88）
物品备齐老人前，服务过程要沟通。
老人平卧好操作，裤腰解开要在先。
湿裤小心身下卷，先将老人一边侧。
新的尿裤接垫好，跟着湿裤继续卷。
再将老人侧一边，湿裤小心撤出来。
会阴用纸擦完毕，温水洗净再擦粉。
新裤跟着拉平整，再将老人翻躺平。
新裤拉好穿整齐，裤腰两边要系牢。
脏裤放入垃圾桶，胶垫中单理整齐。
毛毯被子记盖好，护理记录认真填。

图 12-88　更换纸尿裤

（二）尿袋的更换

操作技术要诀：
物品备齐老人前，沟通须在服务先。
解开尿袋要小心，避免尿液往外渗。
尿液倒入卫生间，尿袋放进垃圾桶。
手里拿好新尿袋，小心系好防渗漏。
床铺整好理整齐，护理记录认真填。

（三）纸尿片、布尿片的更换

操作技术要诀：（图 12-89）
物品备齐老人前，服务过程要沟通。
前面湿片往下翻，干净部分顺手擦。
再用纸巾擦两遍，先将老人来侧身。
湿片部份先卷好，小心取下避免脏。
再用新片重垫好，后将老人翻平躺。

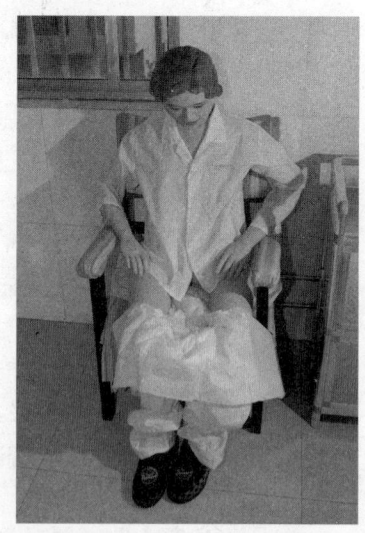

图 12-89　坐立纸尿裤使用法

若是躺卧的老人，三分之二臀下放。
三分之一放面前，固定好来不走样。
若是能坐的老人，换取尿片须注意。
三分之二前面放，后面小半不要忘。
尿片垫好整衣裤，干净清洁人舒畅。
脏片分类收拾好，护理记录认真填。

六、阴部擦洗

护理目的：保持皮肤清洁卫生，保持老人舒适，防止老人皮肤感染。
护理标准：保持老人身体舒适、干爽无异味、皮肤无感染。
用物准备：沐浴液、爽身粉、毛巾一条、尿片或尿裤一条、水桶或脸盆一个。
操作技术要诀：
物品备齐老人前，服务过程要沟通。
若是服务老爷爷，外翻上下洗包皮。
清洗阴囊三角区，二阴擦洗要保暖。
服务若是老奶奶，会阴从里洗到外。
擦前擦后需两遍，洗净擦粉记心里。
系好尿袋换尿片，尿片床单扯整齐。
毛毯被子要盖严，脏衣脏裤收拾齐。
记住消毒再清洗，护理记录认真填。

七、便器的清洁

清洁目的：干净、消毒、除味。
清洁标准：无异味、清洁。
用物准备：便刷、消毒专用桶、消毒液。
操作技术要诀：
便盆尿壶收回后，先用刷子洗刷净。
放入消毒专用桶，桶内配好消毒液。
浸泡时间二十分，再用清水冲洗净。
便盆马桶坐便架，件件消毒要记清。
每天洗泡消毒水，定时消毒保安全。
便桶浸泡消毒水，保持时间二十分。
便桶无味又清洁，勤用清水冲洗净。
干净器皿放整齐，器皿数量要记清。
注意事项：
老人排便要注意，记住换片要仔细。
排便次数正常否，颜色味道异常否。
注意习惯若变化，查明原因记录好。

发现问题及时报，医生治疗不延误。

第四节　清洁护理

沐浴可使老人身体各部位主动与被动地活动，可以清洁、舒适老人肌肤，增进排泄、防止皮肤感染，并同时做按摩（尤其是受压部位）可促进血液循环和防止压疮的发生，使老人清洁舒适，达到卫生的要求。

一、洗脸

护理目的：使老人清洁舒适，达到卫生的要求。
护理标准：随脏随洗，保持老人卫生、干净。
用物准备：脸盆、洗脸毛巾、冷水、热水、护肤霜。
操作技术要诀：（图 12-90，12-91）
物品备齐老人前，服务过程要沟通。
水温按着个人调，冷暖合意心仔细。
半瘫老人锻炼洗，活动肢体利康复。
全护老人帮助洗，老人舒服心欢喜。
洗脸之前床摇高，头部下面毛巾垫。
洗脸顺序要注意，上衣扣子解一粒。
眼睛部位首先洗，先洗正面再侧面。
鼻耳下巴记住洗，顺便把手洗干净。
秋冬脸上很干燥，抹油擦霜要牢记。
头下毛巾后撤出，床铺摇回原位置。
安置老人舒适位，脏水倒后毛巾洗。
毛巾脸盆放原处，护理记录认真填。

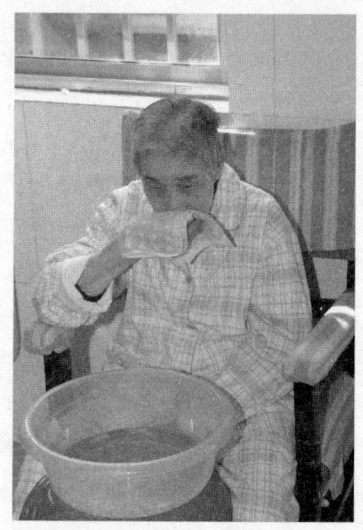

图 12-90　老人锻炼洗脸

二、淋浴

（一）自理老人

用物准备：沐浴露、毛巾 2 条、大浴巾 1 条、护肤油或爽身粉、梳子，塑料筐内放好老人换洗的干净衣服。

工作准备：调节好水温（冬天开好浴霸），嘱咐老人沐浴有关事宜。如发生意外及时处理，浴室门勿上锁。

老人安全：老人洗澡过程中，护理员必须每 10 分钟左右与老人打次招呼，确保老人安全。

护理标准：不洗大澡。每天擦身、洗脚。保持老人身上清洁无味。

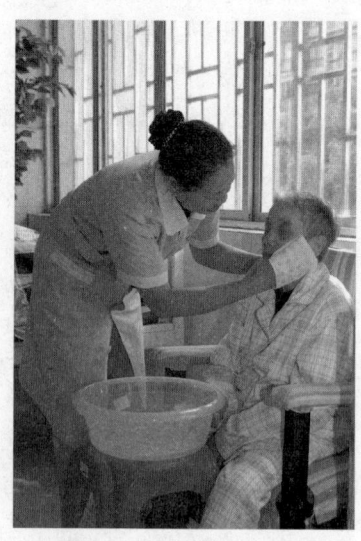

图 12-91　帮老人洗脸

（二）全护理老人

护理目的：保持老人干净无味、防止皮肤感染、增强血液循环、防止压疮发生、促进排泄。

护理用品：沐浴露、毛巾2条、大浴巾1条、护肤油或爽身粉、梳子、小棉球2个、眼罩1个，老人换洗干净衣服，拖鞋一双。

护理标准：冬天七天洗一次大澡（若不便洗大澡，必须天天擦身泡脚）。夏天隔天洗一次大澡（若不便洗大澡，必须天天擦身泡脚），擦身保持一天一次，保证老人干净无味。

操作技术要诀：（图12-92，12-93）
物品备齐洗浴房，服务过程要沟通。
水温按着个人调，冬天浴霸要开好。
洗澡车上放老人，推进澡房须小心。
脱好裤子先泡脚，后把衣服来脱掉。
从头到脚温水浴，洗头洗脸洗双臂。
前胸后背和双腿，洗好会阴洗双脚。
全身浴液擦到位，接着温水冲洗净。
老人身上水擦干，脚趾缝隙须干爽。
春夏擦好爽身粉，秋冬擦好护肤油。
穿好秋衣穿秋裤，垫好尿片系尿袋。
再穿外裤和外衣，吹干头发梳理齐。
检好物品整脏衣，护理记录认真填。

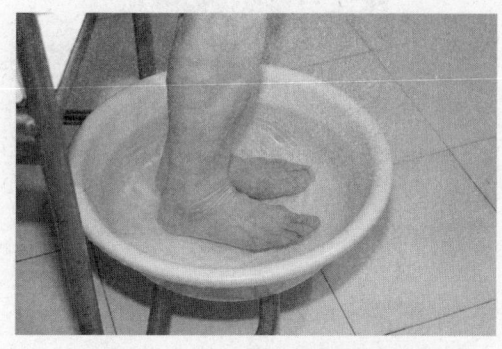

图12-92 沐浴中同时泡脚

三、盆浴

操作技术要诀：（图12-94，12-95）
物品备齐老人前，沟通须在服务先。
水温按着个人调，冬天浴霸要开好。
老人脱衣入盆中，洗头洗脸洗双臂。
前胸后背和双腿，洗好会阴洗双脚。
出盆浴巾要围好，全身上下须擦干。
春夏擦好爽身粉，秋冬擦好护肤油。
穿好秋衣再秋裤，尿片垫好尿袋系。
再穿上衣和外裤，梳理整齐吹干头。
检好物品整脏衣，护理记录认真填。

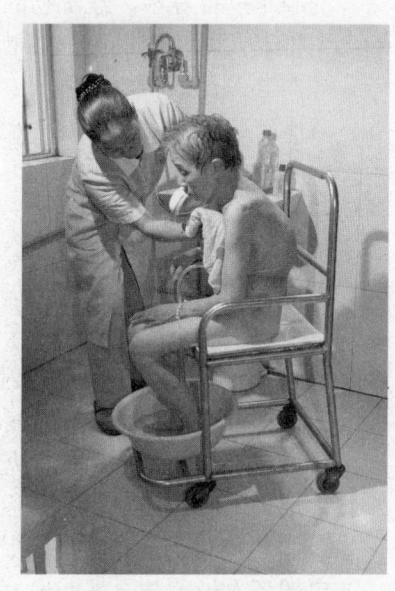

图12-93 帮老人沐浴

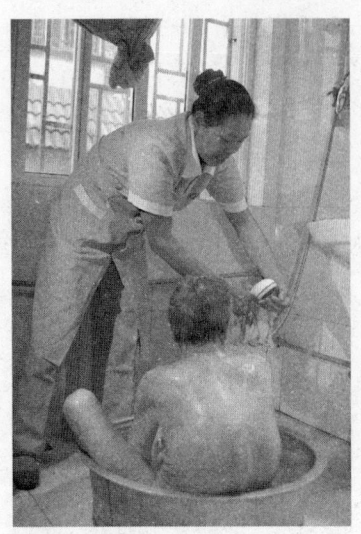

图 12-94 老人使用盆浴

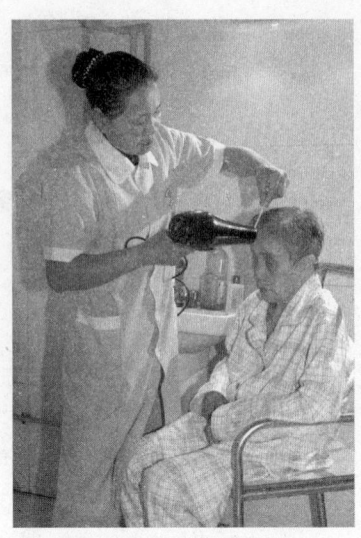

图 12-95 帮老人吹干头发

四、床上洗浴

操作技术要诀：（图 12-96，12-97）
物品备齐老人前，服务过程要沟通。
洗澡车里备好水，盥洗物品要备齐。
先将老人侧一边，再把浴槽扣安稳。
浴槽老人身下卷，再将老人另边侧。
浴槽拉起扣要稳，老人平躺身舒适。
床上浴槽扣好后，排水管道要畅通。
冬天备好浴霸灯，再帮老人脱裤衣。
两耳棉团要塞好，眼罩需要也戴齐。
先把头发洗干净，眼罩随后往下摘。
全身温水湿个透，洗脸洗手洗双臂。
前胸背后仔细洗，洗好会阴洗双腿。
记住老人脚要洗，浴液全身要擦到。
最后温水冲洗净，两耳棉塞往外取。
再把老人侧一边，浴槽一边先解开。
浴槽老人身下卷，浴巾放平跟着卷。
再把老人另侧翻，解开所有浴槽扣。
浴巾拉平人躺平，再将浴巾围身躯。
擦干老人身上水，身体清洁人舒畅。
春夏擦好爽身粉，秋冬擦好护肤油。
穿好秋衣穿秋裤，垫好尿片系尿袋。
头发吹干要及时，床单中单拉整齐。

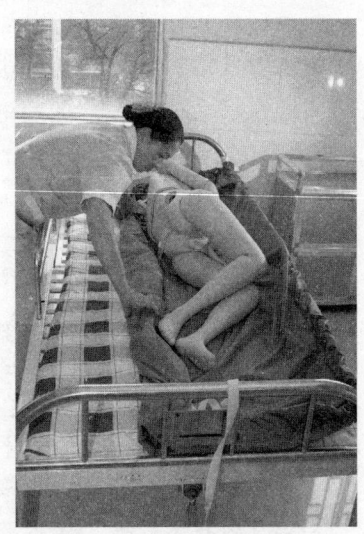

图 12-96 床上洗澡准备工作

枕头枕巾铺垫好，巾被盖好护全身。
检好物品整脏衣，护理记录认真填。

五、床上擦浴

操作技术要诀：（图12-98）
物品备齐老人前，服务过程要沟通。
上身翻被下身盖，浴巾老人身下垫。
脱掉衣服好擦身，擦脸擦手擦双臂。
前胸背后仔细擦，一遍两遍擦三遍。
春夏擦好爽身粉，秋冬擦好护肤油。
上衣穿好浴巾抽，随后被子要盖严。
换水擦洗下身时，下身被掀上身盖。
浴巾老人身下垫，先擦会阴后双腿。
一遍二遍擦三遍，最后换水洗双脚。
春夏擦好爽身粉，秋冬擦好护肤油。
尿片垫好尿袋系，穿好裤子抽浴巾。
随后床单拉整齐，被子毛毯要盖严。
检好物品整脏衣，护理记录认真填。

六、手、足残肢老人的清洁护理

护理目的：清洁、除味、促进血液循环，防止皮肤交叉感染。

护理标准：每周剪指（趾）甲一次。剪后指甲光滑，无皮肤破损。

用物准备：盆子2个、毛巾2条、爽身粉或护肤油、小纱布团、手握球、手指甲剪、脚趾甲剪。

（一）手的清洁护理

操作技术要诀：（图12-99，12-100）
物品备齐老人前，服务过程要沟通。
温水备好在盆中，高锰酸钾需时用。
生姜胡椒都可选，柚皮食盐放水中。
促进血液保循环，既可消毒又实用。
能坐老人好护理，卧床老人认真洗。
盆子下面铺胶布，避免铺盖水弄湿。
将手浸泡在水里，轻轻将手来掰开。
浸泡时间十五分，手指根根要擦干。
修剪趾甲须小心，甲面剪成曲型状。

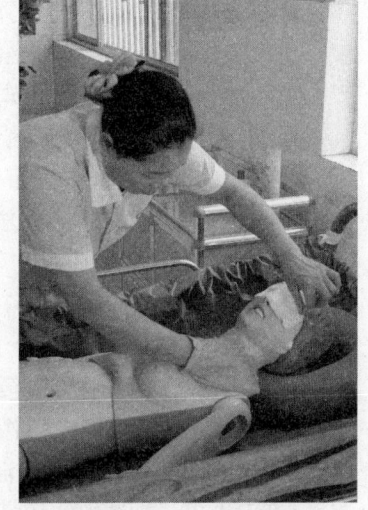

图12-97　洗澡前准备工作

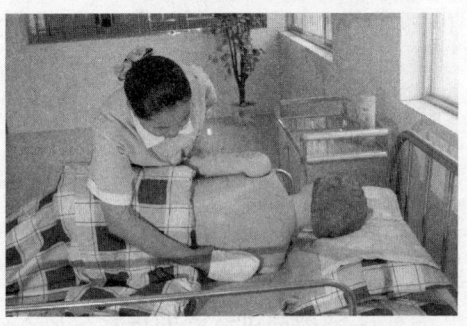

图12-98　床上擦浴

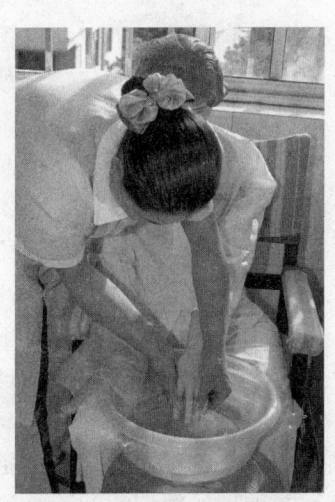

图12-99　帮老人泡手

修剪过程要注意，避免引起甲沟炎。
手指缝隙要干爽，春夏擦粉秋冬油。
布团放入手指缝，圆球放在手心中。
指缝空气要流通，皮肤干净人轻松。
检好物品整干净，护理记录认真填。

小贴士：高锰酸钾使用方法

高锰酸钾有杀灭细菌的作用，皮肤创伤消毒通常使用1：2000～1：5000溶液，浸泡时间须达5分钟才能杀灭细菌。配制溶液时要用凉开水，用热水会失效。

生姜、胡椒、柚子皮的作用。

生姜：能使血管扩张、血液循环加快，促使身上毛孔张开，把体内的病菌寒气一同带出。

胡椒：可以刺激血液循环，去除皮肤死皮，使皮肤表层获得更多的氧气和营养物。

柚子皮：有健脾胃、润肺、补血、清肠利便功效，可促进伤口愈合。

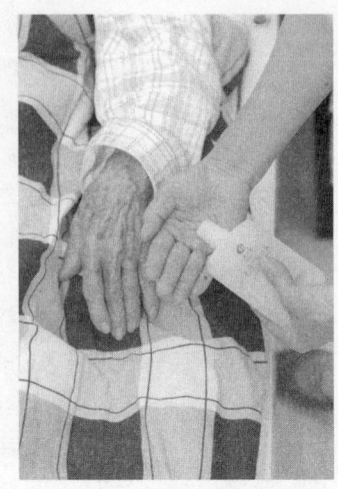

图 12-100　帮老人擦润肤露

（二）足的清洁护理

操作技术要诀：(图 12-101，12-102)
物品备齐老人前，服务过程要沟通。
温水备好在盆中，高锰酸钾需时用。
生姜胡椒都可选，柚皮食盐放水中。
促进血液保循环，既可消毒又实用。
能坐老人好护理，卧床老人认真洗。
盆子下面铺胶布，避免铺盖水弄湿。
将脚浸泡在水中，双手轻轻按擦脚。
浸泡时间十五分，脚趾趾甲柔软多。
浸后毛巾来擦干，脚趾缝隙须干爽。
修剪趾甲须小心，甲面剪成平直状。
春夏擦粉秋冬油，布团放入趾缝中。
趾缝空气要流通，避免皮肤被感染。
衣服裤子整理好，鞋袜穿好保温暖。
胶垫记得要抽出，床单拉齐被盖好。
检好物品整干净，护理记录认真填。

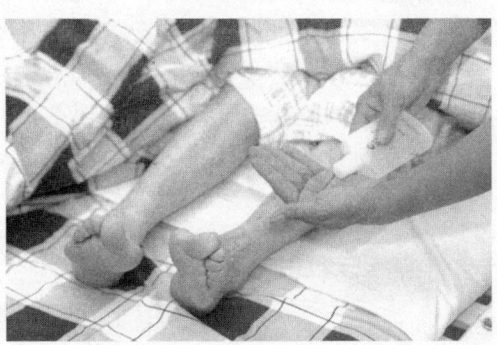

图 12-101　帮老人擦润肤露

注意事项：(图 12-103，12-104)
操作流程要牢记，准备工作要作细。
护理要领记心间，无论洗脸或擦身。
圆圈按摩型擦洗，老人干净又舒心。

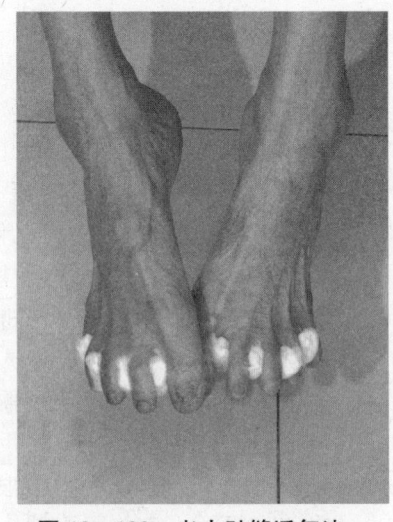

图 12-102　老人趾缝透气法

穿衣脱裤要注意，先穿患肢再健肢。
先脱健肢再患肢，袖筒裤腿用手伸。
抓手拉足才好穿，穿袜细节记得明。
袜子卷成一字形，上下袜跟要分清。
顺序细节记清楚，流程不乱易完成。

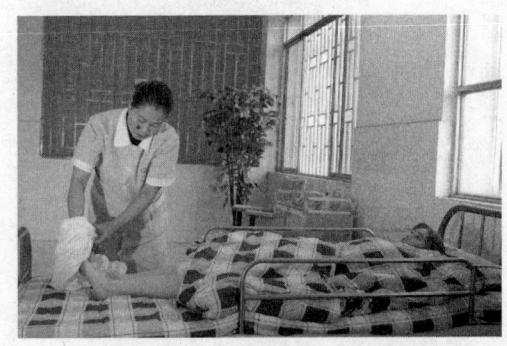

图 12-103　帮老人穿裤子

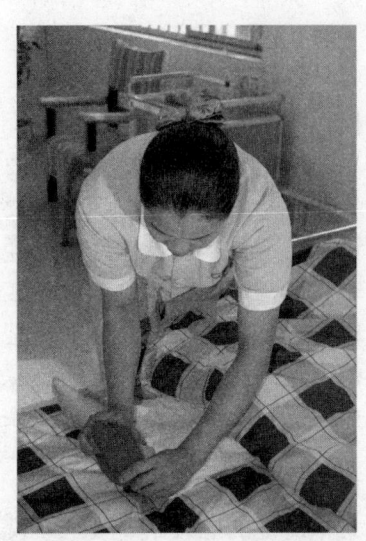

图 12-104　帮老人穿袜子

案例

事情发生在××养老院。有一天，护理员准备帮王爷爷洗澡，前期准备工作已做，换洗衣物、浴巾、沐浴露、爽身粉等备好了，水温调好了，然后把爷爷放在洗澡车上，推到洗澡房，脱完衣服准备洗澡，这时他发现洗脸巾忘记拿，就告诉爷爷坐好，他去取洗脸巾就来，他就飞快跑去取洗脸巾，结果速度太快惊吓到正走路的一位老奶奶，奶奶摔倒，他停下准备把奶奶扶起来，结果奶奶疼起不来，他一摸老人的腿，奶奶叫疼，他知道坏了，可能骨折了。这边还没来得及处理，又传来王爷爷的喊叫声，接着又听到扑咚响声，其他护理员听到声音都赶来了，这位护理员直奔洗澡房，看到王爷爷连人带车扑倒在地上，地上流了很多血，而且水是开的并且非常烫，这位护理员当时吓傻了。原来护理员去取洗脸巾时，没有把洗澡车刹住固定好，老人自己移动，用手去乱调水温开关，调到最高档，又乱开喷洒开关，由于水温高，老人被烫着大声叫并想躲开，结果连人带车摔倒。

这个案例给了我们一个严重教训，它提醒我们操作护理流程的重要性，在护理过程中每一个小细节都非常重要，稍微疏忽就会出问题，护理员在工作中不仅要细心，并且要严格按流程执行，但也要懂得灵活处理事情。

第五节　口腔护理

最好通过刷牙来清洁老人口腔（老人自理或由护理员督促和帮助），但对长期卧床的老人，可以通过以下方式对老人进行口腔护理。

护理目的：保持老人口腔清洁、无异味。

用物准备：小脸盆、口盅2个、毛巾1条、小手电筒、润唇膏、牙刷、弯盘、消毒医用镊子与钳子、压舌板、蘸有盐水的棉球。

护理标准：早、晚口腔清洁。

一、真牙老人的口腔护理

操作技术要诀：（图12-105，12-106）
意识清楚的老人，早晨晚间要刷牙。
盆子毛巾先准备，口杯温水要盛好。
再把老人扶坐稳，挤好牙膏递牙刷。
口盅牙刷老人拿，盆子接稳在下巴。
刷牙漱口完成后，手递毛巾把脸擦。
捡好物品洗干净，护理记录认真填。

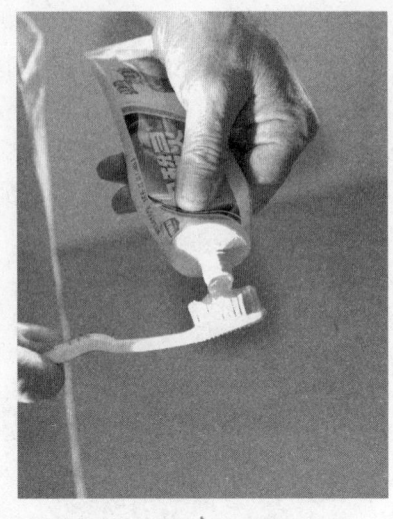

图12-105 老人刷牙前准备工作

二、佩戴义齿老人的口腔护理

操作技术要诀：（图12-107，12-108）
意识清楚的老人，一日三餐洗漱嘴。
盆子毛巾先备齐，一只口杯温水盛。
另只口杯盛清水，取出老人口中牙。
放到清水口杯里，温水口杯老人拿。
义齿水杯旁边放，盆子接稳在下巴。
老人漱完毛巾递，洗漱物品捡整齐。
刷洗义齿要干净，洗净泡入清水中。
清水要盖过义齿，护理记录认真填。

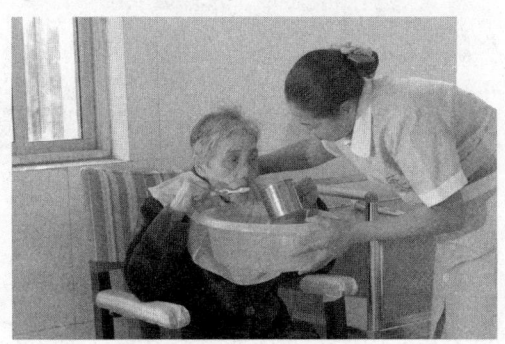

图12-106 老人在刷牙

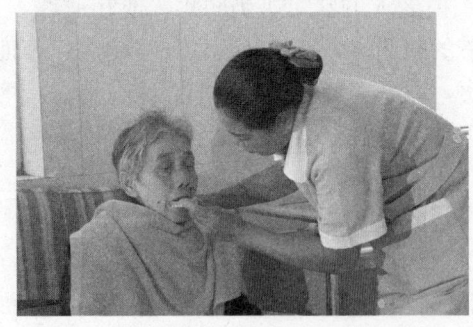

图12-107 取出老人义齿

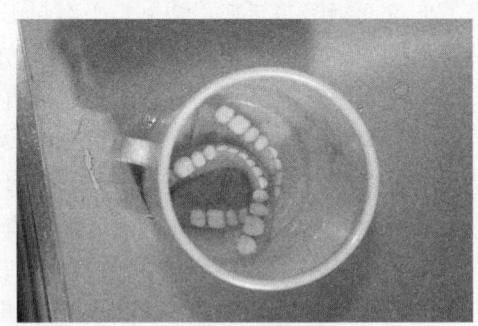

图12-108 义齿浸泡

三、卧床老人口腔护理

操作技术要诀：（图12-109，12-110，12-111）
物品备齐老人前，服务过程要沟通。

老人平卧好操作,先将头部来垫高。
枕头上面铺毛巾,脖子毛巾围严实。
再请老人张开嘴,电筒左手要握紧。
右手拿住压舌板,探入老人口腔内。
无意识用张口器,要从臼齿处放入。
撑开过程要轻慢,杜绝强行撬开嘴。
随后夹稳小棉球,避免脱落在口中。
多余水份镊子挤,一手扶住下颌边。
先洗老人的上颚,左右上下顺序洗。
牙缝腔壁要注意,棉球记住要更换。
下颚舌面和舌下,左右里外洗完全。
内外咬合也要洗,一遍两遍洗三遍。
每个部位仔细擦,棉球需要勤更换。
口腔护理完成后,二十个棉球不少。
最后把嘴擦干净,干燥季节涂唇膏。
头下毛巾轻取出,围脖毛巾要解开。
收拾物品整理好,护理记录认真填。
注意事项:
检查必在操作前,如有假牙先取出。
松动牙齿须注意,操作过程要仔细。
避免脱落入喉咙,容易卡住出事故。

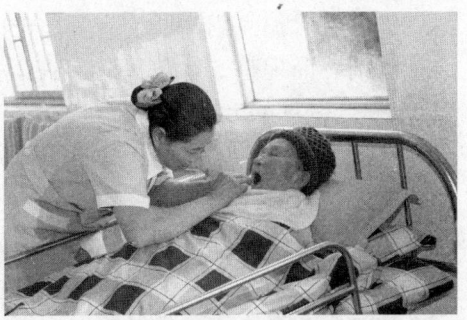

图12-109　口腔护理

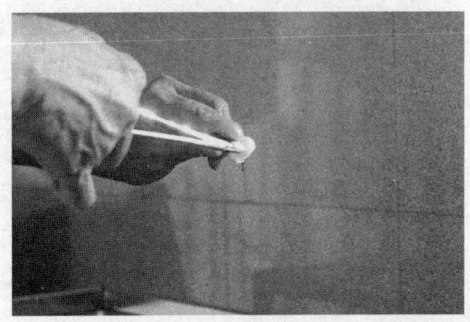

图12-110　挤出棉球多余水分

第六节　头发护理

一、理发护理

护理目的:保持老人仪容整洁、美观。
护理标准:两周理发一次。
用物准备:电推子、梳子、围布、理发剪、海绵、爽身粉、毛巾、喷壶。

(一)坐姿的老人
操作技术要诀:(图12-112)
物品备齐老人前,服务过程要沟通。
先让老人坐稳来,毛巾严实围脖颈。
再将围布围好来,围布接口要夹紧。
再用喷壶湿头发,剪前剪后要注意。
认真仔细保安全,理后发渣须刷尽。
再把围布解开来,解开毛巾再擦净。

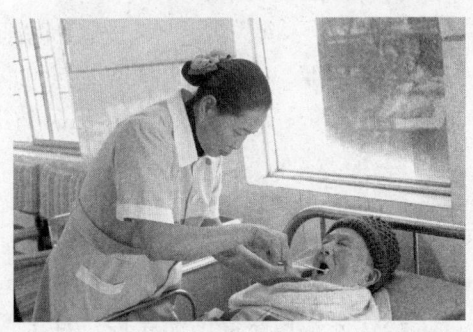

图12-111　口腔护理

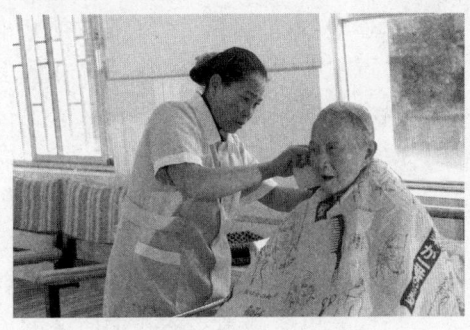

图12-112　帮老人理发

脖子衣领记住刷，地上头发扫干净。
收拾物品理整齐，护理记录认真填。

（二）卧床的老人

操作技术要诀：（图12-113）

物品备齐到床前，服务过程要沟通。
垫枕垫好老人头，高度四十为理想。
头下铺好干毛巾，毛巾围住颈一圈。
理发围布包紧来，夹好接口挡前面。
老人头发稍打湿，先从前面开始剪。
前面理好身侧翻，又由上面开始理。
理好再翻另一边，最后整齐理一遍。
前后左右小心理，理完刷净头发渣。
围布头下先卷出，围脖毛巾轻轻掀。
小心发渣落床上，毛巾枕垫快取出。
床上碎发扫干净，整好枕头和枕巾。
收拾物品整干净，护理记录认真填。

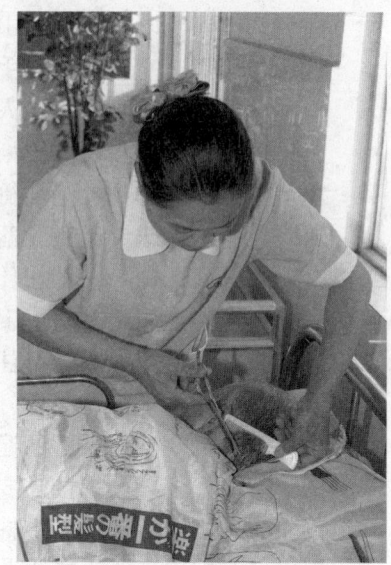

图12-113 床上理发

二、洗头发护理

（一）床上洗头

护理目的：除去污垢和头皮屑、防虱子、按摩头皮、促进血液循环、清洁、舒适、美观。

护理标准：每周洗头两次（按洗头表），做到无垢、无味，梳理整齐。

用物准备：护理车、洗头盆、毛巾2条、梳子、小棉球2个、眼罩、壶内盛45～50℃温水，洗发液、电吹风。

操作技术要诀：（图12-114）

物品备齐老人前，服务过程要沟通。
头下先铺防水垫，再把胶盆放上面。
垫枕先把肩垫高，防水胶垫往上放。
洗头气盆气吹好，脖子靠在气盆上。
若用脸盆来洗头，盆下胶垫须放牢。
脖子毛巾要围好，两耳棉球须塞牢。
眼罩戴在眼睛上，将头后仰在盆上。
温水淋湿头上发，随手发液头上抹。
两手边洗边按摩，随后清水冲干净。
洗净头发摘眼罩，毛巾快把湿发包。
气盆脸盆取出来，擦发梳发细吹干。
耳朵棉球取出来，防水胶垫接着取。
垫枕毛巾撤出来，老人干净又舒适。
收拾物品整干净，护理记录认真填。

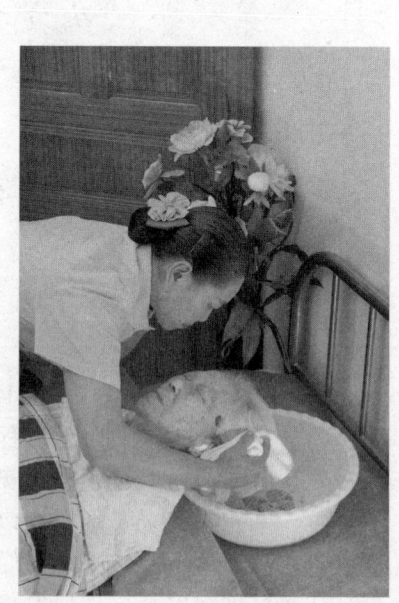

图12-114 床上洗头

（二）床上梳头

护理目的：按摩头皮、促进血液循环、清洁、舒适。
护理标准：晨晚间护理各梳一次。
用物准备：毛巾1条、梳子、纸一张。
操作技术要诀：（图12-115）
物品备齐老人前，服务过程要沟通。
毛巾铺在枕头上，打结头发先弄湿。
前后左右梳整齐，梳后落发包纸中。
随后再将毛巾取，床上发渣尽扫空。
收拾物品捡整齐，护理记录认真填。

第七节　胡须、鼻毛护理

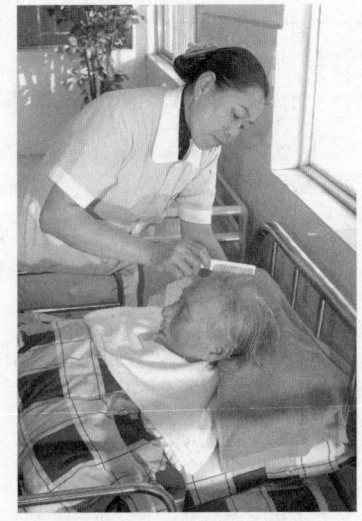
图12-115　床上梳头

一、胡须护理

护理目的：保持老人仪表整洁、干净、舒适、卫生。
护理标准：按个案需求每日一次、隔日一次、三天一次或一周一次。剃须后必须搽油护肤，皮肤表面干净，无损伤。
用物准备：刮胡刀（或电动剃须刀）、剃须膏、胡刷、毛巾2条、护肤油。
操作技术要诀：（图12-116，12-117）
物品备齐老人前，服务过程要沟通。
毛巾围在脖颈上，手指轻轻把面压。
涂上皂液再剃须，剃脸剃到左或右。
手指轻将面上提，皮肤拉紧好剃须。
剃刀慢慢往下剃，若是剃到鼻下边。
用手轻轻压上唇，皮肤拉紧剃下边。
剃到下巴要记住，皮肤拉紧注安全。
剃刀轻轻往下剃，以免剃伤老人脸。
胡须剃完擦干净，剃完洗净记抹油。
取下毛巾整理物，护理记录认真填。

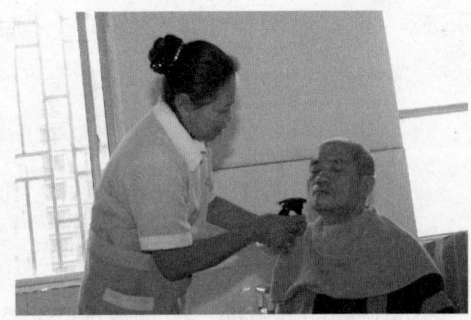
图12-116　剃须前准备工作

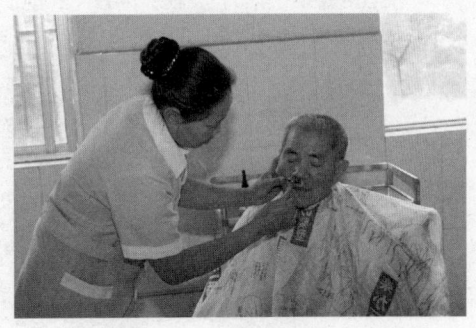
图12-117　帮老人剃须

二、鼻毛护理

老年人鼻毛会变得稠密，鼻孔会残留很多污垢及在吸气时堆积过多的灰尘，若这些异物不及时去除则会影响鼻腔通畅，因此对过长的鼻毛应剪去。
护理目的：防止灰尘及污垢堆积、保持呼吸道通畅、增加仪容美观。

护理标准：呼吸道畅通、老人舒适、老人仪容整洁美观。

用物准备：鼻毛器或小剪刀、毛巾、棉签、口盅内盛温水或生理盐水。

操作技术要诀：（图12-118）

物品备齐老人前，服务过程要沟通。

毛巾围于脖颈下，清洗鼻孔除污垢。

小心剪去鼻孔毛，老人清洁又舒畅。

收拾物品整干净，护理记录认真填。

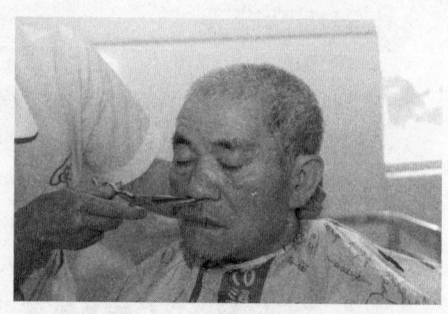

图12-118　帮老人剪鼻毛

第八节　用药护理

药物是预防、诊断及治疗疾病的重要物质，由于药物是各种化学及生物和植物制品，所以人体使用各种药物的反应各不相同。为了保证安全、合理地使用药物，护理员必须了解常用药的知识，如医嘱药物的用量、用法、不良反应等，以便协助老人正确的用药，充分发挥药物的疗效，减少不良反应的发生，使老人通过正确地使用药物尽快的得到康复。

一、给药、喂药

准备物品：药品、口杯、毛巾、纸巾、温开水。

（一）药片、胶囊

操作技术要诀：（图12-119，12-120）

准备药品老人前，服务之前先沟通。

太大药片可研粉，加水搅拌易吞咽。

胶囊药粒可剥开，粉剂与水来搅拌。

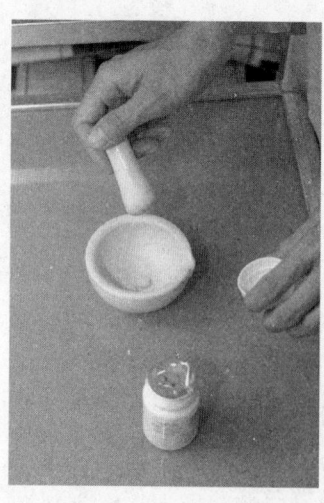　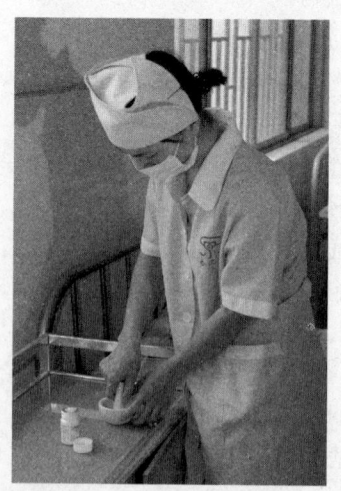

图12-119　喂药前准备工作　　图12-120　喂药前准备工作

鼻饲先注温开水，水量十毫升左右。
再注搅拌好药水，喂药完毕再注水。
收拾物品保清洁，喂药记录认真填。

（二）水剂药
操作技术要诀：（图12-121）
准备药品老人前，服务之前先沟通。
先将药水摇均匀，再将量杯来举高。
刻度与视线平行，小心将药倒杯中。
药量应用按医嘱，倒好药水盖好瓶。
计量准确方可喂，喂药完毕再喂水。
收拾物品保清洁，喂药记录认真填。

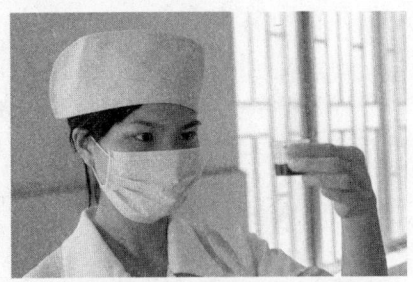

图12-121　喂药前准备工作

（三）油剂药
操作技术要诀：（图12-122）
准备药品老人前，服务之前先沟通。
勺子倒入温开水，再按药量倒入勺。
药量应用按医嘱，倒好药水瓶盖好。
搅拌均匀再喂服，喂药完毕再喂水。
收拾物品保清洁，喂药记录认真填。

（四）中药大蜜丸
操作技术要诀：（图12-123）
准备药品老人前，服务之前先沟通。
根据老人的需求，大丸搓成小丸粒。
喂药过程须注意，多喂水来好吞咽。
喂药完毕保清洁，喂药记录认真填。

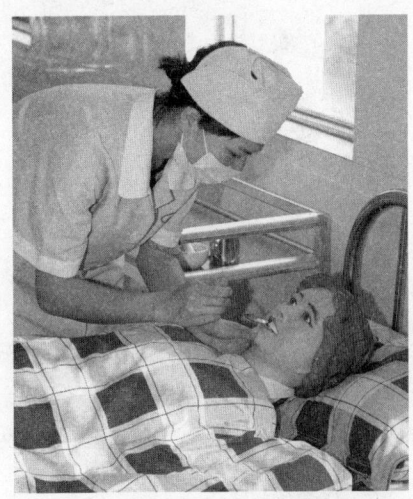

图12-122　给老人喂药

（五）中药冲剂
操作技术要诀：（图12-124）
准备药品老人前，服务之前先沟通。
杯中倒入温开水，再将药粉倒入杯。
搅拌均匀再喂服，喂药完毕再喂水。
收拾物品保清洁，喂药记录认真填。

（六）中药汤剂
操作技术要诀：（图12-125）
准备药品老人前，服务之前先沟通。
太烫药汤先凉好，以免烫伤老人口。
药量按医嘱喂服，中药难喝多鼓励。
太苦药汤可加糖，严格按医生吩咐。
喂药完毕保清洁，喂药记录认真填。

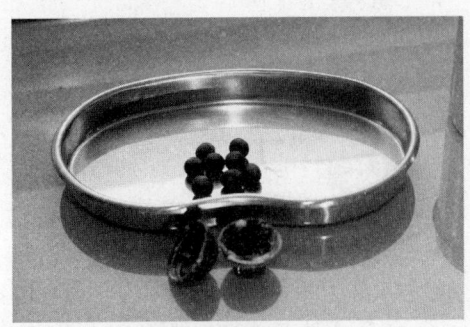

图12-123　喂药前准备工作

223

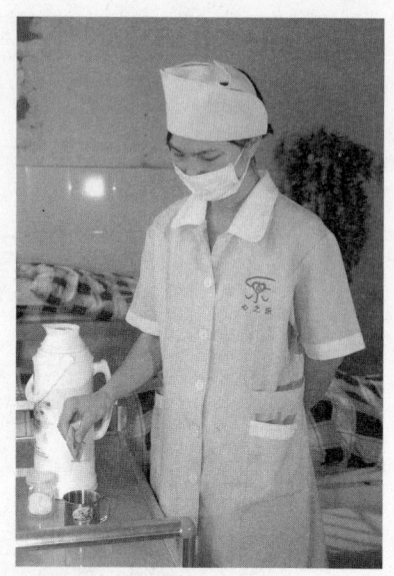
图 12-124 喂药前准备工作

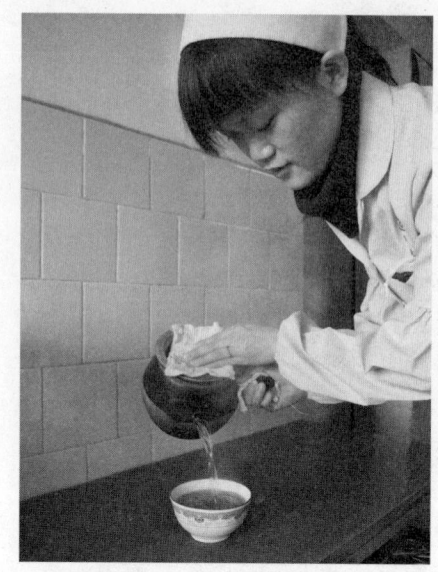
图 12-125 喂药前准备工作

注意事项：
老人服药要牢记，三核三对必执行。
医嘱药名和药量，姓名性别及服法。
不明及时问医生，注意药品有效期。
老人服药要严记，严格按医嘱喂服。
吞咽困难放舌根，接着多喂老人水。
直至药物全吞咽，口里无药为标准。
老人疑问虚心听，及时反馈解释清。
喂药之中注观察，发现问题及时报。

二、糖尿病药

操作技术要诀：
准备药品老人前，服务之前先沟通。
老人用药必记住，严格按医嘱执行。
根据药物的不同，餐前餐中或餐后。
按着药量喂老人，喂药记录认真填。

（一）注射胰岛素

操作技术要诀：

1. 抽吸药液（图 12-126，12-127，12-128）
准备药品老人前，服务过程先沟通。
注射胰岛素记住，餐前半小时注射。
短效中效和长效，严格按医嘱执行。

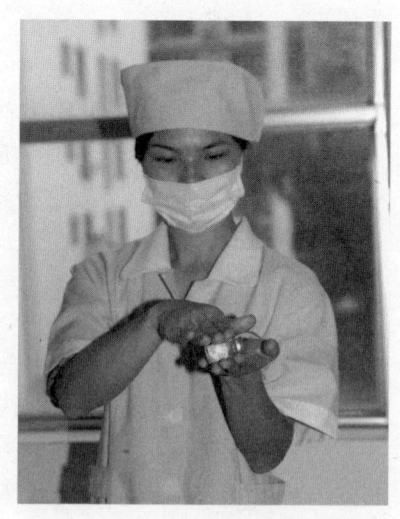
图 12-126 注射前准备工作

药瓶放在手掌心，滚动使溶液均匀。
酒精消毒好瓶塞，脱去针帽针筒竖。
针头向上转动着，看清针筒的刻度。
针筒活塞往下拉，吸空气量同药液。
插入药瓶橡胶塞，按下针筒的活塞。
空气注入药瓶内，瓶中药液易抽出。
针筒仍插在瓶中，药瓶向下来翻转。
针头浸没药液中，拉动活塞抽药液。
抽取剂量可稍多，排气过程会损失。
拔出针头要朝上，手指轻轻拍针筒。
将气泡集于针头，按下活塞排气泡。
气泡要完全排净，确认针筒内药液。
剂量准确套针帽，最后核对要记住。

2. 注射药物（图12-129，12-130）
注射部位按医嘱，坐着躺着均可注。
皮肤状况检查好，无破损炎症硬结。
酒精再消毒皮肤，接着药液要检查。
没有气泡拔针帽，一手拇指和食指。
捏起皮肤五厘米，一手拿稳注射器。
直角斜角均可注，迅速将针刺入皮。
注入针头要记住，三分之二刺皮内。
松开捏皮肤的手，抽动注射器活塞，
检查是否有回血，如有回血拔针头。
换位消毒再注射，将活塞缓缓按下。
药液慢慢注体内，针头停留十秒钟。
棉签置于针头旁，迅速将针头拔出。
棉签要按压片刻，穿好衣服拉整齐。
收拾物品理干净，注射记录认真填。

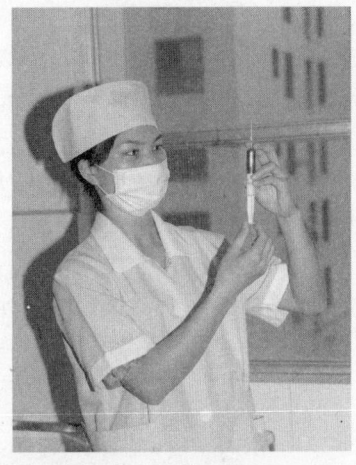

图12-127 注射前准备工作

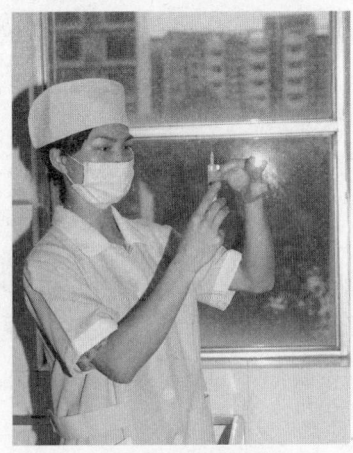

图12-128 注射前准备工作

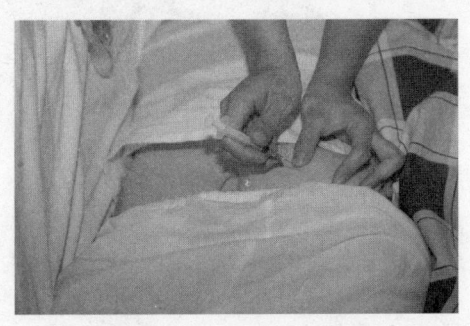

图12-129 胰岛素注射法

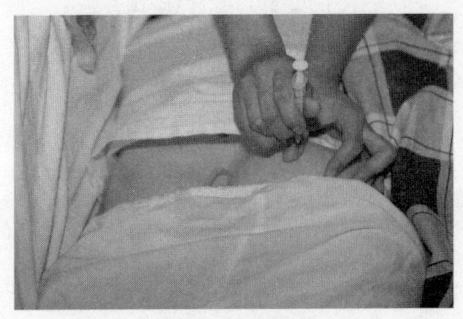

图12-130 胰岛素注射法

(二) 胰岛素笔

操作技术要诀：（图12-131，12-132，12-133，12-134）

准备药品老人前，服务过程要沟通。
检查笔芯中药液，有无结晶絮状物。
过期药液禁使用，消毒笔芯橡皮膜。
取出针头开包装，顺时针旋转针头。
将笔垂直要记住，选择计量再旋钮。
从一推至零位置，排出第一滴药液。
剂量调节旋转好，注射单位数准确。

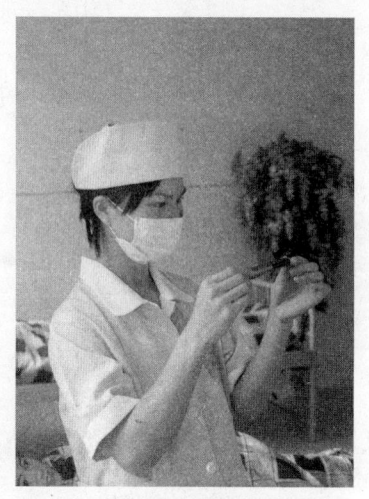

图 12-131 注射前准备工作

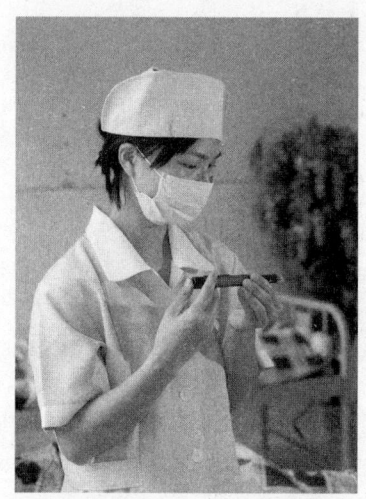

图 12-132 注射前准备工作

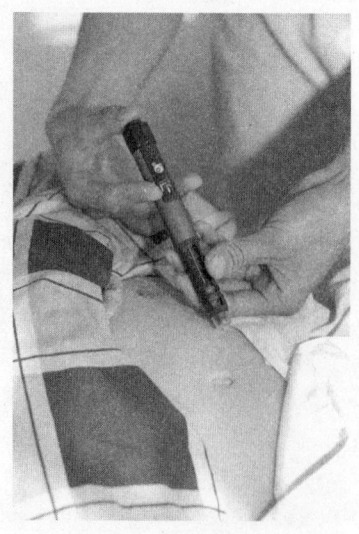

图 12-133 胰岛素笔注射法

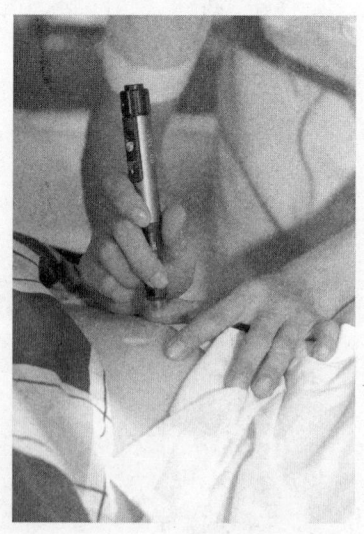

图 12-134 胰岛素笔注射法

如用预混胰岛素，上下摇动药混匀。
酒精再消毒皮肤，注射部位左手捏。
右手握笔要记住，消瘦老人斜角注。
肥胖老人垂直注，迅速将针头注入。
拇指按压注射键，缓慢均匀推药液。
注射完毕要牢记，皮下针头停十秒。
快速拔针棉签按，针眼处压三十秒。
针头盖帽收物品，注射记录认真填。

三、雾化吸入用药照料

（一）超声雾化吸入法

准备物品：超声雾化吸入器一套（超声波雾化器、螺纹管、口含嘴、吸水管）药液、弯盘、治疗碗、蒸馏水、纸巾、毛巾、水温计。

操作技术要诀：（图12-135，12-136）

水槽加冷蒸馏水，注意雾化罐底部。
水要浸没透声膜，水槽上放雾化罐。
罐内加稀释药液，三十至五十毫升。
物品备齐老人前，服务之前先沟通。
床铺摇高或被垫，头部高度是五十。
毛巾围在下颌部，老人漱口要在先。
插上电源开开关，接着安好螺纹管。
口含嘴接螺纹管，指导老人正确吸。
调节定时开关开，根据老人调雾量。
药液呈雾状喷出，口含嘴放老人口。
闭紧嘴巴深吸气，药液充分入肺内。
雾化时间把握好，二十至三十分钟。
结束取出口含嘴，脸上雾处毛巾擦。
雾化开关先关好，后关电源拔插头。
整理物品收整齐，护理记录认真填。

注意事项：

超声波雾化疗法，操作过程须注意。
水温不超五十度，水量不足及时加。
操作过程注观察，出现异常及时停。
若连续用雾化器，必须间隔半小时。
如用面罩式疗法，操作原理均相同。

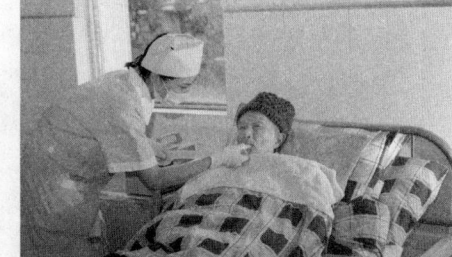

图12-135 雾化吸入前准备工作

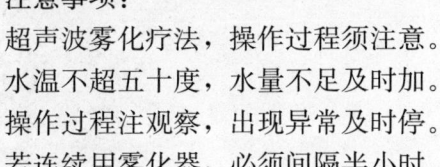

图12-136 给老人雾化吸入

（二）射流式雾化吸入法

准备物品：湿化瓶、射流式雾化器、药液、注射器、治疗碗、吸水管、弯盘、毛巾

操作技术要诀：（图12-137，12-138）

备齐物品老人前,服务过程要沟通。
床铺摇高或被垫,头部高度是五十。
毛巾垫好下颌部,老人漱口要在先。
接着上好湿化瓶,药液注入盛药瓶。
药液必低液面线,拧紧接上口含嘴。
随着接于湿化瓶,指导老人正确吸。
接着再调氧流量,记住每分钟八升。
雾化吸入用氧时,湿化瓶内勿加水。
以免冲进雾化器,促使药液被稀释。
雾化吸嘴放口中,闭紧嘴唇深呼吸。
吸中疲劳先休息,药液吸完为标准。
完毕取出雾化器,再关闭氧流开关。
取下毛巾整理物,护理记录认真填。

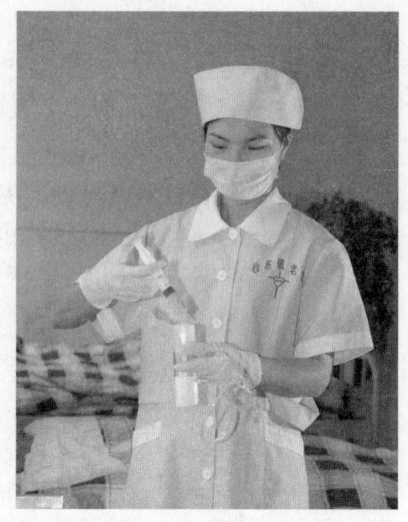

图 12-137 射流式雾化吸入准备工作

四、眼、鼻、耳外用药使用

(一)眼睛用药

准备物品:眼药水、眼药膏、棉签、纸巾
操作技术要诀:(图 12-139,12-140)
检查药物必在先,变色过期勿使用。
备齐物品老人前,服务过程要沟通。
老人平躺或坐立,头后仰来眼向上。
一手拿着眼药水,一手将眼睑拉下。
滴管药瓶要记住,距离眼睛两厘米。
下眼睑内滴药液,老人闭眼转眼球。
棉签压住眼内角,防药水流入泪囊。
若涂的是眼药膏,距眼一厘米挤药。

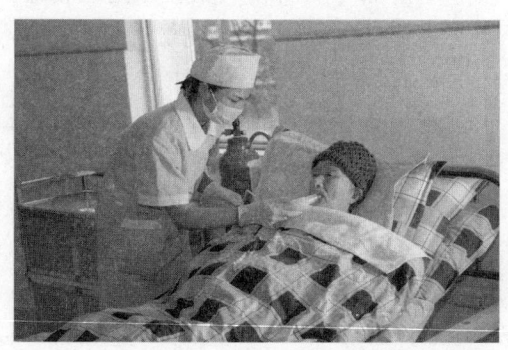

图 12-138 给老人射流式吸入

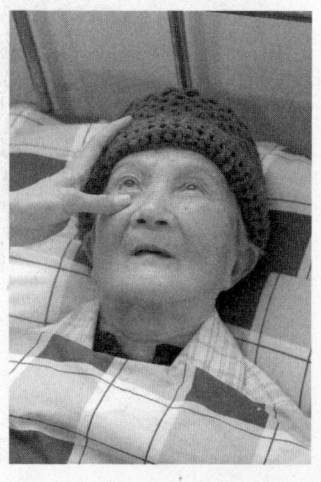

图 12-139 滴眼药水前准备工作

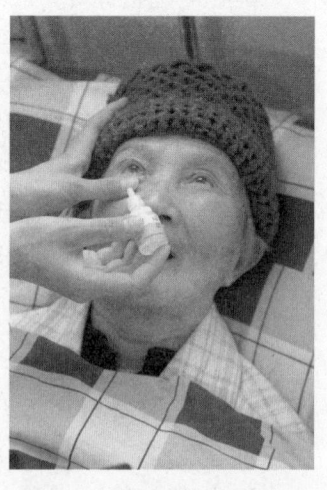

图 12-140 给老人滴眼药水

叮嘱老人闭眼睛，休息片刻再睁开。
操作完毕收物品，用药记录认真填。

（二）鼻子用药

准备物品：滴鼻药水、棉签、纸巾。

操作技术要诀：（图 12-141）

检查药物必在先，变色过期勿使用。
物品备齐老人前，服务过程要沟通。
老人平躺或坐立，叮嘱老人清鼻涕。
头后仰来鼻向上，一手扶着老人头。
另手拿着滴药管，距离鼻孔两厘米。
滴入三至五滴药，嘱咐老人先休息。
服务完毕收物品，用药记录认真填。

（三）耳朵用药

准备物品：滴耳药水、棉签、纸巾、棉球。

操作技术要诀：（图 12-142，12-143）

检查药物必在先，变色过期勿使用。
备齐物品老人前，服务过程要沟通。
老人侧卧或坐立，健耳在下患耳上。
取出耳内分泌物，耳廓向后上方拉。
耳道变直好滴药，滴入药液要记住。
顺外耳道壁滴入，三至五滴药即可。
棉球塞住外耳口，叮嘱老人先休息。
服务完毕整物品，用药记录认真填。

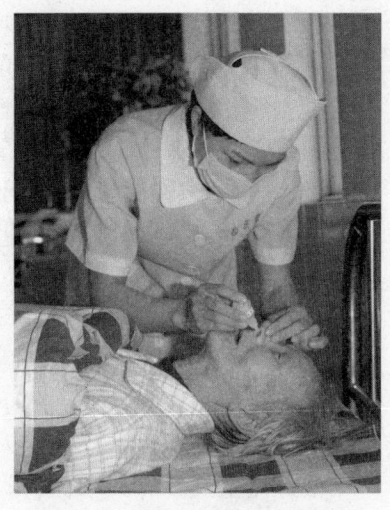

图 12-141　给老人鼻孔滴药

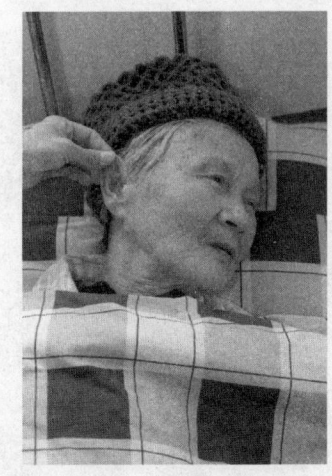

图 12-142　耳朵用药前准备工作

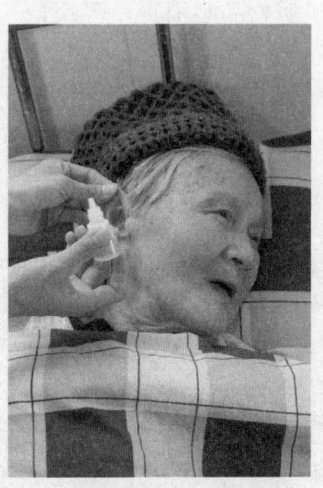

图 12-143　给老人耳朵滴药

五、吸痰方法

准备用物： 电动吸引器、治疗盘、生理盐水、吸痰管、血管钳、弯盘、镊子、无菌纱布、压舌板、开口器、舌钳、手电筒。

操作技术要诀：（图 12-144，12-145，12-146）

备齐物品老人前，服务过程要沟通。
护理人员要牢记，无菌操作必执行。
检查吸引器装置，接通电源开开关。
盐水试吸必在先，调节负压按医嘱。
老人义齿先取出，枕头取下人平仰。
老人头向外侧偏，昏迷老人用舌板。
最好用上开口器，拿住吸痰管末端，
另外一手持镊子，夹稳吸痰管末端。
插入口腔颊咽部，放松吸管吸口腔。
口腔咽部先吸净，再到咽喉气管内。
边吸边转往上提，时间不超十五秒。
口腔吸痰有困难，通过鼻腔来吸痰。
操作过程要记住，随时吸水冲洗管。
痰液黏稠拍胸背，振动促使痰吸出。
用蒸气雾化吸入，痰液稀化容易吸。
吸痰过程要注意，出现异常立即停。
吸痰完毕关电源，老人恢复舒适位。
床单尿片铺整齐，收好物品整干净。
吸痰物品必消毒，吸痰记录认真填。

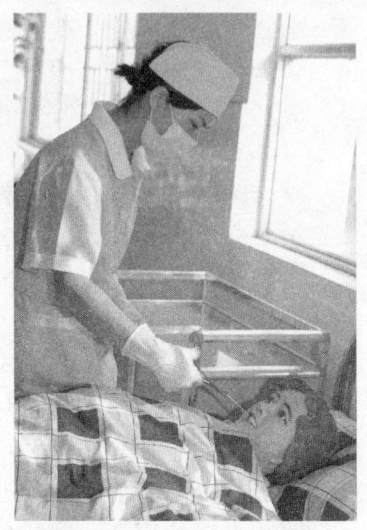

图 12-144　给老人吸痰

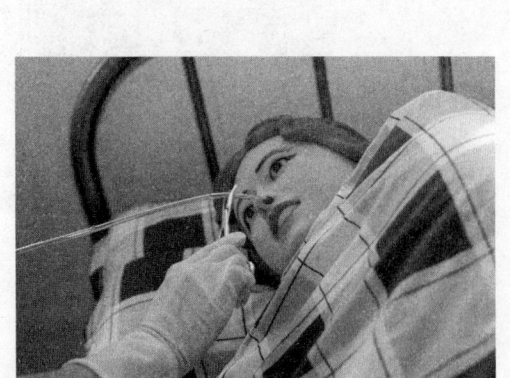

图 12-145　通过鼻腔给老人吸痰

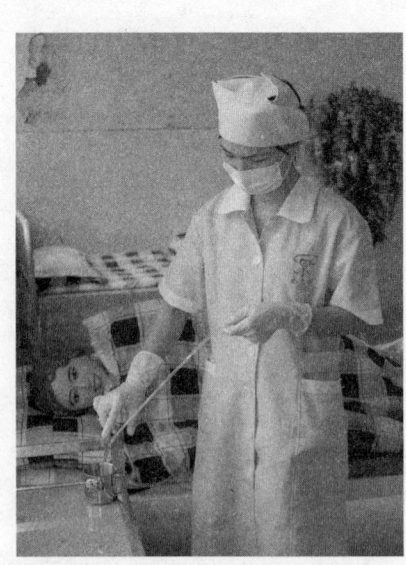

图 12-146　冲洗吸痰管

六、吸氧方法

准备物品：氧气装置、治疗盘、小药杯、冷开水、纱布、扳手、弯盘、橡胶管、鼻导管1～2根、胶布、棉签、玻璃接管、橡胶圈。

操作技术要诀：（图12-147，12-148，12-149）
物品备齐老人前，服务过程要沟通。
鼻导管先连接好，打开流量调节阀。
氧气流出要畅通，擦净老人的鼻腔。
鼻导管连橡胶管，调好所需的流量。
湿润鼻导管前端，插入两个鼻孔内。
如果使用鼻塞法，鼻塞大小要合适。
固定鼻导管注意，松紧合适老人安。
停用氧时要注意，鼻导管必先取下。
关上流量调节阀，再把总开关关好。
重开流量调节阀，放出余气要记住。
最后关上流量表，给氧记录认真填。

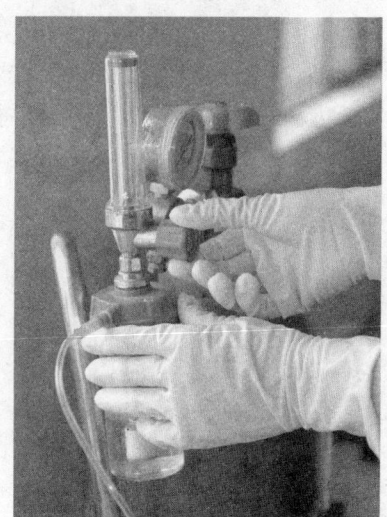

图12-147 给氧前准备工作

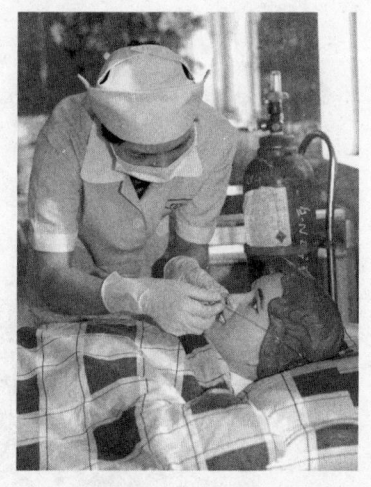

图12-148 给老人吸氧

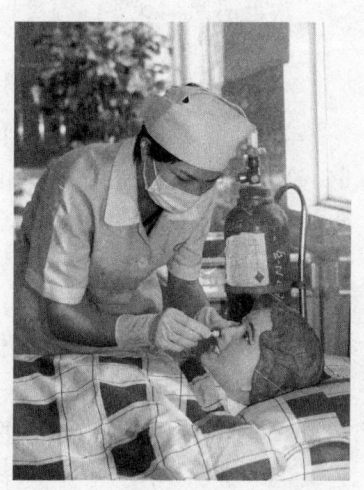

图12-149 给老人吸氧

第九节 冷、热应用护理

一、热的应用目的

促进浅表炎症的消散及缓解疼痛，温热能使肌肉、肌腱和韧带组织松弛，可解除因肌肉痉挛、僵直而引起的疼痛，如腰肌劳损、扭伤等。可减轻深部组织充血，湿热促进血液循环，使老人感到舒适，包括热水袋保暖、热湿敷、热水坐浴、局部浸泡，热应用有干热和湿热法。

(一) 用热的禁忌证

急性腹部的疾病,诊断未明确疾病。
面部危险三角区,各种脏器内出血。
感染化脓的伤口,记住禁忌用热疗。
软组织挫伤扭伤,初级不宜用热疗。

(二) 热应用的方法

1. 热水袋

准备物品:热水袋、水罐、电热水袋、电取暖包、布套、毛巾。

操作技术要诀:(图 12-150)

使用之前要检查,物品是否有裂痕。
灌的水袋和水罐,盛水适中再盖紧。
电水袋和取暖包,插电时间勿忘记。
水罐水袋戴外套,毛巾两层包在外。
物品拿到老人前,服务过程要沟通。
距离皮肤十厘米,老人安全又保暖。
勤走巡回细观察,温度保持常更换。
皮肤发红或水泡,立刻停用及时报。

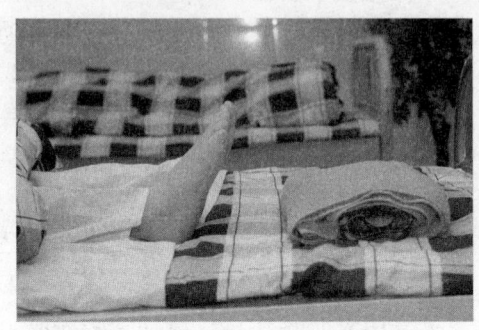

图 12-150 给老人使用热水袋

2. 温水擦浴

准备物品:塑料盆内盛半盆温水(32~34℃)、小毛巾 2 块、大毛巾 1 块、冰袋、热水袋、便器、衣物等。

操作技术要诀:

(1) 上肢:(图 12-151)

备齐物品老人前,服务过程要沟通。
轻轻将被子掀开,若有二便擦干净。
老人头部放冰袋,足底放置热水袋。
上身下面垫毛巾,脱去老人的上衣。
毛巾水分拧半干,缠在手成手套式。
先是颈部到上臂,上臂外侧至手背。
胸部侧面往外擦,又从腋窝至手心。
再使老人侧卧位,脖颈下面擦背部。
擦拭完毕毛巾擦,擦干上身穿衣服。

(2) 下肢:(图 12-152)

老人下肢垫毛巾,脱下老人的裤子。
先从髋部处擦起,沿腿外侧至足背。
再擦腹股沟腘窝,由内侧擦至踝部。

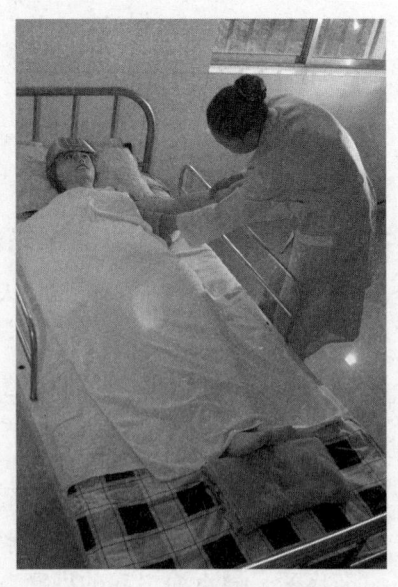

图 12-151 温水擦浴上肢

擦浴完毕毛巾擦,擦干下身穿好裤。
撤出毛巾热水袋,整理床铺被盖好。
擦浴三十分钟后,记为老人量体温。
三十九度下体温,头部冰袋要取出。
嘱咐老人先休息,护理记录认真填。

注意事项:
擦浴过程要注意,禁擦颈后心前区。
腹部足底禁擦试,顺序边擦边按摩。
擦拭腋窝和颈侧,肘部腹股沟腘窝。
时间稍长稍用力,以助散热降温快。
擦浴时间要足够,十五至二十分钟。
操作过程要仔细,脉搏呼吸有异常。
脸色苍白又寒战,立刻停止报医生。
中暑高热的老人,颈部腋窝腹股沟。
同时可以放冰袋,尽快降温人舒服。
老人头部放冰袋,促进降温作用快。
同时防止擦浴时,表皮血管会收缩。
血液集中到头部,引起充血出意外。
足底放置热水袋,下肢血管扩张快。
促进血液的循环,促使身体快散热。

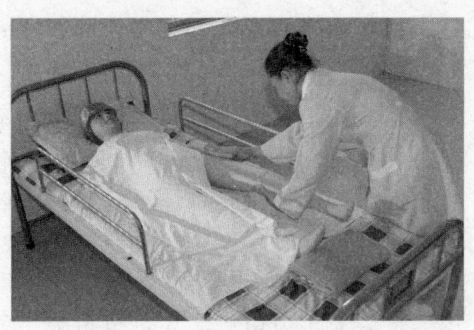

图 12-152 温水擦浴下肢

3. 热湿敷

准备物品:橡胶垫单、热敷巾、凡士林、纱布、毛巾。

操作技术要诀:(图 12-153)
备齐物品老人前,服务过程要沟通。
老人身下垫胶单,小心将患处打开。
局部涂上凡士林,再把纱布盖上面。
敷布遮盖住纱布,操作过程要记住。
敷布温度要适当,敷布湿度不滴水。
更换敷布要注意,三至五分钟更换。
热敷时间要记好,十五至二十分钟。
撤去纱布擦干净,轻轻撤出橡胶单。
整理物品收整齐,护理记录认真填。

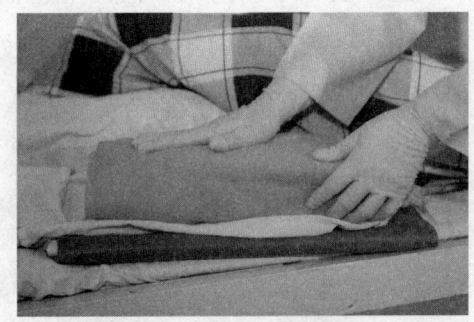

图 12-153 给老人热敷

4. 湿热敷

准备物品:治疗盘、热水、敷布 2 块、镊子 2 把、凡士林、纱布、棉签、棉垫、胶单、纸巾、治疗巾、大毛巾、热水袋。

操作技术要诀:(图 12-154,12-155)
备齐物品老人前,服务过程要沟通。

热敷部位露在外，下面先垫上胶单。
胶单上面治疗巾，热敷部涂凡士林。
范围大于热敷面，凡士林上盖纱布。
两手分别持镊子，夹住敷布两头端。
同时拧干热敷布，以不滴水为标准。
抖开敷布试温度，不烫即可敷患处。
敷布上面盖棉垫，棉垫上面热水袋。
最后大毛巾包裹，太热敷布掀一角。
根据需要换敷布，二十分钟做湿敷。
若是老人敷脸部，半小时后才外出。
注意热敷的部位，皮肤是否有变化。
植物肢体麻木人，时时观察防烫伤。
热敷完毕撤敷布，纱布擦净凡士林。
收好物品理整齐，护理记录认真填。

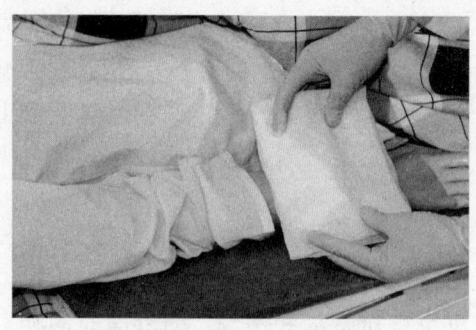

图 12-154　给老人湿敷

5. 热坐浴

准备物品：盆子、毛巾、热水（40～45℃）、水温计、消毒纱布、高锰酸钾。

操作技术要诀：（图12-156，12-157）
备齐物品老人前，服务过程要沟通。
老人排便要在先，擦洗干净再坐盆。
若用高锰酸钾泡，比例按医嘱进行。
热水倒入坐盆内，水温四十度左右。
裤子脱至膝盖部，老人臀部露出来。
适应温度再坐下，会阴坐于盆子内。

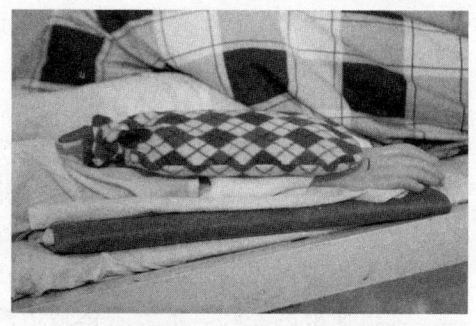

图 12-155　给老人湿敷

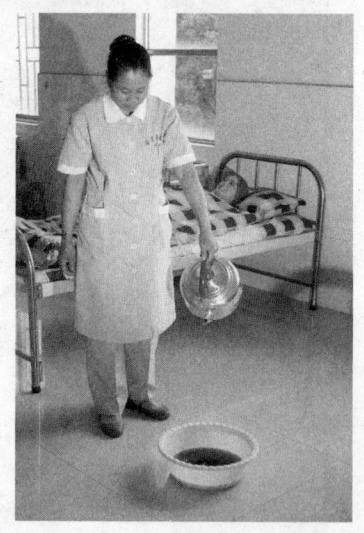

图 12-156　老人坐浴准备工作

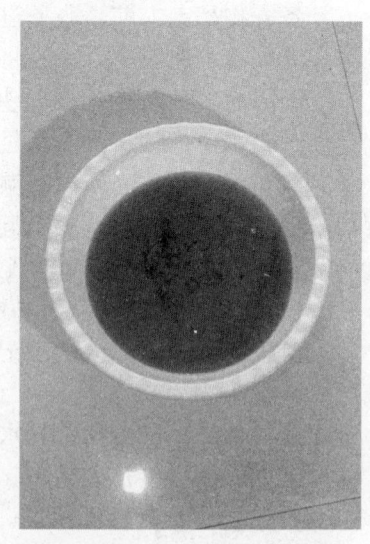

图 12-157　坐浴准备工作

浸泡保持水温够，坐浴时间二十分。
坐浴完毕毛巾擦，裤子拉好穿整齐。
收拾物品冲洗净，护理记录认真填。

二、冷应用的目的

减轻老人局部充血或出血，对于局部组织损伤早期时，施行短时间的冷敷，可防止皮下出血和肿胀，可减轻疼痛和制止炎症扩散。可降温，常用于高热及中暑老人。此外，脑外伤脑缺氧老人，可利用局部或全身降温，减少脑组织需氧量，有利于脑细胞功能的恢复。

（一）冷应用的禁忌证

大片组织的受损，局部血液循环差。
皮肤原色有青紫，慢性炎症深化脓。
颈后耳廓阴囊处，前区腹部心脏病。
类似疾病的老人，千万切记勿用冷。

（二）冷应用法

准备物品：医用冰袋、空冰袋、冰块、锤子、帆布袋、塑料袋、脸盆、毛巾（用完的矿泉水瓶装水冰冻好使用）。

护理目的：高热老人尽快降温。局部组织损伤早期时，施行短时间的冷敷，可防止皮下出血和肿胀。

操作技术要诀：（图12-158）

冰块放入水盆中，冰块棱角凉水冲。
以免扎破冰袋坏，扎伤老人又漏水。
冰袋装冰要适度，排气将袋口夹紧。
冰袋擦干装布袋，毛巾两层包在外。
物品拿到老人前，服务过程要沟通。
严格按医生要求，前额头顶或颈部。
腋下以及腹股沟，使用过程注观察。
冰袋是否有漏水，冰块融化要更换。
降温如是用冰袋，半小时后量体温。
局部损伤及时敷，避免肿胀有淤血。
皮肤如出现苍白，青紫或有麻木感。
立刻停止及时报，护理记录认真填。

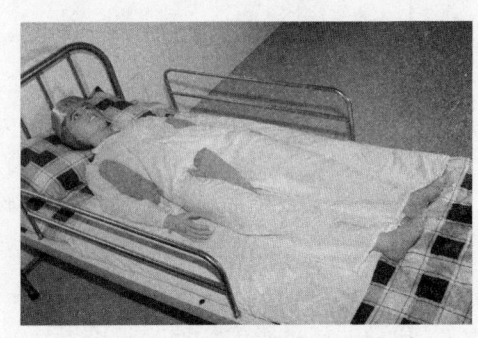

图12-158　给老人使用冰袋降温

第十节　衣、裤更换护理

护理要点：根据老人的需要，提供指导、帮助或完全护理（如肢体僵硬、肌肉萎缩、方向感缺失、瘫痪、视觉障碍等）。

操作技术要诀：

物品备齐老人前，服务过程要沟通。
更换衣裤有技巧，先脱健肢再患肢。
动作轻柔勿用力，脱衣换裤抓紧时。
若是全身要更换，先衣后裤须记住。
穿衣穿裤有要领，先穿患肢再健肢。
脏衣脏裤处理好，护理记录认真填。

第十一节　衣柜整理

整理目的：保持衣柜清洁干净、无蟑螂、虫子。

用物准备：毛巾、软刷子、干燥剂和樟脑丸（按需求而定）。

整理标准：每天整理衣柜里的衣物，杜绝发霉现象。

操作技术要诀：（图12-159）
春夏秋冬要分清，四季衣物要分明。
不用衣被晒干爽，折叠整齐手要勤。
柜子里放干燥剂，防潮防霉要记清。
樟脑小丸不忘记，蟑螂虫子要除根。

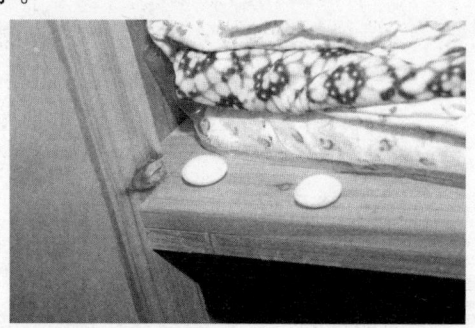

图12-159　衣柜整理

第十二节　床铺整理

床是我们生活中不可缺少的一部分，床铺的整洁、美观和舒适，会让我们得到很好的休息。老人的床铺，因为情况特殊设有不同的设施设备用品，这些设备包括：床垫、气垫床、棉胎、毛毯、枕芯、床单、被套、（需要时加油布、中单、尿片等）、手铃。

整理目的：保持床铺整洁、无味、平整、舒适、无碎屑、防压疮、防皮肤感染。

用物准备：床垫、棉胎、床单、被套、枕芯、枕巾、气垫床、油布、中单。

整理标准：每天床铺整理，无皱褶、无碎屑、无味、美观。

一、铺床法

（一）空床铺法

操作技术要诀：（图12-160）
先铺床垫后铺单，垫褥四围包床单。
床头床尾拉整齐，需用气垫的老人。
铺好褥垫铺气垫，床单包好四个边。
油布中单再铺好，被套由里往外翻。
先将双手伸套内，双手分抓套被角。

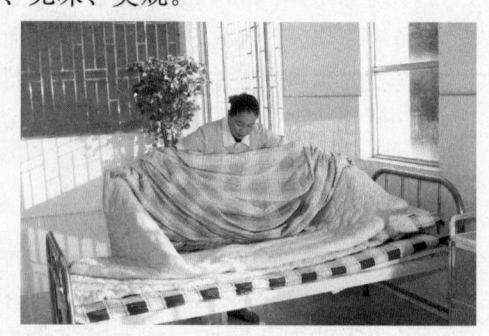

图12-160　护理员套被子

同时抓好被两角,慢慢从里往外翻。
被套套好要平整,枕头被子放整齐。

(二) 卧床老人床单更换法

操作技术要诀:(图 12-161,12-162)
物品备齐老人前,服务过程要沟通。
先将老人侧面前,后拆里面的床单。
扫净中单和油布,油布中单身上盖。
拆除旧单身下卷,里面被褥先清洁。
新单里边再垫好,新单上面放油布。
中单再铺油布上,再把老人往里侧。
另边中单油布扫,再往老人身上盖。
摘下床单扫被褥,然后铺上好新单。
油布铺在新单上,再在上面铺中单。
被褥床铺整整齐,垫好枕头和枕巾。
收拾脏物捡干净,护理记录认真填。

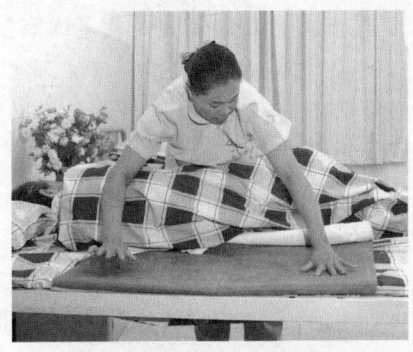

图 12-161　更换床单

(三) 中单换法

操作技术要诀:(图 12-163)
拿好中单到床前,服务过程要沟通。
先把老人侧一边,撤下中单另一边。
小心卷入身下面,扫净油布和床单。
新的中单里面垫,接着卷入身下面。
再把老人另侧边,轻轻撤下旧中单。
扫净油布和床单,而后在铺新中单。
旧单收拾整干净,护理记录认真填。

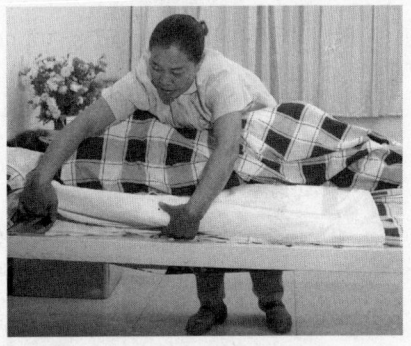

图 12-162　护理员更换床单

二、卧床老人扫床法

操作技术要诀:(图 12-164)
物品备齐老人前,服务过程要沟通。
先将老人侧一边,中单油布扫干净。
后扫床单再垫好,再将老人另侧边。
中单油布扫干净,再将床单来清洁。
层层清扫要仔细,清理完毕铺整齐。
枕头枕巾记得清,护理记录认真填。

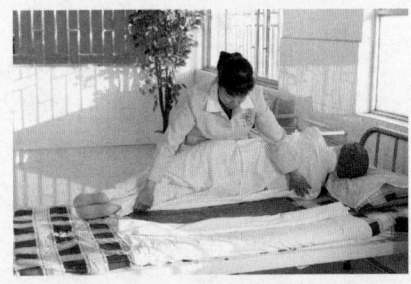

图 12-163　护理员更换中单

第十三节　安全搬移

照顾老人的安全,对需要协助及部分协助搬移的老人,都要按流程护理到位,随时留意老人的举

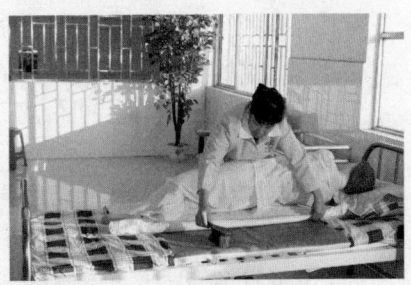

图 12-164　护理员清扫床铺

动需求及老人的变化，使老人有安全感。

在老年人生活照料中，辅助老年人起床、坐上轮椅、上厕所等，安全而又正确的搬移方法尤为重要。

一、单人搬运

操作技术要诀：（图 12 - 165）
来到老人的身旁，服务过程要沟通。
先将老人横放稳，一手承托腋下边。
一手托着双膝盖，将人抱到安放点。

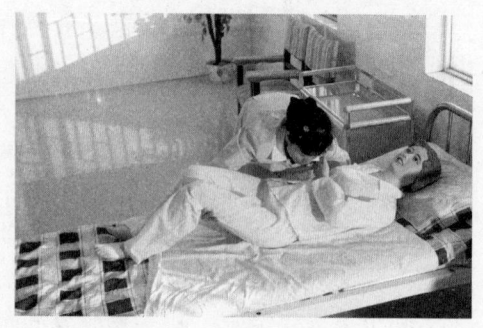

图 12 - 165　单人搬运老人

二、双人搬运（平衡式）

适合下肢或四肢无力，无骨折老人。
操作技术要诀：（图 12 - 166）
来到老人的身旁，服务过程要沟通。
护理员在两侧站，一手插老人腋下。
一手插老人膝下，握紧对方的手腕。
同时将老人抬起，搬到老人安放点。

三、双人搬运（前后式）

适合下肢或四肢无力，无骨折老人。
操作技术要诀：（图 12 - 167）
来到老人的床前，服务过程要沟通。
老人双臂放胸前，双肘紧靠在身边。
一人双手抱腋下，双手紧握稳手腕。
一人负责抱双膝，同时搬到安放点。

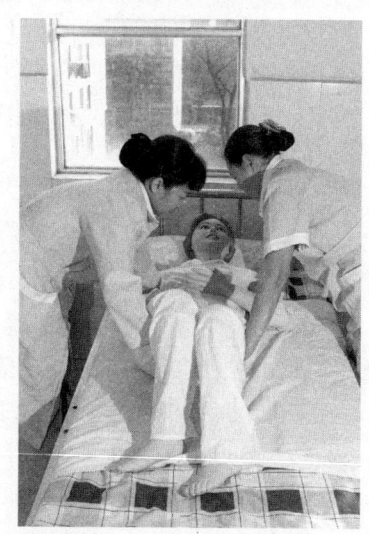

图 12 - 166　双人搬运老人

四、从床铺移至轮椅（部分健肢的老人）

操作技术要诀：（图 12 - 168，12 - 169）
轮椅推到老人前，服务过程要沟通。
床边护栏锁解开，轻把护栏放下边。
轮椅平着床尾部，前沿紧挨着床边。
轮椅尾部与床尾，相间距离三十度。
记住坐板要压平，车轮刹稳保安全。
轮椅踏脚往上翻，准备工作要周全。
双手抱着老人肩，轻将上身移外边。
双手接着抱臀部，再将下身移外边。
双腿顺着床边拉，双手扶住老人肩。

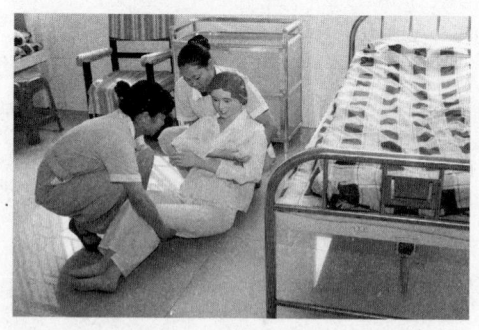

图 12 - 167　双人搬运老人

托着老人半坐姿，顺着一手扶住肩。
一手扶着老人腿，双腿慢滑床下边。
随手托直老人背，坐稳放手才安全。
外衣外裤先穿好，袜子鞋子再穿上。
老人健肢伸出来，抱护理员肩背部。
患肢同时搭上肩，双手抱住老人背。
两腿站稳腰稍弯，轻轻将老人抱起。
健肢稍稍立地面，身子紧靠护理员。
顺手拉好老人裤，衣服同时拉整齐。
扶着老人慢慢移，移到轮椅的前边。
一手仍扶住老人，腾出一手抓轮椅。
慢让老人往下坐，再到老人的后面。
抱起老人坐稳妥，轮椅踏脚复原位。
两脚踏在踏脚板，床单被子理整齐。
轮子刹车放开后，再推老人最安全。

五、从轮椅移至床铺（部分健肢的老人）

操作技术要诀：（图12-170，12-171）
轻步来到老人前，服务过程要沟通。
老人推到床前边，轮椅平靠床尾部。
前沿紧挨着床边，轮椅尾部与床尾。
相间距离三十度，车轮刹稳保安全。
轮椅踏板往上翻，老人两脚放地面。
老人健肢伸出来，抱护理员肩背部。
患肢同时搭肩上，护理员抱老人背。
两腿站稳稍弯腰，轻轻抱起老人来。
老人身体床边移，慢让老人往下坐。
老人鞋子先脱好，再脱老人的上衣。
一手托着老人背，一手抱起双膝盖。
轻轻让老人躺下，被盖上身防受寒。
再帮老人脱外裤，尿片垫好尿袋系。
床单拉平头枕好，盖好毯被记心间。
床上护栏记锁住，轮子刹车再放松。
放回固定的位置，整齐摆放待再用。

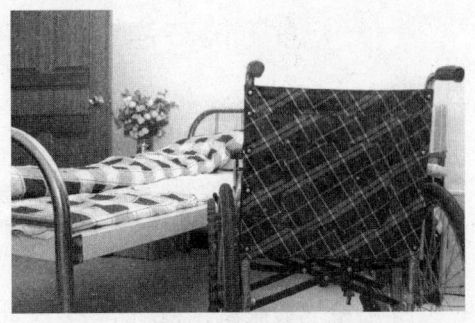

图12-168 床和轮椅摆放法

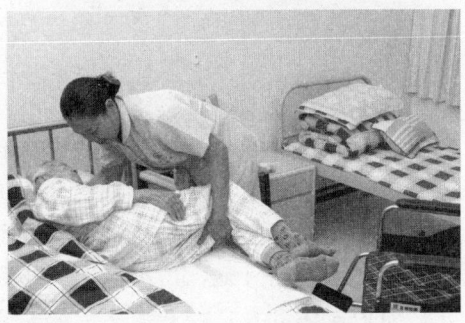

图12-169 抱老人起床

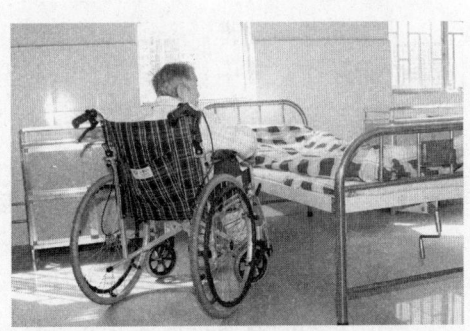

图12-170 轮椅和床摆放法

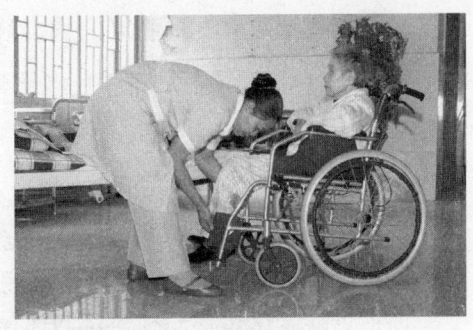

图12-171 老人睡觉前准备工作

六、从床铺移至轮椅（四肢无力的老人）

操作技术要诀：（图12-172、12-173）
轮椅推到老人前，服务过程要沟通。
床边护栏锁解开，轻把护栏往下放。
轮椅平着床尾部，前沿紧挨靠床边。
轮椅尾部与床尾，相间距离三十度。
记住坐板要压平，车轮刹稳保安全。
轮椅踏脚往上翻，准备工作先做齐。
穿好毛衣再穿裤，袜子穿好要记住。
双手抱住老人肩，轻将上身往外移。
双手接着抱臀部，再将下身轻外移。
双腿顺着床边拉，双手抱肩才受力。
托着老人半坐姿，顺着一手抱肩部。
一手托着老人腿，帮助老人床下移。
随手托住老人背，老人床上坐直立。
记住不能放开手，老人双手伸出去。
搭护理员肩背部，护理员抱老人背。
两腿分开站稳来，一前一后稍弯腰。
前脚站在双腿中，轻轻将老人抱起。
屁股稍坐腿和膝，防止老人往下滑。
身子紧靠护理员，顺手将裤往上提。
衣服同时拉整齐，再抱老人慢慢移。
移到轮椅的前边，一手仍然抱老人。
腾出一手抓轮椅，慢让老人往下坐。
再到老人的后面，抱起老人坐稳妥。
轮椅踏脚复原位，两脚放上踏脚板。
外衣鞋子再穿好，老人保暖很重要。
轮子刹车记放开，再将老人稳推移。

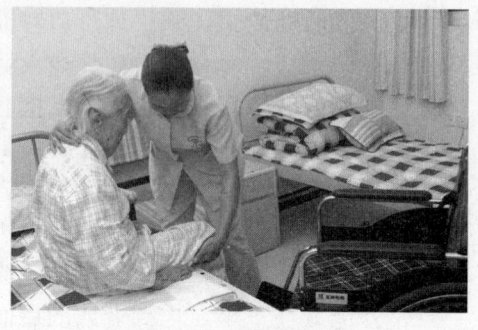

图12-172 扶老人起床

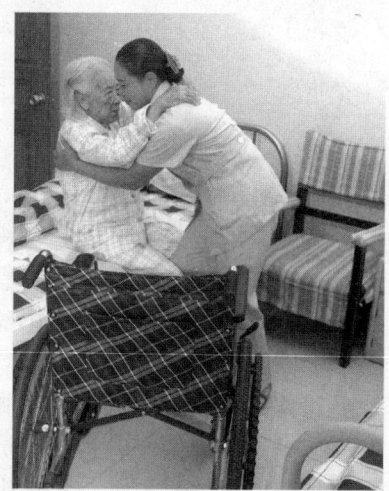

图12-173 帮老人移至轮椅

七、从轮椅移至床铺（四肢无力的老人）

操作技术要诀：（图12-174，12-175）
轻步来到老人前，服务过程要沟通。
护送老人回房间，轮椅平着床尾部。
前沿紧挨着床边，轮椅尾部与床尾。
距离相间三十度，车轮刹稳保安全。

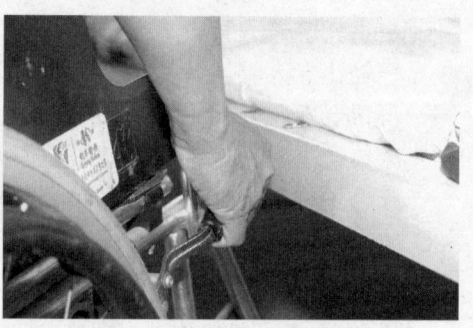

图12-174 将轮椅刹稳

毛衣外衣先脱好，轮椅踏板再上翻。
老人两脚地上放，老人双手伸出来。
搭护理员腰背部，护理员抱老人腰。
两腿站稳慢分离，一前一后稍弯腰。
前脚站在双腿中，轻把老人来抱起。
屁股稍坐腿和膝，防止老人往下滑。
抱稳老人慢慢移，老人身体移到床。
慢让老人往下坐，记住不能放开手。
一手仍然抱老人，一手迅速把鞋脱。
后把双腿抱起来，慢慢让老人躺下。
上身被子先盖好，再帮老人脱外裤。
尿片垫好尿袋系，毛毯被子要盖严。
护栏锁扣记得锁，轮椅收好摆整齐。

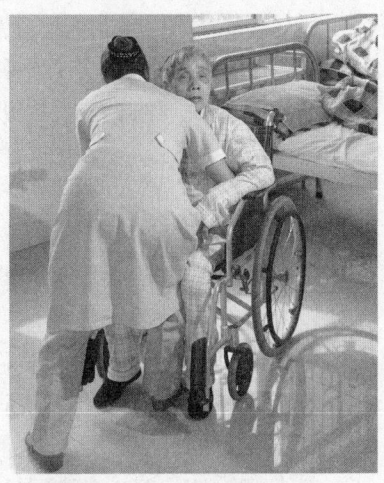

图12-175 老人抱移法

八、由轮椅移至座椅（部分健肢的老人）

操作技术要诀：（图12-176，12-177）
轻步来到老人前，服务过程要沟通。
轮椅推到座椅前，轮椅座椅紧相连。
椅背间隔三十度，车轮刹稳保安全。
检查座椅是否稳，老人两脚先放稳。
轮椅踏板往上翻，站稳立好老人前。
身体向前腰稍弯，老人双手伸向前。
搭护理员肩背部，护理员抱老人腰。
轻将老人来抱起，健肢稳立在地面。
扶稳老人慢慢移，移到座椅坐安稳。
护板束带保安全，收好轮椅来还原。

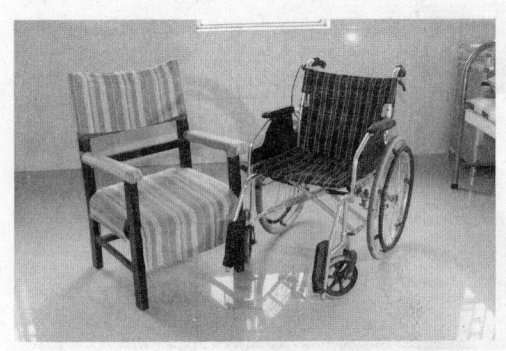

图12-176 椅子和轮椅摆放法

九、由座椅移至轮椅（部分健肢的老人）

操作技术要诀：（图12-178）
轮椅推至老人前，服务过程要沟通。
轮椅摆好座椅前，轮椅座椅紧相连。
椅背间隔三十度，车轮刹稳保安全。
踏板记住往上翻，站稳立好老人前。
身体向前腰稍弯，老人双手伸向前。
搭护理员肩背部，护理员抱老人腰。
轻将老人抱起来，健肢稳立在地面。
扶稳老人慢慢移，移到轮椅的前边。
一手仍然抱老人，腾出一手抓轮椅。

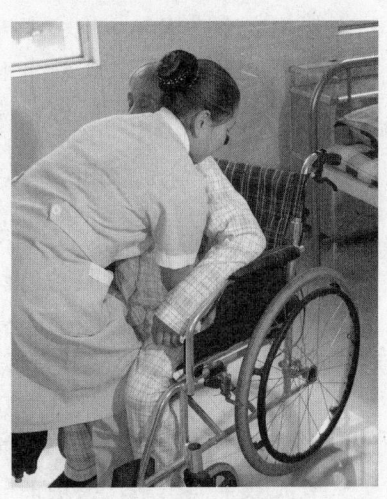

图12-177 老人抱移法

慢让老人往下坐,再到老人的身后。
抱住老人往后靠,老人坐稳求安全。
踏板复位放双脚,刹车松开慢推移。

十、由轮椅移至座椅(四肢无力老人)

操作技术要诀:(图12-179、12-180)
轻步来到老人前,服务过程要沟通。
轮椅推到座椅前,轮椅座椅紧相连。
椅背间隔三十度,车轮刹稳保安全。
轮椅踏板往上翻,老人两脚先放稳。
四肢无力的老人,抱起之前要记住。
老人双手伸出来,搭护理员肩背部。
护理员抱老人腰,两腿站稳慢分离。
一前一后稍弯腰,前脚站在双腿中。
屁股稍坐腿和膝,防止老人往下滑。

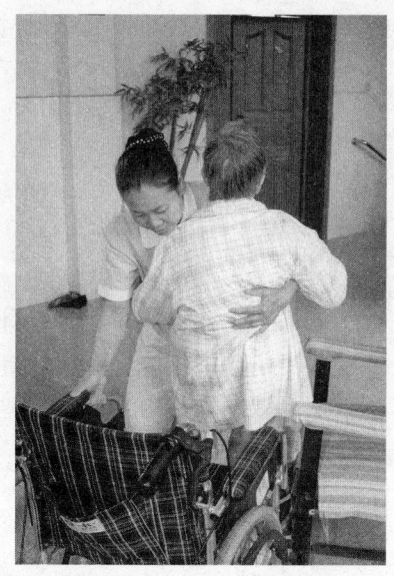

图12-178 抱老人移到轮椅

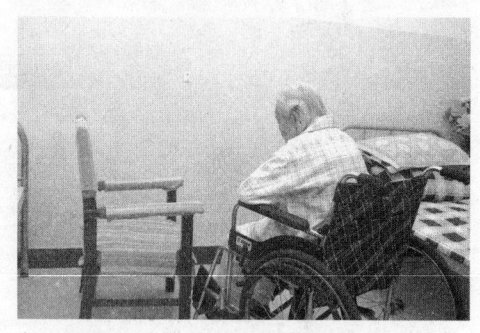

图12-179 轮椅和椅子摆放法

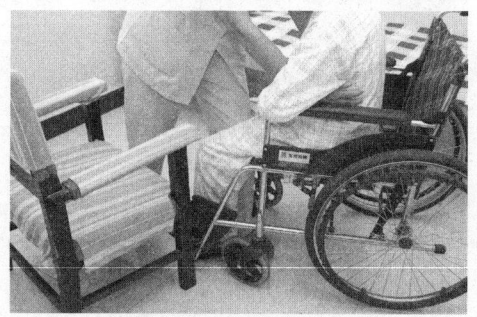

图12-180 老人抱移法

轻把老人来抱起,抱稳老人慢慢移。
老人移至坐椅前,慢让老人往下坐。
护板束带保安全,收好轮椅来还原。

十一、从座椅移轮椅(四肢无力老人)

操作技术要诀:(图12-181,12-182)
轮椅推到老人前,服务过程要沟通。
轮椅摆好座椅前,轮椅座椅紧相连。
椅背间隔三十度,车轮刹稳保安全。
踏板记住往上翻,站稳立好老人前。
四肢无力的老人,抱起之前要记住。
老人双手伸出来,搭护理员肩背部。
护理员抱老人腰,两腿站稳慢分离。

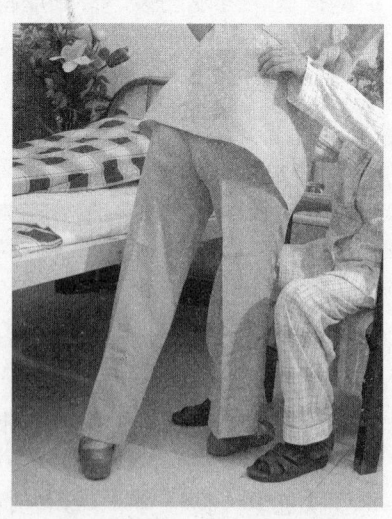

图12-181 老人抱移法

一前一后稍弯腰,前脚站在双腿中。
屁股稍坐腿和膝,防止老人往下滑。
轻把老人来抱起,老人移至轮椅前。
一手仍然抱老人,腾出一手抓轮椅。
慢让老人往下坐,再到老人的身后。
抱住老人往后靠,老人坐稳求安全。
踏板复位放双脚,刹车松开慢推移。

十二、抬轮椅上台阶

操作技术要诀(四人):(图 12-183,12-184)

老人推到台阶前,服务过程要沟通。
轮椅正面对台阶,前面抬高后面低。
前面两人分别抓,轮椅扶手腿助板。
后面两人分别抓,轮椅把手和车轮。
老人紧靠轮椅背,四人同时往上抬。

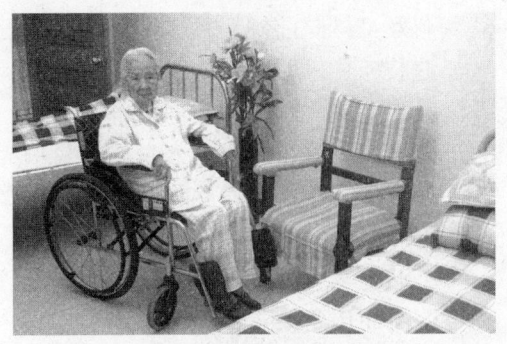

图 12-182 座椅和轮椅摆放法

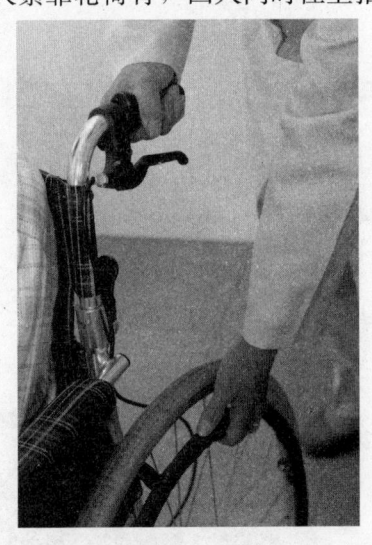

图 12-183 抬老人上台阶(楼梯)方法

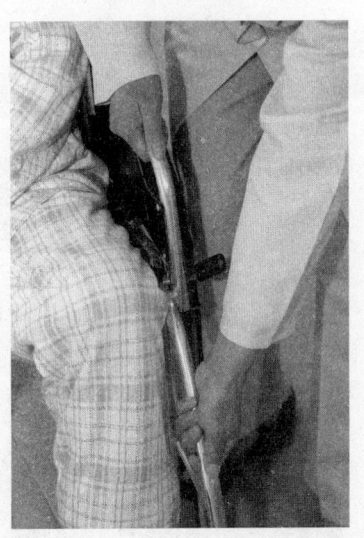

图 12-184 抬老人上台阶(楼梯)方法

十三、从轮椅移到汽车

操作技术要诀:(图 12-185)
轮椅推到汽车旁,服务过程要沟通。
轮椅与车门之间,相间距离二十度。
轮椅刹稳要记住,打开车门准备好。
轮椅踏板向上翻,老人双脚放平地。
护理员在车门边,抱住老人腰部间。

老人身体向前倾，趴在护理员外肩。
健肢抓住患肢手，抱起老人坐位移。
轻将老人放座位，坐稳头部先进车。
再把双脚放车内，老人身体再靠好。
老人坐好靠稳后，后将车门来关好。
轮椅刹车再放开，推到规定的位置。

小贴士
轮椅使用要诀：（图12-186）
轮椅结构了解清，刹车使用必执行。
上阶往下压手柄，同时一脚踩踏轴。
前面转轮往上翘，老人后靠来坐稳。
轻松使用又安全，下坡记得倒退走。
进正退倒操作精，坐姿不正要扶稳。
按时减压要记住，清洁轮椅记在心。

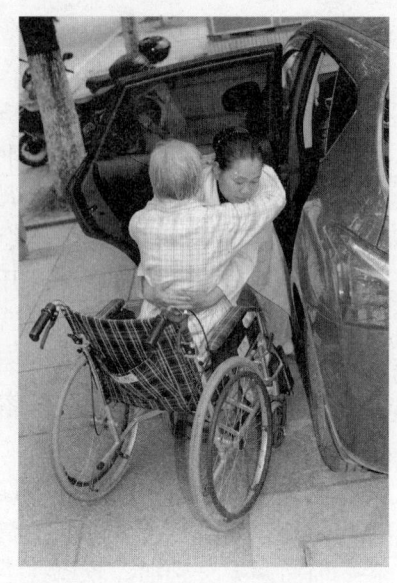

图12-185 把老人移到汽车里

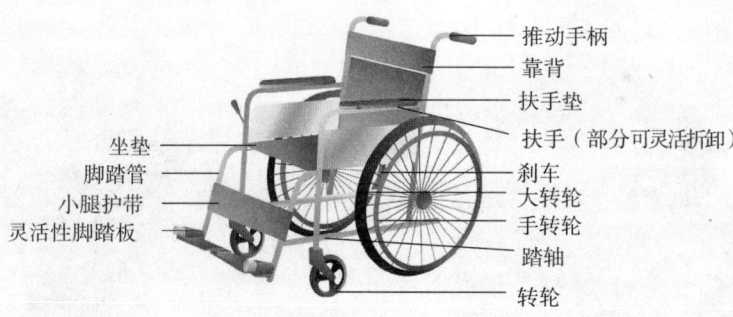

图12-186 标准型轮椅

十四、平车转运搬移

（一）从床移到平车

1. 单人搬移

操作技术要诀：（图12-187，12-188）
平车推到老人前，服务之前先沟通。
平车与床相平行，平车头端在床尾。
与床距离要适中，记住将车轮刹紧。
平车毛毯先铺开，再将被子轻轻掀。
一手抱老人肩背，一手托着腿根部。
老人上肢若健康，搂住护理员颈肩。
四肢无力之老人，两手交叉放胸前。
轻轻将老人抱起，右侧转身放平车。
再将毛毯盖老人，先盖脚端再两侧。

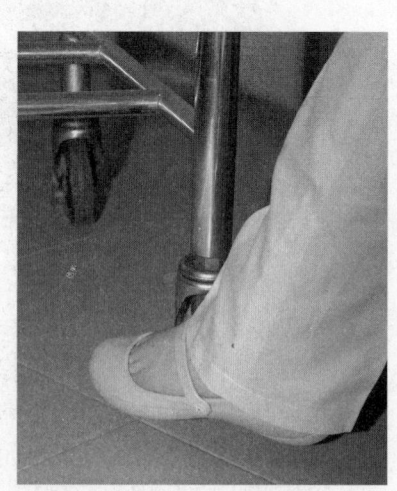

图12-187 刹紧平车闸

头端两角向外翻，老人头部露出来。
床铺整理铺整齐，踩松刹车再推移。

2. 双人搬移

操作技术要诀：（图12-189，12-190）

平车推到老人前，服务之前先沟通。
平车头端接床尾，平车与床有斜度。
床尾与平车头端，斜度五十厘米宽。
记住车轮先刹紧，平车毛毯再铺开。
站在床头护理员，托着老人头颈肩。
站在床尾护理员，抱住臀部和膝盖。
老人上肢若健康，搂住护理员颈肩。
四肢无力之老人，两手交叉放胸前。
同时将老人抱起，身体斜向护理员。
两人右转往前走，轻将老人平车放。
毛毯遮盖住老人，先盖脚端再两侧。
头端两角向外翻，老人头部露出来。
床铺整理铺整齐，踩松刹车再推移。

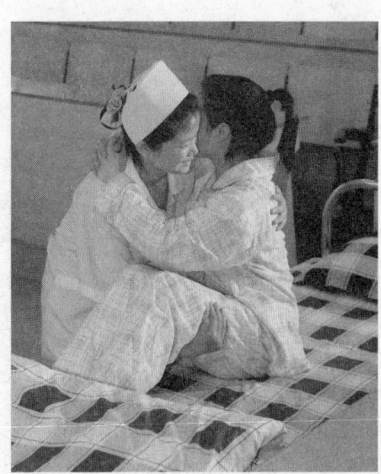

图12-188 单人搬移法

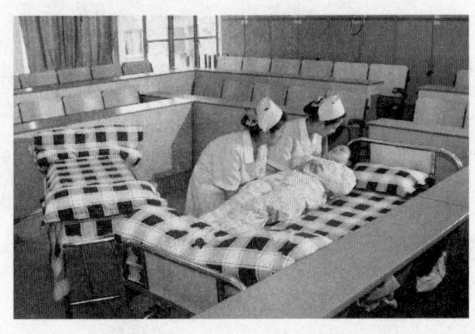

图12-189 双人搬移法

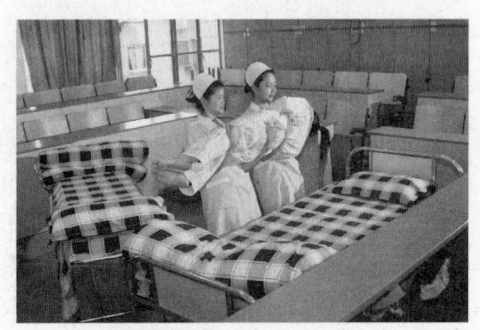

图12-190 双人搬移法

3. 三人搬移

操作技术要诀：（图12-191，12-192，12-193）

平车推到老人前，服务之前先沟通。
平车头端靠床尾，平车与床成钝角。
记住车轮先刹紧，平车毛毯再铺开。
站在床头护理员，抱住老人头颈肩。
站在中间护理员，抱住背部和臀部。
站在床尾护理员，托住大腿和小腿。
老人上肢若健康，搂住护理员颈肩。
四肢无力之老人，两手交叉放胸前。
同时将老人抱起，身体斜向护理员。

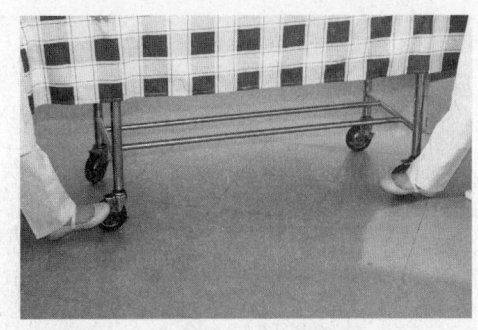

图12-191 刹紧平车闸

三人右转往前走，轻将老人平车放。
用毛毯盖住老人，先盖脚端再两侧。
头端两角向外翻，老人头部露出来。
床铺整理铺整齐，踩松刹车再推移。

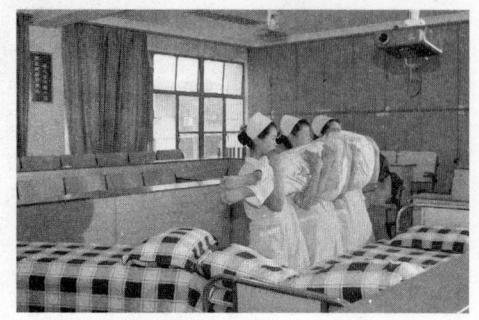

图 12-192　三人搬运法

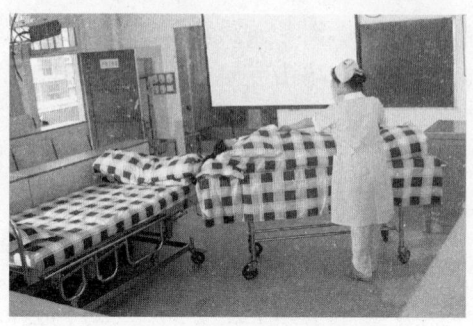

图 12-193　帮老人盖被单

4．四人搬移（一）

操作技术要诀：（图 12-194，12-195）

平车推到老人前，服务之前先沟通。
床单松开枕头移，平车毛毯铺开好。
一位护理员上床，平车和床再紧靠，
记住车轮要刹紧，床单松开包老人。
床上护理员靠里，单脚跪在床中间。
两手伸进床单下，托住背部和臀部。
站在床头护理员，抓住顶端单两角。
站在床尾护理员，抓住尾端单两角。
站车外侧护理员，身挺平车抓床单。
同时将老人抬起，迅速移至平车上。
毛毯盖住好老人，先盖脚端再两侧。
头端两角向外翻，老人头部露出来。
床铺整理铺整齐，踩松刹车再推移。

四人搬移（二）

操作技术要诀：（图 12-196，12-197，12-198）

平车推到老人前，服务之前先沟通。
平车毛毯铺开好，床上护理员在里。
单脚跪在床中间，托住背部和臀部。
站在床头护理员，托住老人头颈肩。
站在床尾护理员，托住老人双小腿。
站床外侧护理员，备好中单手中拿。

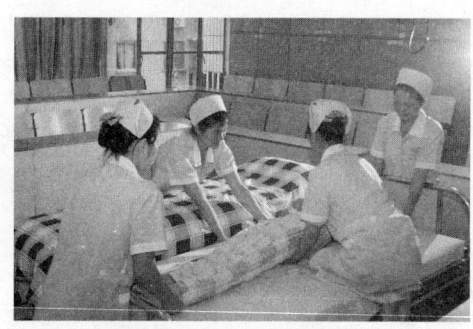

图 12-194　四人搬移法

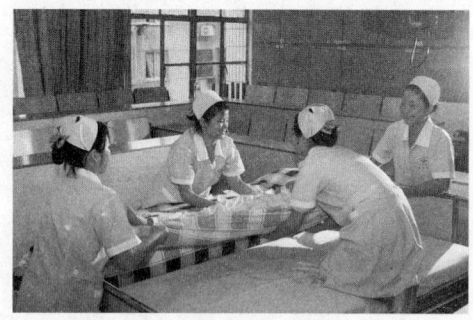

图 12-195　四人搬移法

前面三位抬老人，后面一位放中单。
中单身体中间放，再将老人放床上。
接着平车紧靠床，记住车轮要刹紧。
护理员站车外侧，身挺平车抓中单。
床上护理员在里，抓住中单另一侧。
站在床尾护理员，托住老人双小腿。
站在床头护理员，托住老人头颈肩。
四人同时抬老人，迅速移至平车上。
毛毯遮盖住老人，先盖脚端再两侧。
头端两角向外翻，老人头部露出来。
床铺整理铺整齐，踩松刹车再推移。

（二）从平车移到床

1. 单人搬移

操作技术要诀：（图12-199）

推着老人到床前，服务过程要沟通。

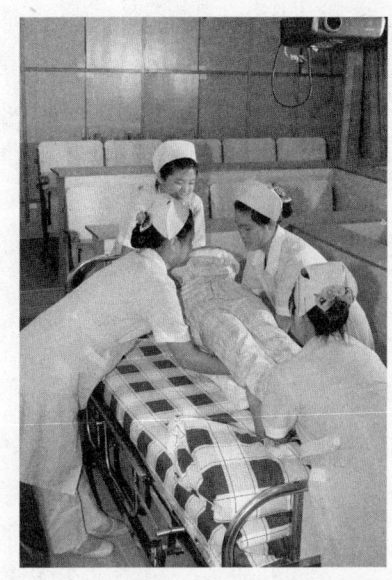

图12-196　四人搬移法

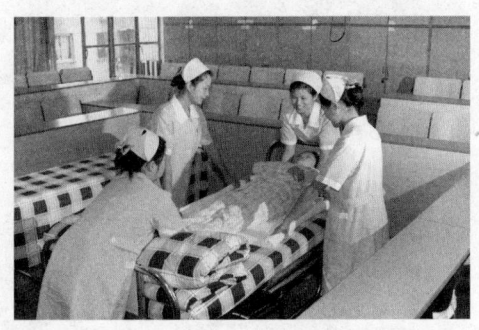

图12-197　四人搬移法

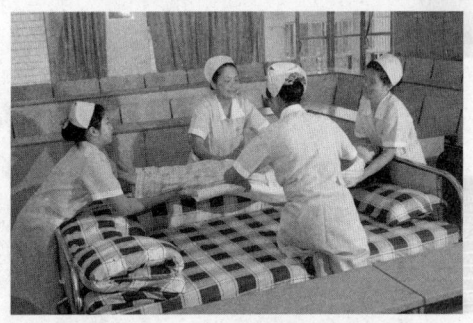

图12-198　四人搬移法

平车与床相平行，平车头端在床尾。
与床距离要适中，平车车轮要刹紧。
一手抱老人肩背，一手托着腿根部。
老人上肢若健康，搂住护理员颈肩。
四肢无力之老人，两手交叉放胸前。
轻轻将老人抱起，左侧转身放床铺。
被子毛毯应盖好，约束护栏需时用。
床铺床单理整齐，踩松刹车推走车。

2. 双人搬移

操作技术要诀：（图12-200，12-201）

推着老人到床前，服务过程要沟通。
平车头端对床尾，平车与床有斜度。
床尾与平车头端，斜度五十厘米宽。

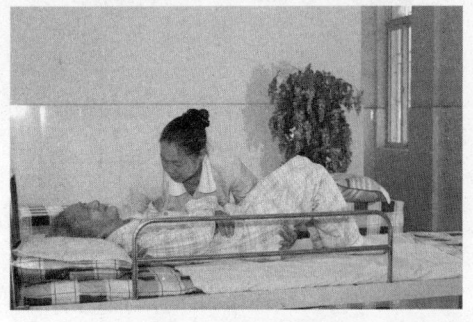

图12-199　单人搬移老人

平车车轮要刹紧,平车毛毯再掀开。
站在车头护理员,抱住颈肩和背部。
站在车尾护理员,抱住臀部和膝盖。
老人上肢若健康,搂住护理员颈肩。
四肢无力之老人,两手交叉放胸前。
同时将老人抱起,身体斜向护理员。
两人左转往前走,轻将老人床上放。
被子毛毯记盖好,约束护栏需时用。
床铺床单理整齐,踩松刹车推走车。

3. 三人搬移(一)

操作技术要诀:(图12-202,12-203,12-204)

推着老人到床前,服务过程要沟通。
平车头端靠床尾,平车与床成钝角。
平车车轮先刹紧,平车毛毯再铺开。
站在车头护理员,抱住老人颈肩部。
站在中间护理员,抱住背部和臀部。
站在车尾护理员,托住膝盖和小腿。
老人上肢若健康,搂住护理员颈肩。
四肢无力之老人,两手交叉放胸前。

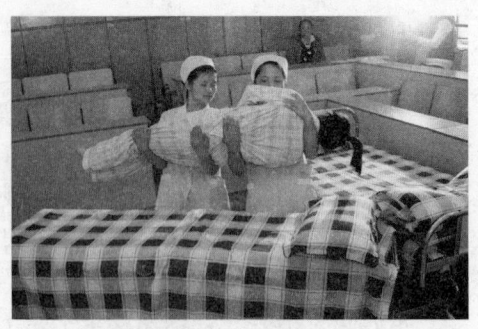

图12-200 双人搬移老人

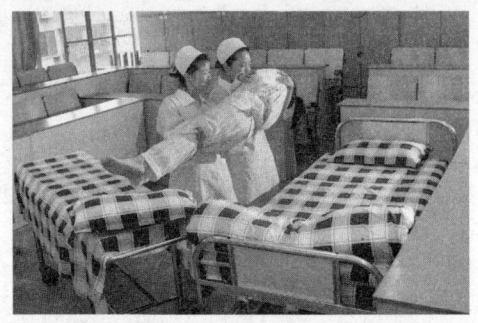

图12-201 双人搬移老人

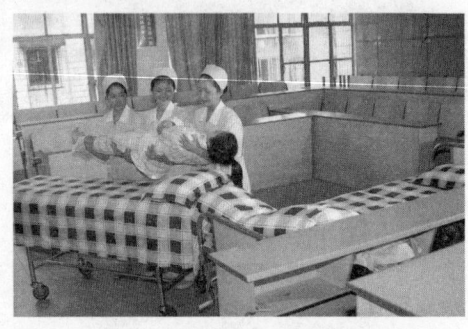

图12-202 三人搬移老人

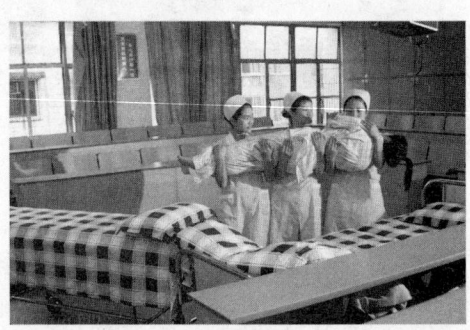

图12-203 三人搬移老人

同时将老人抱起,身体斜向护理员。
三人左转往前走,轻将老人床上放。
被子毛毯记盖好,约束护栏需时用。
床铺床单理整齐,踩松刹车推走车。

三人搬移(二)

操作技术要诀:(图12-205)

推着老人到床前,服务过程要沟通。
平车稍靠近床铺,平车刹车要记住。

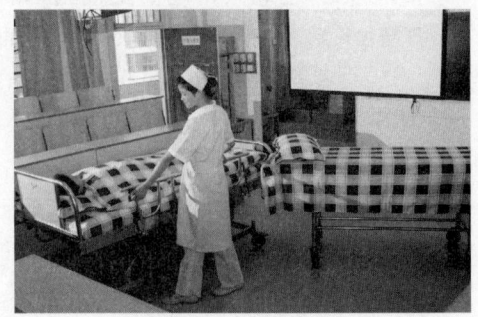

图12-204 使用床护栏

站在车头护理员,抱住颈肩和背部。
站在车尾护理员,抱住臀部和膝盖。
一位站在车尾端,当把老人抱起时。
立刻松开平车刹,迅速将平车移开。
抱住老人往前移,轻将老人放床上。
被子毛毯记盖好,约束护栏需时用。
床铺床单理整齐,踩松刹车推走车。

(三)平车推移法

操作技术要诀:(图12-206,12-207)
平车推移要记住,老人躺在车中间。
推车过程切莫快,以免颠簸出意外。
上坡下坡要记住,头部保持在高处。
运送过程打点滴,车上又无点滴架。
一位护理员拿住,保证点滴通畅流。

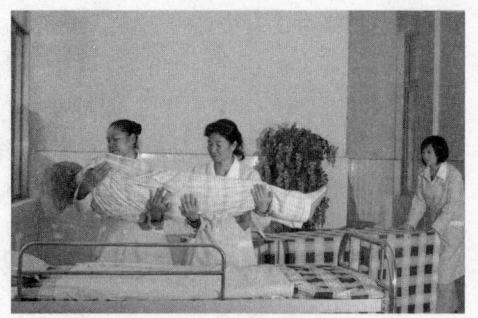

图12-205 三人搬移老人法

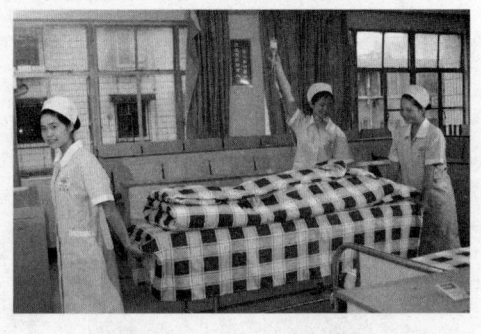

图12-206 平车推移老人

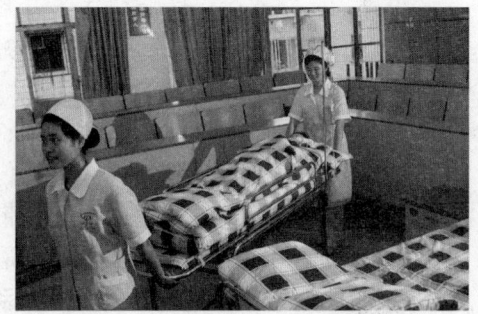

图12-207 平车推移老人

第十四节 约束带的使用

一、约束带使用注意事项

(一)向老人及家属说明约束带使用的目的,尽量争取取得家属及老人的配合。

(二)根据老人的情况来选择约束部位,常用约束部位为腰、腕、踝及膝关节。

(三)必要时套结处可用老人的衣袖或用棉垫包裹,将套结在约束部位拉紧及松弛适度,以能放入2平指为宜,以免影响血液循环,再打一个结使手、脚不易脱出,将其固定于床上。

二、约束带的种类与操作要诀

(一)手、踝部宽绷带约束及夹棉约束带

用于固定手腕、踝部。

操作要诀：（图 12-208，12-209）
手腕踝部棉垫包，绷带打成双套结。
套结套于棉垫外，拉紧绷带要适度。
如用夹棉约束带，绕好一圈再打结。
记住松紧要舒适，床缘椅子固定住。

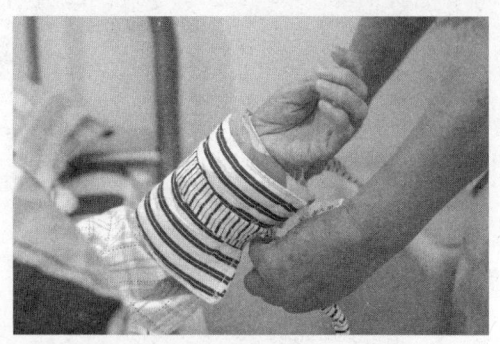

图 12-208　手腕使用约束带

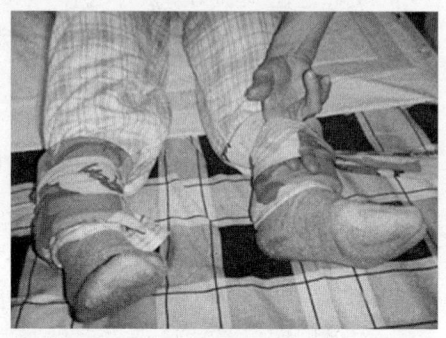

图 12-209　脚踝部使用约束带

（二）肩部袖抽式约束带及夹棉约束带
用于固定肩部，限制老人坐起。
操作要诀：（图 12-210）
袖筒约束套住肩，腋下棉垫要衬住。
袖筒细带胸前结，如用夹棉约束带。
绕好一圈再打结，记住松紧要舒适。
头部上方隔垫枕，带子再往床头系。

（三）膝部约束带及夹棉约束带
用于固定膝部，限制老人下肢活动。
操作要诀：（图 12-211）
膝盖棉垫要衬住。绷带打成双套结。
套结套于棉垫外，绷带打结要适度。
如用夹棉约束带，绕好一圈再打结。
记住松紧要舒适，床缘边上固定住。

（四）腰部约束带及夹棉约束带
固定座椅或轮椅，用于走路不稳容易跌跤的老人。
操作要诀：（图 12-212，12-213）
腰部棉垫围着衬，绷带打成双套结。
套结套于棉垫外，绷带打结要适度。
如用夹棉约束带，绕好一圈再打结。
记住松紧要舒适，再往椅子背后系。

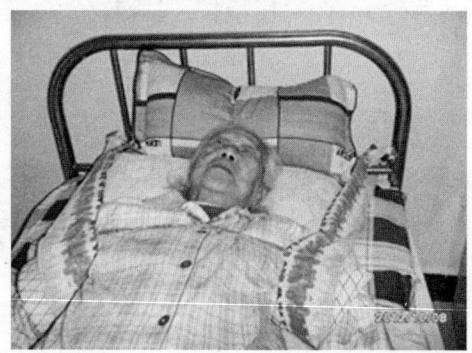

图 12-210　肩部使用约束带

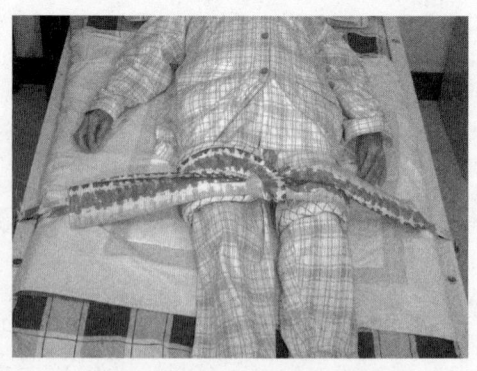

图 12-211　膝部使用约束带

椅子后面要有靠，不管是床或栏杆。
最后带子要系上，老人安全才保障。
注意事项：（图12-214，12-215）
约束老人须慎谨，带子打结要标准。
二指平放可入内，血液循环保最佳。
约束部位须注意，半小时内必观察。
两个钟头放松带。约束部位要按摩。

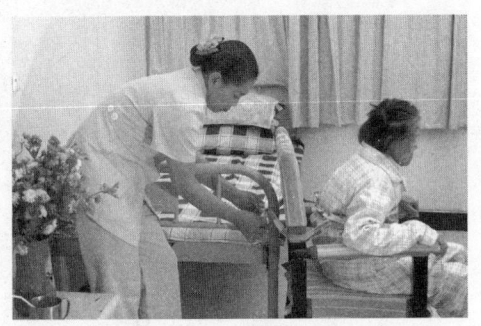

图12-212 用约束带固定

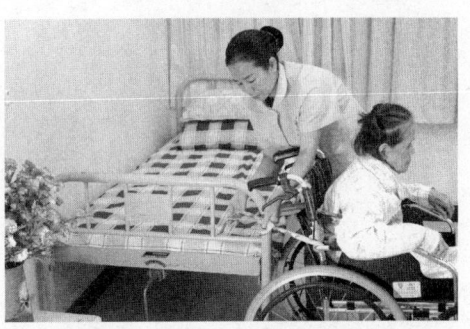

图12-213 用约束带固定

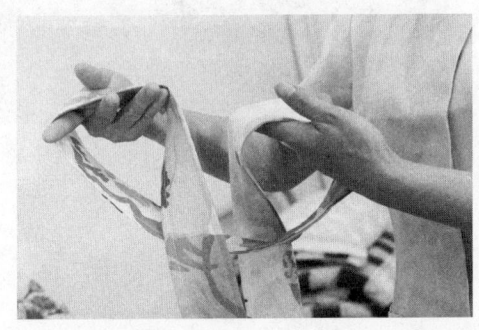

图12-214 约束带打结法

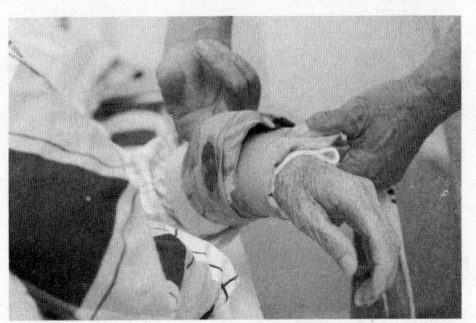

图12-215 约束带使用方法

第十五节　房间消毒

准备物品：84消毒液、消佳净、紫外线灯、醋、塑料桶、喷壶、毛巾、拖把等。

一、消毒液

（一）84消毒液

操作技术要诀：（图12-216，12-217）
房间及物品消毒，记住按比例兑水。
一份消毒的原液，二十九份是清水。
物品备齐到房间，服务过程先沟通。

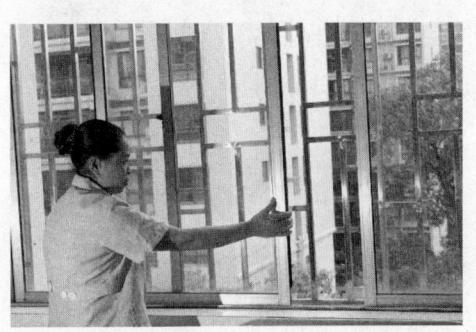

图12-216 房间消毒工作

老人先撤离房间，再把门窗开通风。
兑好装在塑料壶，柜子床架表面喷。
墙地角落喷洒全，厕所马桶不忘记。
时间停留二十分，柜子床架墙面擦。
再拖地面及角落，最后厕所冲洗净。
物品收好摆整齐，消毒方法作记录。

（二）消佳净

操作技术要诀：（图12-218）
房间及物品消毒，记住按比例兑水。
一份消佳净粉剂，一百九十九份水。
物品备齐到房间，服务过程先沟通。
老人先撤离房间，再把门窗开通风。
兑好装在塑料壶，柜子床架墙面喷。
地面角落喷洒全，厕所马桶不忘记。
时间停留二十分，柜子床架墙面擦。
再拖地面及角落，最后厕所冲洗净。
物品收好摆整齐，消毒方法作记录。

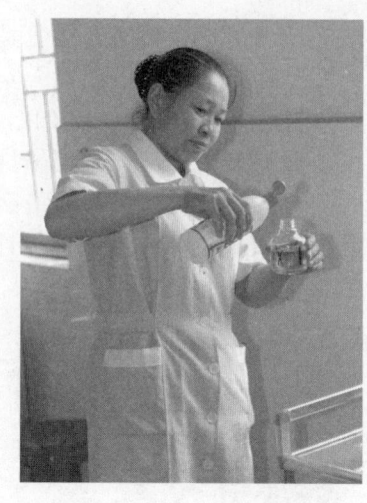

图12-217　房间消毒准备工作

（三）醋

准备物品：醋、电磁炉、电磁锅、喷雾器、毛巾等。

操作技术要诀：（图12-219，12-220）
备齐物品到房间，服务之前先沟通。
老人先撤离房间，门窗关紧再操作。
根据实际用醋量，150至300毫升。
把醋倒在电磁锅，接电用文火煮沸。
直至锅里醋煮干，待锅完全晾干后。

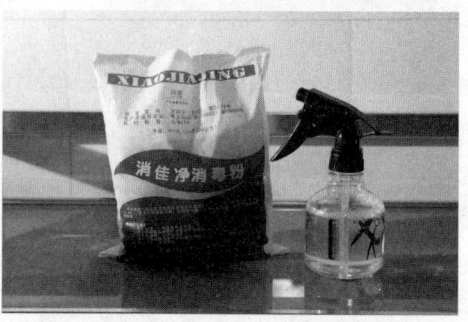

图12-218　房间消毒准备物品

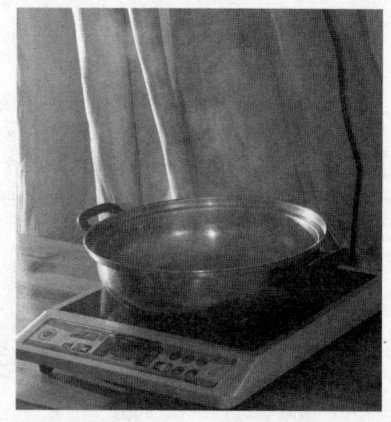

图12-219　房间用醋消毒

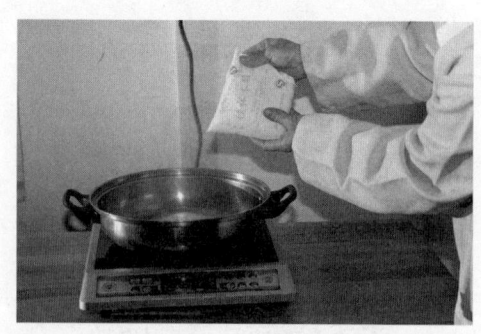

图12-220　消毒准备工作

又放少许清水煮，溶解锅底残留汁。
同样方法蒸三次，不具备用火条件。
可用喷雾器直喷，同样具消毒作用。
消毒时间连五天，消毒方法作记录。

二、紫外线

准备物品：紫外线消毒灯。

操作技术要诀：（图 12-221）

准备物品到房间，服务之前先沟通。
人员不能在其中，消毒时间半小时。
五十至六十平米，紫外线灯需两个。
四十瓦灯最适用，杀菌效果才达到。
操作完毕物收好，消毒方法作记录。

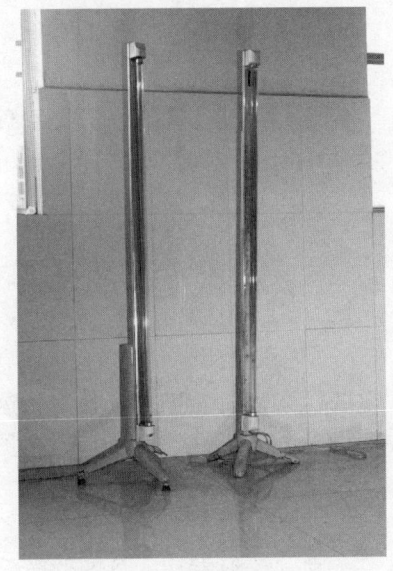

图 12-221 紫外线消毒灯

第十三章　爱心护理院的护理重点及难点

第一节　阿尔茨海默病的护理

阿尔茨海默病（老年痴呆症）患者不仅降低了自身的生活质量，也为家庭带来了沉重的压力，爱心护理院收治的这类老年人逐渐增多。所以，研究和解决这一人群的护理问题，减轻家庭的压力和提高护理能力是非常必要的。

一、阿尔茨海默病的早期预防

阿尔茨海默病的早期预防，可以使老年人延缓或远离阿尔茨海默病。需要护理员和家人的关心和照顾，帮助老年人平安度过晚年。

（一）减少院内发病

1. 护理员要鼓励老年人维持与社会的交往，培养兴趣爱好，和其他入住老人增进交流；提醒家人尽可能多陪老人聊天，并时常带老年人外出，参加家庭聚会或其他活动。

2. 鼓励老人多做运动，保持机体和大脑的活力；还要鼓励他们日常生活坚持自理，例如，使用电话、管理自己的财务，写日记、看书等活动。

3. 导致脑老化的直接因素，如酗酒等。乙醇对神经系统造成的损害，可以导致多种并发症，护理员应监督或规劝老人不要酗酒，避免脑损害的发生。

（二）早发现，早治疗

阿尔茨海默病的早期诊断对病人的预后也很重要。很多医疗机构都设有专业门诊，可以通过各种量表的测试和仪器的检查来明确诊断。及早用药治疗，可以延缓发病时间，有利于老年人本身，有利于家庭，有利于社会。

二、阿尔茨海默病的类型及护理技巧

阿尔茨海默病通常分为：安静型、狂躁型、抑郁型、多动型、自言自语型、孤僻型六种类型。

（一）安静型

安静型痴呆老人常见症状：坐着不动、不走、不讲、不笑、表情呆滞等。

护理技术要诀：（图13-1，13-2）
勤叫勤笑勤蹲下，目光注视着老人。
摸头摸手轻拥抱，肢体语言消顾虑。

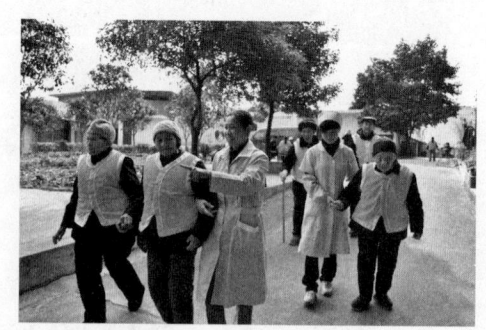

图13-1　带老人散步

肢体健全的老人，定时外带散散步。
多听多看多走动，慢慢融入外界中。
肢体无力的老人，多讲多问多开导。
教读教唱做锻炼，激发老人的思维。
根据爱好教老人，时间用好十分钟。
赞美老人多鼓励，每天变化有记录。

(二) 狂躁型

狂躁型痴呆老人最常见的症状：丢东西、撕裂东西、藏东西、拿别人东西、攻击性、狂叫、暴怒、坐立不安、到处乱走、躲藏、睡眠无规律、吃饭了又忘记、忘记如厕、怀疑别人要害他或偷他的财产、冷热不分、冷漠等。

护理技术要诀：（图13-3，13-4）
勤叫勤笑多赞美，勤聊勤讲取信任。
摸头摸手轻拥抱，肢体语言消顾虑。
白天定时多走动，消耗老人的体力。
纠正混乱生物钟，晚上睡眠好规律。
安排帮助其他人，老人找回自豪感。
赞美老人多鼓励，多疑多虑渐消除。
暴躁脾气自然少，心情舒畅好护理。
多讲多问多开导，找回老人自信心。
根据爱好教老人，时间用好十分钟。
激发老人的兴趣，每天变化有记录。

(三) 抑郁型

抑郁型痴呆老人最常见的症状：反应迟钝、心烦急躁、焦虑、坐立不安、多虑、精神恍惚、情绪低落、爱哭、自卑、害怕、觉得是累赘、失眠、记忆力严重下降、无力等。

护理技术要诀：（图13-5）
勤叫勤笑多赞美，勤聊勤讲取信任。
摸头摸手轻拥抱，肢体语言消顾虑。
定时带老人散步，多听多看多走动。
根据老人的特长，安排帮助其他人。
转移老人注意力，除去消极的心理。
树立老人自信心，展示自我价值观。
多讲多问多开导，情绪稳定好睡眠。
根据爱好教老人，时间用好十分钟。
挖掘老人的兴趣，点滴变化要记录。

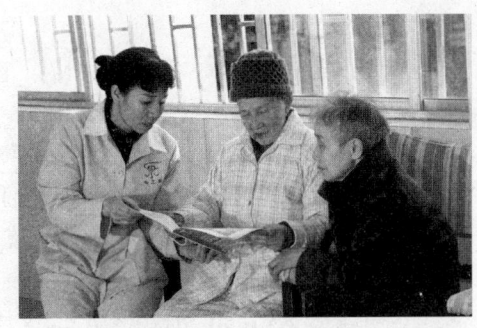

图13-2 带老人阅读

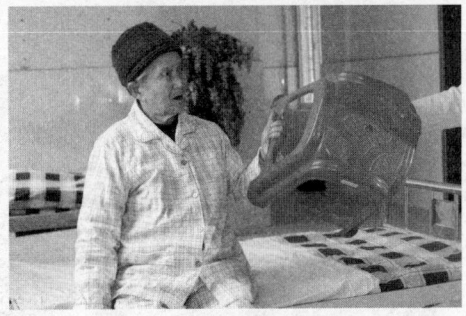

图13-3 狂躁老人

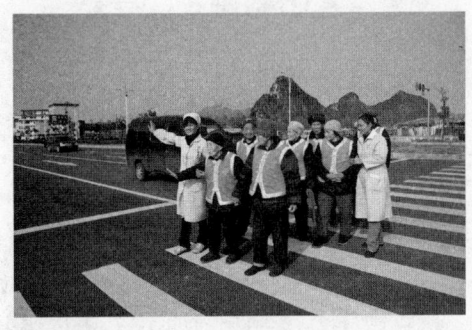

图13-4 带老人散步

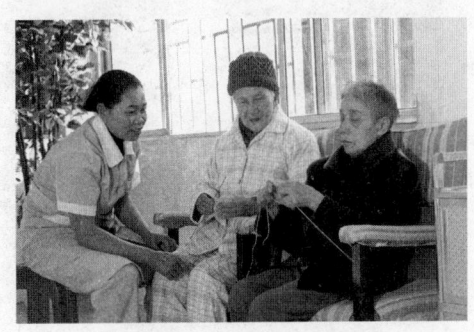

图13-5 教老人织毛衣

(四) 多动型

多动型痴呆老人最常见的症状：整天整夜不断走动、翻东西、收东西、搬东西、不停的重复任何一件事。

护理技术要诀：（图13-6，13-7）

勤叫勤笑多赞美，勤聊勤讲取信任。
摸头摸手轻拥抱，肢体语言消顾虑。
游戏益智按时做，激活老人的思维。
定时带老人散步，消耗老人的体力。
纠正混乱生物钟，晚上睡眠好规律。

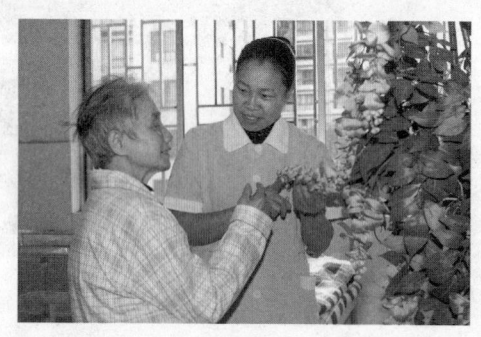

图13-6 教老人认花名

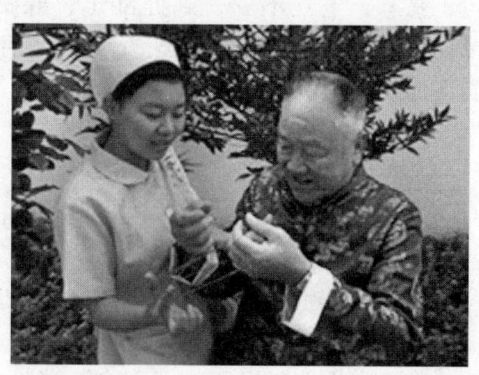

图13-7 和老人做益智游戏

(五) 自言自语型

自言自语型痴呆老人常见的症状：自问自答、自讲自笑、自唱自跳、自娱自乐，完全不受外界影响。

护理技术要诀：（图13-8，13-9）

勤叫勤笑多赞美，勤聊勤讲取信任。
摸头摸手轻拥抱，肢体语言消顾虑。
鼓励多唱多跳舞，保持健康快乐心。

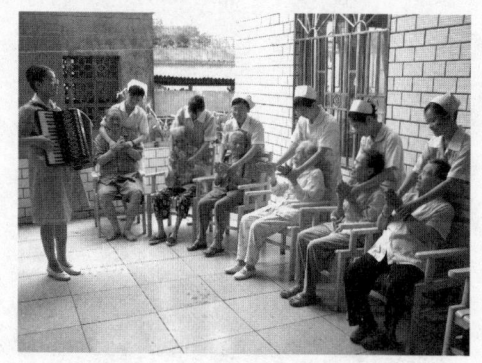

图13-8 和老人一起唱歌

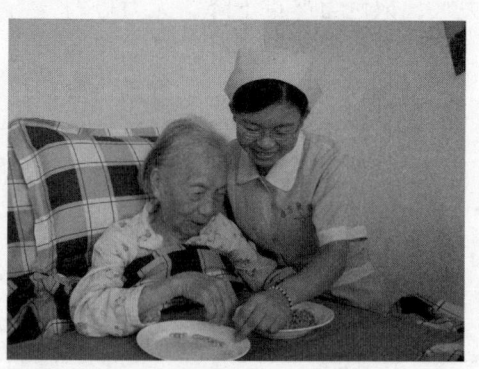

图13-9 教老人数豆子

游戏益智记住做,激发老人的思维。
老人情绪注观察,点滴变化有记录。

(六) 孤僻型

孤僻型痴呆老人常见的症状:不出门、不理人、看书、怀旧、活在自我和记忆当中。

护理技术要诀:(图13-10,13-11)
勤叫勤笑多赞美,勤聊勤讲取信任。
摸头摸手轻拥抱,肢体语言消顾虑。
定时带老人散步,慢慢融入外界中。
调节老人的思维,告别孤僻的性格。
根据老人的特长,安排帮助其他人。
树立老人自信心,展示自我价值观。
老人情绪注观察,点滴变化有记录。

注意事项:(图13-12,13-13)
痴呆老人须注意,方向标志必突出。
衣服记号要明显,号码地址要准确。
老人进食须监督,营养水果定时给。
每天水量须足够,按时如厕不忘记。
春夏秋冬注穿衣,个人卫生保干净。
房间禁开关插座,利器硬物须收好。
水壶茶杯绳子收,以免伤人又伤己。
门窗关好要严实,防止老人往外跳。
厕所门窗莫忘锁,防止玩水塞物堵。

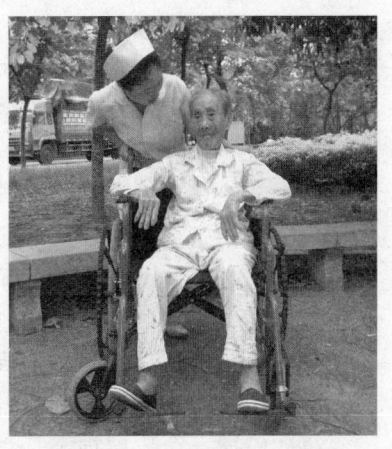

图13-10 带老人游玩

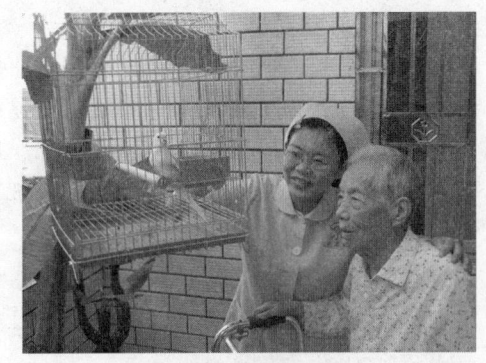

图13-11 带老人游玩

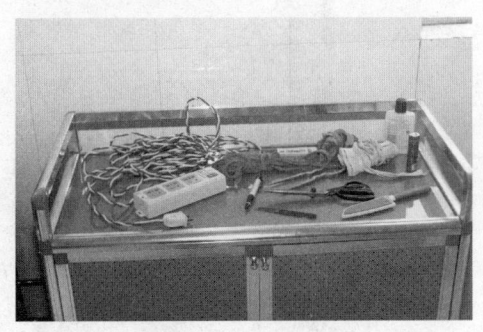

图13-12 老人禁用品

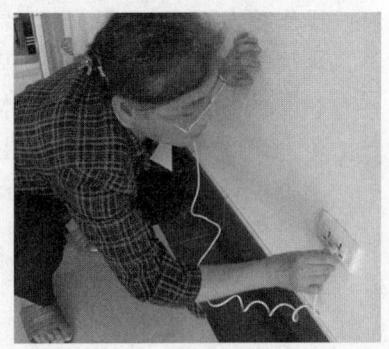

图13-13 老人禁操作

第二节 卧床老人压疮预防与护理

爱心护理院的养老护理员由于职业的特殊性,经常会涉及一些医疗护理方面的工作,这就需要严格的管理制度来约束,养老护理员必须进行这些操作时,一定要在护士的指导下并护士在场的情况下，协助护士完成医疗护理工作。但提醒广大养老护理员涉及这些工作时一定要在护士指导下进行，对任何人私自要求养老护理员进行医疗护理操作时，养老护理员有权拒绝。

一、压疮的四个发展阶段

压疮是由于局部组织长期受压，持续缺血、缺氧、营养不良而导致的组织溃烂坏死。按病情的轻重可分成四个阶段：

第一阶段：皮肤完整，出现指压不会变白的红印。
第二阶段：表皮受损，但尚未穿透真皮层。
第三阶段：表皮或真皮全部受损，穿入皮下组织，但尚未穿透筋膜及肌肉层。
第四阶段：全皮层损害，涉及肌肉及骨头。

二、压疮易发部位及预防

（一）易发人群及部位

长期卧床（瘫痪、深度昏迷）者，血液循环障碍，心血管疾病患者，失禁，多汗，肥胖，皮肤干燥且无弹性的老人，容易引发压疮。

仰卧位：头后部、肩胛部、肘部、骶尾部、足跟。
侧卧位：耳部、肩峰、肘部、髋部，膝关节的内、外侧，足的内外踝。

（二）预防的有效方法

1. 勤翻身：一般卧床病人每 1～2 小时翻身一次，平卧、左、右侧卧交替进行；改善血液循环，适度按摩（皮肤持续发红不宜按摩）。

操作方法

（1）平躺往左翻：

操作技术要诀：（图 13-14）

轻步来到老人前，服务过程要沟通。
春夏秋冬注细节，老人身体重保暖。
冬天先掀上身被，双手抱住老人肩。
上身轻轻往右移，接着被子盖上边。
下身盖被再掀开，接着一手托腰间。
一手托在双膝下，下身跟着往右移。
再将盖被一边掀，随后一手托住肩。
一手托着臀部中，轻轻将人往左翻。
背后记住垫软枕，枕头枕巾铺整齐。
双腿中间软枕隔，双手垫好记心间。
老人身体要舒适，压红部位须按摩。
中单尿片拉整齐，尿袋尿裤要系稳。
毛巾盖被记盖好，护理记录认真填。

（2）平躺往右翻

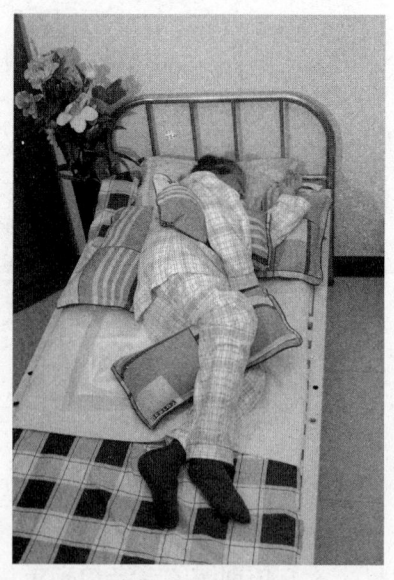

图 13-14　帮老人翻身

操作技术要诀：（图13-15，13-16）
轻步来到老人前，服务过程要沟通。
春夏秋冬注细节，老人身体重保暖。
冬天先掀上身被，双手抱住老人肩。
上身轻轻往左移，上身盖被须盖严。
下身盖被再掀开，接着一手托腰间。
一手托在双膝下，下身跟着往左移。
随后一手拖住肩，再将盖被一边掀。
一手托着臀部中，轻轻将人往右翻。
软枕记住背后垫，枕头枕巾垫整齐。
双腿中间软枕隔，双手垫好记心间。
老人身体要舒适，压红部位须按摩。
中单尿片拉整齐，尿袋尿裤要系稳。
毛巾盖被记盖好，护理记录认真填。

（3）右或左翻平躺

操作技术要诀：（图13-17，13-18）
轻步来到老人前，服务过程要沟通。
春夏秋冬注细节，老人身体重保暖。
若左或右翻平卧，先将盖被来掀开。
接着一手托着背，一手托着臀部间。
轻轻将人翻平躺，臀中要垫气垫圈。
臀部垫空免受力，双肘关节垫海绵。
双脚后根记垫枕，枕头枕巾拉整齐。
压红部位须按摩，老人身体定舒坦。
尿片中单拉整齐，尿袋尿裤全系稳。
毛巾盖被记盖好，护理记录认真填。

（4）左往右翻

操作技术要诀：（图13-19，13-20，13-21）
轻步来到老人前，服务过程要沟通。
春夏秋冬注细节，老人身体重保暖。
若是从左往右翻，冬天先掀上身被。
接着一手托着背，一手托在臀部间。
先将老人翻平躺，双手再抱老人肩。
上身轻轻往左移，上身盖被要盖严。
下身盖被再掀开，接着一手托腰间。
一手托在双膝下，下身跟着移左边。
再将被子一边掀，随后一手托住肩。

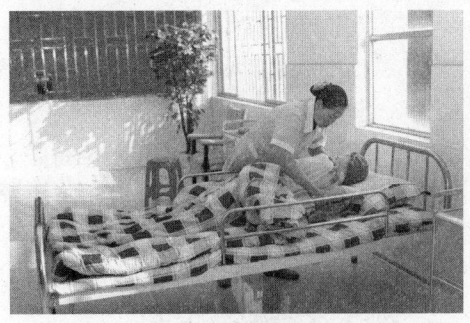

图13-15 翻身护理

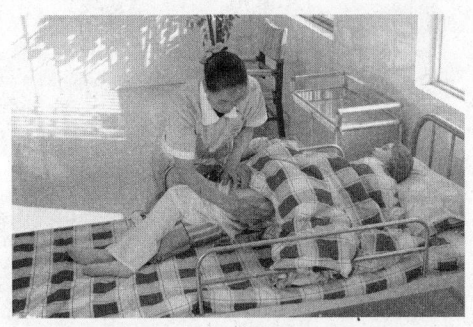

图13-16 翻身护理

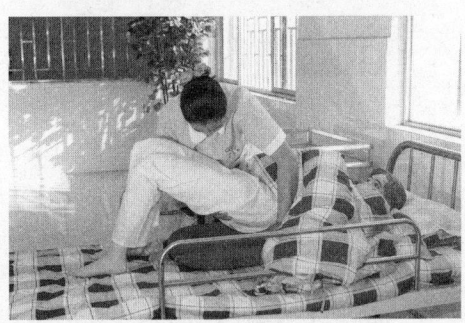

图13-17 帮老人翻身

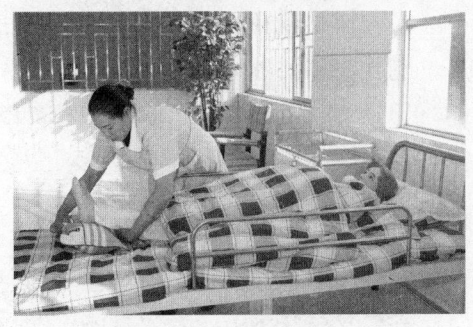

图13-18 帮老人翻身

一手托着臀部中,轻轻将人往右翻。
软枕记住背后垫,枕头枕巾垫整齐。
双腿中间软枕隔,双手垫好记心间。
老人身体要舒适,压红部位须按摩。
中单尿片拉整齐,尿袋尿裤要系稳。
毛巾盖被记盖好,护理记录认真填。
(5) 右往左翻
操作技术要诀:(图13-22,13-23)
轻步来到老人前,服务过程要沟通。

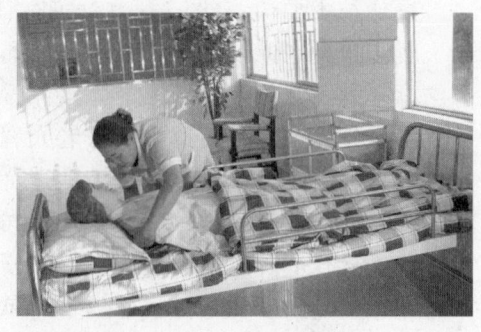

图13-19　帮老人翻身

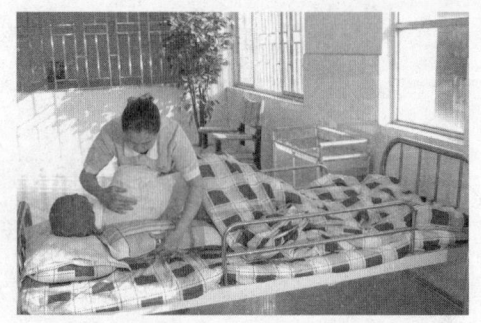

图13-20　帮老人翻身

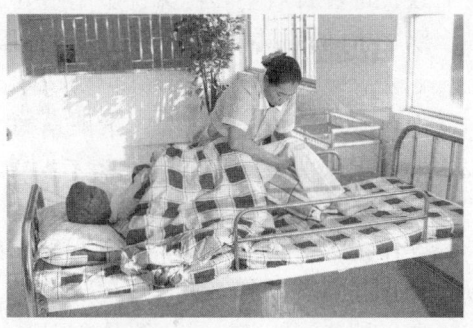

图13-21　帮老人翻身

春夏秋冬注细节,老人身体重保暖。
若是从右往左翻,冬天先掀上身被。
一手托着老人背,一手托着臀部间。
轻轻将人翻平躺,双手再抱老人肩。
上身轻轻往右移,老人上身被盖严。
下身被子再翻开,接着一手托腰间。
一手抱着双膝盖,下身跟着移右边。
再将被子一边翻,随后一手托住肩。
一手拖着臀部中,轻轻将人往左翻。
软枕记住背后垫,枕头枕巾垫整齐。
双腿中间软枕隔,双手垫好记心间。
老人身体要舒适,压红部位须按摩。
中单尿片拉整齐,尿袋尿裤要系稳。
毛巾盖被记盖好,护理记录认真填。
(6) 僵硬肢体翻身
操作技术要诀:(图13-24,13-25)
轻步来到老人前,服务过程要沟通。
春夏秋冬注细节,老人身体重保暖。
肢体僵硬的老人,无论平翻左右翻。

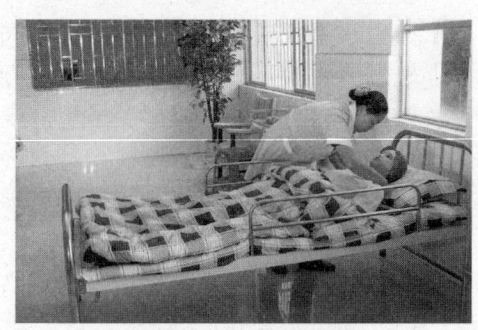

图13-22　帮老人翻身

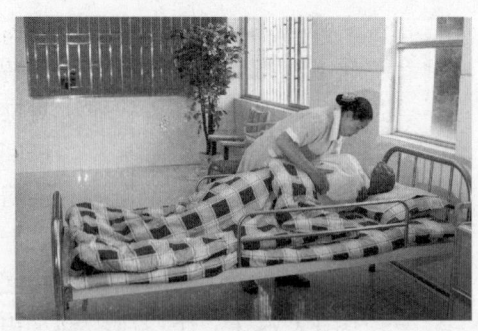

图13-23　帮老人翻身

先把上身翻好来，枕头枕垫先垫稳。
随后下身才好翻，老人姿势要舒适。
枕头枕巾垫整齐，双手垫好记心间。
双腿中间软枕隔，压红部位须按摩。
尿片中单拉整齐，尿袋尿裤要系稳。
毛巾盖被记盖好，护理记录认真填。
注意事项：
翻身动作要快捷，冬天注意更特别。
尽快翻好盖好被，被的四围要盖严。
不漏风来又保暖，两小时内记翻身。
按摩手法画圆圈，好发部位要牢记。
突出部位减压力，勤翻勤擦勤换洗。
勤按摩来勤护理，护理记录认真填。

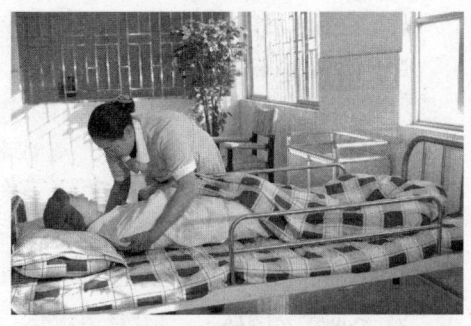

图13-24 帮老人翻身

2. 减压：用气垫床、软枕、气枕、水枕、气垫圈、海绵圈等垫在压疮易发部位；凡身体消瘦和患有压疮的老人均应加厚海绵垫。如老人翻身后仍能自己恢复原位使原伤口受压，可用大枕垫稳（其高度不能超过30cm）。

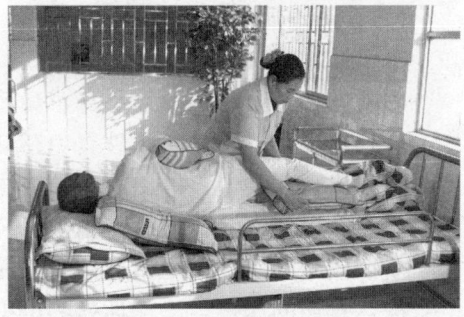

图13-25 帮老人翻身

3. 皮肤：清洁、干净、完整。

4. 加强营养：高蛋白食物（蛋、鱼、牛奶等）；富含植物纤维食物（粗粮、蔬菜、水果等）。

三、压疮伤口的护理

无菌物品：弯盘2个（或治疗碗）、无菌镊子2把（或止血钳）、过氧化氢（双氧水）、生理盐水、酒精棉球、生理盐水棉球、干棉球（分别放好，不能混合放置）、干纱布（大、小及数目以伤口大小而定）。

一般物品：胶布、治疗巾、胶垫、纸巾、剪刀、汽油、棉签等。

（一）掀开伤口

操作技术要诀：（图13-26）
备齐物品老人前，服务过程要沟通。
根据伤口的部位，掀开被子翻好身。
软枕垫好人舒适，老人保暖要记住。
伤口部位露外面，伤口下面要垫好。
胶垫上面治疗巾，后垫纸巾按顺序。
伤口旁边放弯盘，轻轻揭去外敷料。
内面向上放弯盘，右手持好镊子钳。
揭去伤口内敷料，如有分泌物干结。
记用生理盐水润，小心掀开免疼痛。

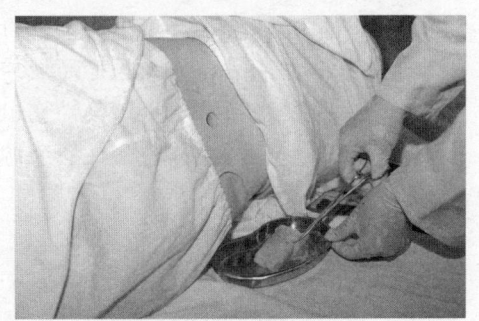

图13-26 处理压疮伤口

(二) 手术后清理创口
操作技术要诀：(图 13-27)
不管清洗分泌物，还是换取引流物。
右手持好镊子钳，左手镊子夹棉球。
棉球保持下垂直，递到右手镊子中。
两手镊子不相碰，棉球多余水分拧。
酒精棉球要记好，消毒伤口周围处。
更换棉球擦两次，勿使酒精碰伤口。
盐水棉球洗内处，洗净伤口分泌物。

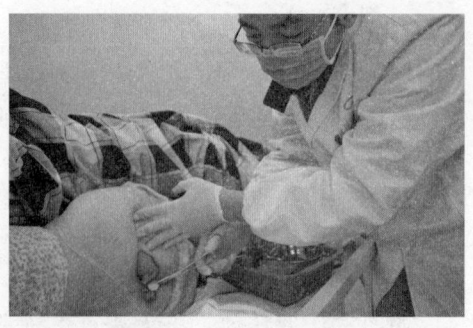

图 13-27　清洗伤口

(三) 清理压疮创口
操作技术要诀：(图 13-28，13-29)
皮肤出现淤血时，加强翻身擦膏药。
皮肤出现小水泡，防止破裂免感染。
皮肤出现大水泡，抽出泡内的液体。
表皮涂以消毒液，再用无菌敷料包。
溃疡较深的压疮，无菌操作记心间。
深达骨骼的压疮，清除坏死的组织。
伤口清洗要注意，清洗药水按顺序。
先是双氧水清洗，盐水清洗再后面。
无菌敷料伤口放，消毒纱布再盖上。

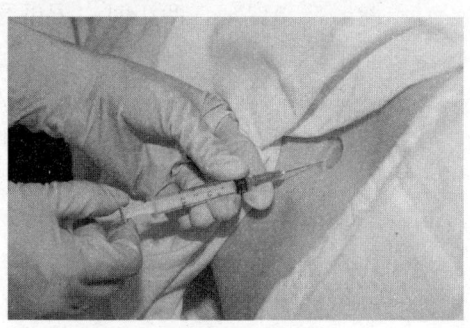

图 13-28　抽出泡内液体

(四) 包扎伤口
操作技术要诀：(图 13-30)
根据不同的伤口，敷好药物的纱布。
无菌敷料盖伤口，胶布粘贴固定稳。
胶布不稳用绷带，纸巾扔进垃圾桶。
毛巾擦净胶布取，保持舒适的体位。
整好床铺收物品，护理记录认真填。

注意事项：
无菌操作要遵守，用完物品快浸泡。
两小时后再清洗，接着高压锅消毒。
换药一次性用品，放入医疗垃圾袋。
换下污物脏敷料，若是传染性伤口。
记住要焚烧消毒，杜绝交叉感染源。

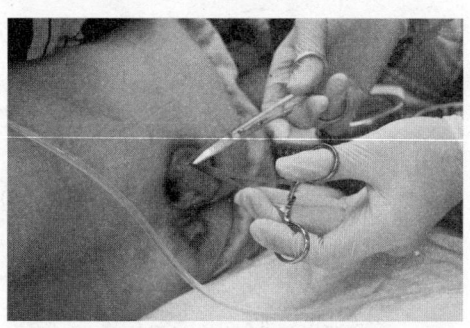

图 13-29　处理伤口

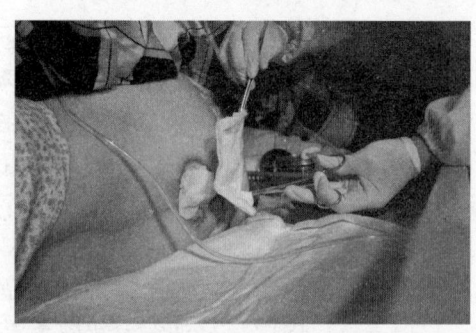

图 13-30　包扎伤口

第三节 紧急情况预防

一、老年人走失预防

护理要诀：（图 13-31）
护理人员须牢记，定时清点老人数。
痴呆老人要勤叫，听到应声才放心。
思维正常的老人，出外请假必执行。
家属签字是前提，老人身上有记号。
姓名地址和电话，样样检查不能少。
如有走失的老人，发现立刻要汇报。

二、老年人烫伤预防

护理要诀：（图 13-32）
开水热水须放好，以免碰倒被烫伤。
昏迷感觉迟钝人，喂食喂汤或喂水。
试温适度方可喂，以免老人被烫伤。
冬天使用热水袋，热水袋外包毛巾。
距离皮肤十厘米，老人安全又保暖。
神灯热疗红外线，温度距离要适当。
治疗掌握好时间，勤走巡回细观察。
皮肤发红或水泡，立刻停用及汇报。

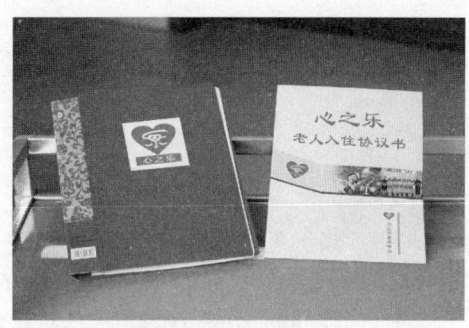

图 13-31 老人档案

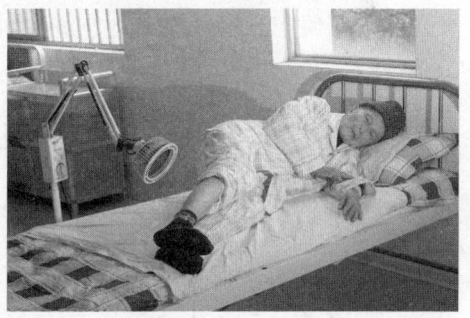

图 13-32 热灯理疗

三、老人自杀预防

护理要诀：（老人禁用品见图 13-12）
护理人员掌握好，及时观察不可少。
怨恨心理情绪怒，绝望心理情绪低。
不满心理情绪激，注意老人防自杀。
心理护理为第一，多沟通来多疏导。
及时汇报勤观察，老人物品细检查。
绳索剪刀水果刀，样样收好保安全。
发现自杀要镇定，抢救求助喊医生。

四、老人精神症状应急预防

护理要诀：（狂躁老人见图 13-3）
老人情绪突然躁，自行伤害到处跑。
立刻采用约束带，尽快向上级汇报。

隔离老人要及时，其他人员才安全。
注意看护不离开，绳索剪刀水果刀。
利器硬物必收好，保护安全为第一。

第四节　急救技术

危重病症的抢救是爱心护理院医生、护士、护理员的一项紧急工作，必须争分夺秒。

呼叫医生，同时实施救助

（一）当护理员发现老人紧急情况，立即大声呼唤老人的名字，轻轻摇晃其肩部，同时掐住老人人中，并以最快速度给予供氧。

（二）立即使用紧急呼叫器，如在室外可向医生、护士方向大声呼喊。

（三）清理老人口中异物和分泌物，要用双手轻轻将头偏向一侧（颈椎无损伤时才可以）。

（四）用示指清理口中污物，尽量包裹手指，以免被咬伤。这些动作要迅速，尽量在5秒钟之内完成。

（五）使呼吸道畅通，仰额脸颊法：一只手张开置于老人前额并往下压，另一只手的示指和中指伸开置于老人下颌，尽量抬高下颌，使患者气管成直线。

（六）将脸部贴近老人口鼻部，感觉有无气流呼出，判断有无呼吸。

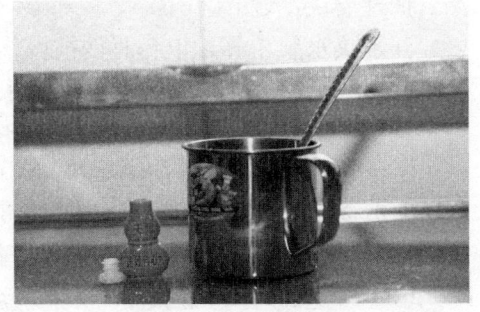

图13-33　药品

1. 冠心病发作急救

操作技术要诀：（图13-33，13-34）
老人病史必熟悉，心肌梗死心绞痛。
发病脸色特苍白，表情痛苦又出汗。
立刻让老人服药，严格按医嘱执行。
老人服药必注意，不管硝酸甘油片。
或硝酸甘油膜剂，还是速效救心丸。
只能舌下含服用，老人切勿吞咽下。
含服二至五分钟，疼痛减轻或消失。
三分钟若无缓解，再给老人含一片。
含服三次若无效，立即送医院救治。
发病过程要注意，处理记录认真填。

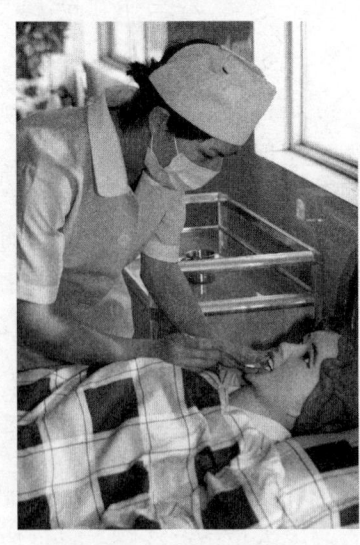

图13-34　给老人喂药

2. 心肺复苏急救

操作技术要诀：

（1）人工呼吸：（图13-35，13-36，13-37）

若有老人突发病，呼叫老人要在先。
拍拍双肩两边叫，呼叫救援要及时。
判断有无心搏动，触摸颈动脉搏动。
立刻让老人仰卧，硬板地面均可以。
跪着站着按需要，迅速将衣扣解开。
口腔有异物清理，义齿取出要快速。
左手压老人前额，右手手指抬下颌。
同时用力使头仰，保持老人口张开。
颌角耳尖和地面，必须垂直一条线。
老人舌头要注意，防止阻塞呼吸道。
保持呼吸道通畅，口中数数十秒钟。
耳听是否有呼吸，眼看胸部上腹部。
胸廓若是无起伏，老人无气体呼出。
应即做人工呼吸，手绢纸巾均可用。
罩住老人的嘴巴，一手手指抬下颌。
一手捏鼻子两侧，深深吸上一口气。
对准老人口吹入，吹气停止放鼻孔。
气从老人鼻孔出，注意观察好胸部。
有无起伏气流出，口对口吹气两次。
老人嘴唇若受伤，或是牙齿紧关闭。
抬起下颌闭口腔，再从鼻孔里吹气。
老人保持头后仰，检查颈动脉情况。
发现老人有脉搏，继续做人工呼吸。

（2）胸外心脏挤压（图13-38，13-39，13-40，13-41）

若是仍然无心跳，即胸外心脏挤压。
左手掌根放胸部，压住胸骨下半部。
右掌叠放左手背，手臂伸直要记住。
利用身体的重量，垂直下压着胸腔。
三至五厘米即可，随后放松手掌根。
掌根勿离开胸腔，切勿猛压和冲击。
挤压平稳有规则，记住按压三十次。
对口再吹两口气，重新定位按三十。
若无反应再继续，吹气两口压三十。
脉搏呼吸及瞳孔，两分钟后必检查。

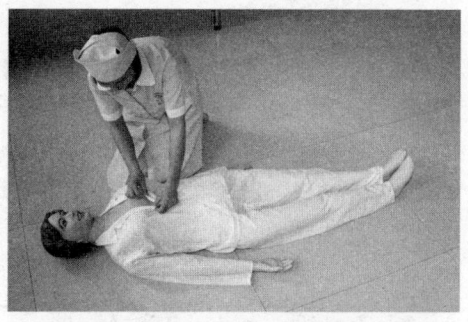

图13-35　解开衣扣实施抢救

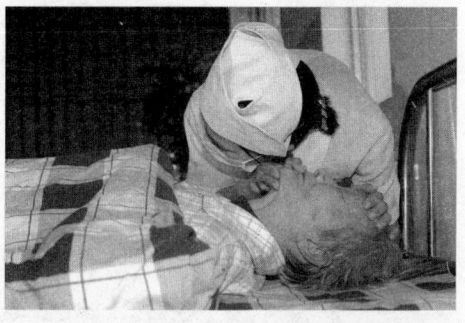

图13-36　听老人呼吸

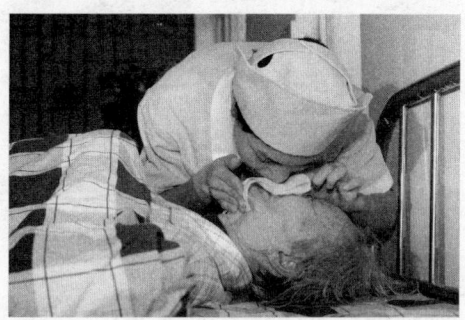

图13-37　人工呼吸

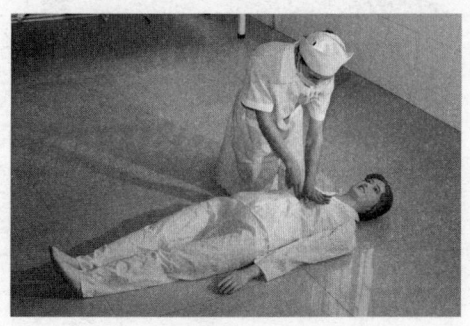

图13-38　胸外心脏挤压

检查时间五秒钟,减少按压间中断。
两人抢救配合好,按压吹气若轮换。
五个轮回才可换,轮换动作要迅速。
中断不超五秒钟,直至老人有呼吸。
抢救过程要注意,处理记录认真填。
注意事项:
心搏呼吸骤停(图13-42,13-43)
老人扑倒无意识,先将双手头上伸。
手和身体呈垂直,老人两腿互相搭。
一手托脖颈两侧,一手伸入腋窝中。
翻侧顺便清理口,迅速把人翻平仰。

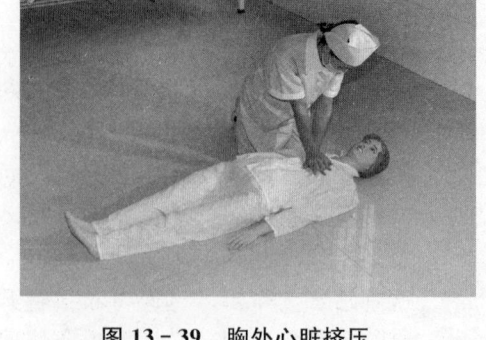

图13-39 胸外心脏挤压

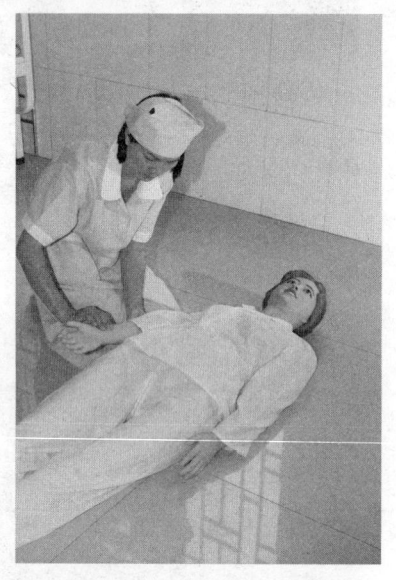

图13-40 检查老人脉搏

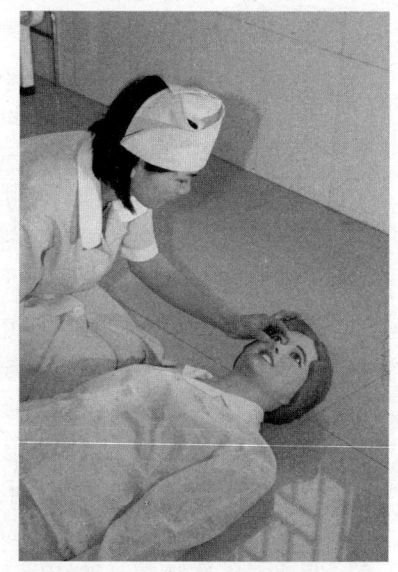

图13-41 检查老人瞳孔

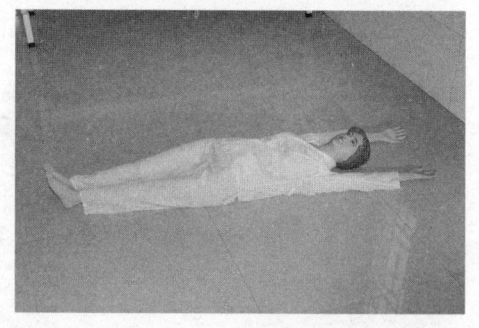

图13-42 将老人平放

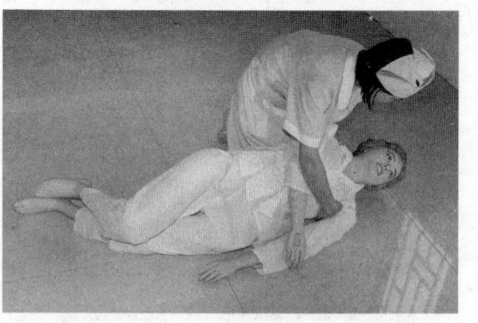

图13-43 将老人置于侧卧位

人工呼吸：
人工呼吸每分钟，达十四至十六次。
每次吹气的气量，五百至一千毫升。
胸外心脏挤压
按压和放松时间，速度对等一比一。
频率平均每分钟，达八十至一百次。
国际急救新标准，三十比二来进行。
对口先吹两口气，后再按压三十次。

3. 癫痫病发作急救

操作技术要诀：（图13-44，13-45，13-46）
老人癫痫病发作，痉挛和口吐白沫。
迅速解开衣服扣，若有义齿快取出。
保持呼吸道畅通，如有呕吐要侧卧。
以免呼吸道阻塞，呛咳吸入性肺炎。
严重堵塞会窒息，发作掐老人人中。
勿把筷子和手巾，放入老人臼齿内。
防伤舌头口腔壁，造成呼吸的困难。
身体用力摇晃时，保护头部免撞伤。
守住老人保安全，发作停止抱上床。
若是无意识冲动，攻击和破坏倾向。
立即使用约束带，以免伤人又伤已。
发病时间要记住，处理记录认真填。

4. 烫伤急救处理

操作技术要诀：（图13-47，13-48）

（1）轻度烫伤
老人如果被烫伤，镇定处理好创面。
处理过程要沟通，老人放松好处理。
轻度烫伤的伤口，立即用冷水冷却。
禁水直冲洗创面，需直冲用弱水流。
冷却伤口水浸泡，不再疼痛为标准。
皮肤不破可擦药，可涂烫伤膏眼膏。
切勿涂抹消毒药，禁用油和酱油泡。
烫伤程度细观察，处理记录认真填。

（2）Ⅰ度烫伤

操作技术要诀：（图13-49，13-50）
老人如果被烫伤，手镯戒指要取下。
皮肤变红有刺痛，干净毛巾贴创面。

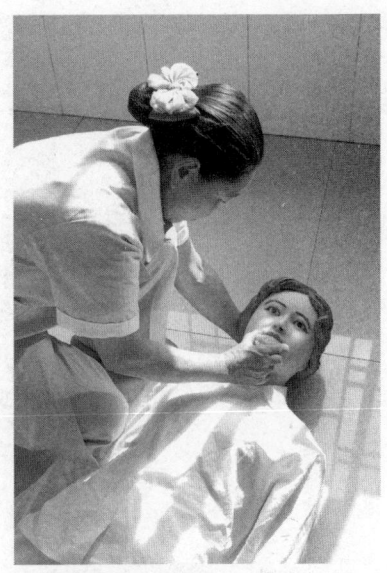

图13-44 取出口中义齿

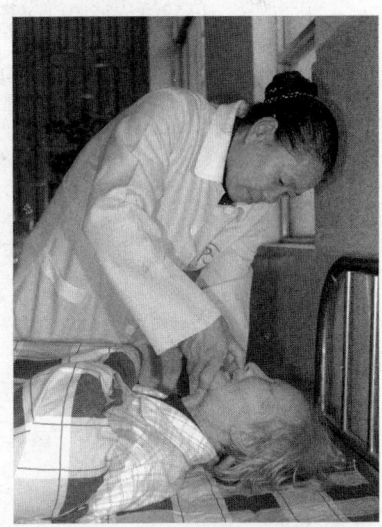

图13-45 掐老人人中

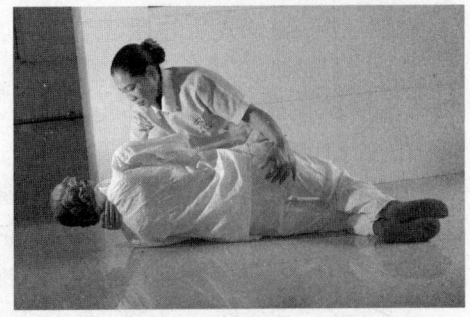

图13-46 保护老人头部

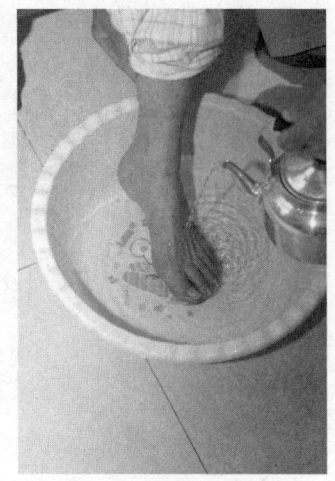

图 13-47　冷水冷却伤口

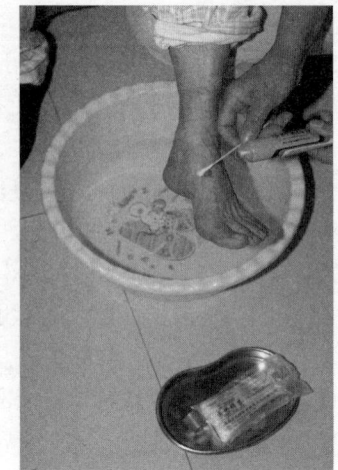

图 13-48　给老人擦药

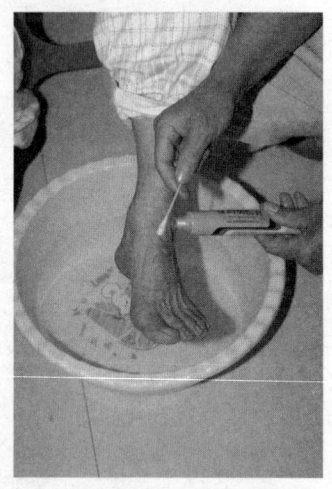

图 13-49　给老人擦药

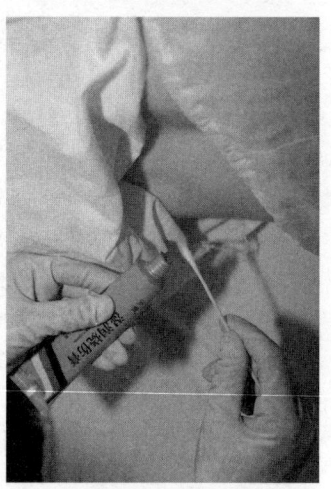

图 13-50　给老人擦药

冷却伤口水浸泡，不再疼痛为标准。
皮肤不破可涂药，涂烫伤膏眼药膏。
切勿涂抹消毒药，禁用油和酱油泡。
烫伤程度细观察，处理记录认真填。
（3）Ⅱ度烫伤
操作技术要诀：（图 13-51）
老人如果被烫伤，手镯戒指要取下。
Ⅱ度微肿和变红，稍肿起泡或剧痛。
烫伤较重无感觉，干净毛巾贴创面。
冷却伤口水浸泡，不感疼痛为标准。
如有水泡别弄破，消毒纱布盖创面。
Ⅱ度烫伤不包扎，立即到医院治疗。

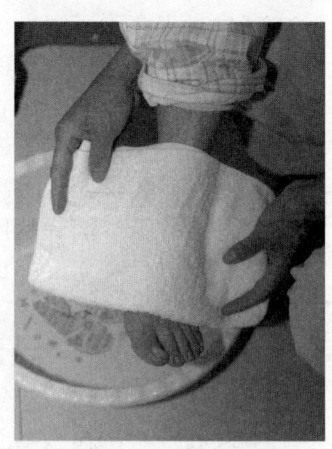

图 13-51　用毛巾贴创面

烫伤程度细观察，处理记录认真填。

（4）Ⅲ度烫伤

操作技术要诀：（图 13-52，13-53）

老人如果被烫伤，手镯戒指要取下。
Ⅲ度干燥又坚硬，没有弹性又苍白。
烧焦状态无感觉，干净毛巾贴创面。
冷却浸泡自来水，不感疼痛为标准。
如有水泡别弄破，消毒纱布盖创面。
冷却处理好完毕，立即到医院治疗。
烫伤程度细观察，处理记录认真填。

（5）大面积烫伤

操作技术要诀：（图 13-54，13-55，13-56）

老人如果被烫伤，手镯戒指要取下。
不需脱开衣服时，直接用凉水冷却。
疼痛无法脱衣服，冷却不疼再脱开。
毛巾床单浸冷水，继续贴创面冷却。
衣服如粘住皮肤，粘住部份要留下。
其余衣物必须剪，冷却同时记保温。
立即找医生治疗，口渴暂不能喝水。
润湿嘴唇凉开水，鼓励老人忍一忍。
烫伤程度细观察，处理记录认真填。

（6）口内及呼吸道烫伤

操作技术要诀：（图 13-57，13-58）

饮食过热烫伤口，如是烫至呼吸道。
保持呼吸道畅通，冰水漱口必执行。
再含冰块作冷却，立即送医院治疗。
烫伤程度细观察，处理记录认真填。

5. 跌倒在地的老人如何扶起

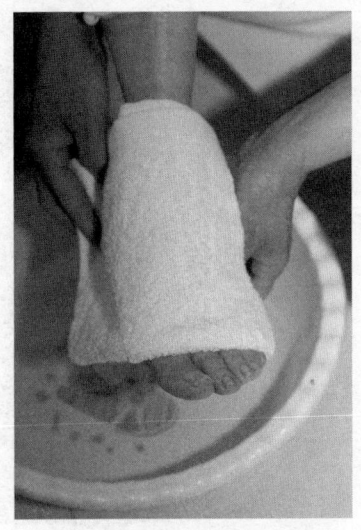

图 13-52　用毛巾贴创面

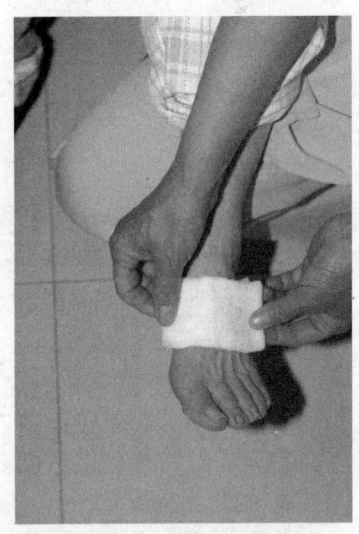

图 13-53　用消毒沙布盖创面

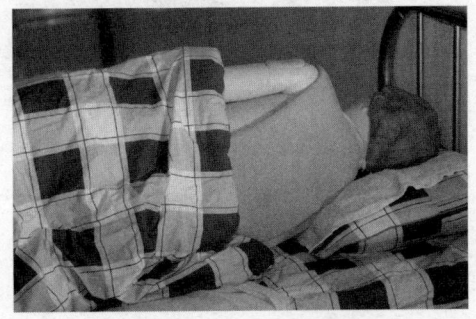

图 13-54　用毛巾冷却创面

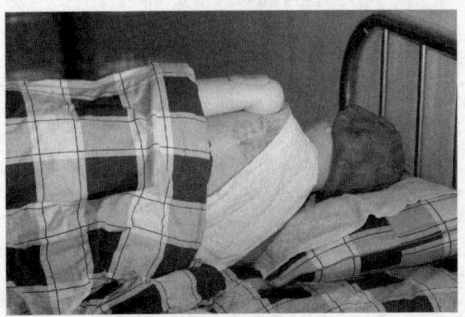

图 13-55　创面处理

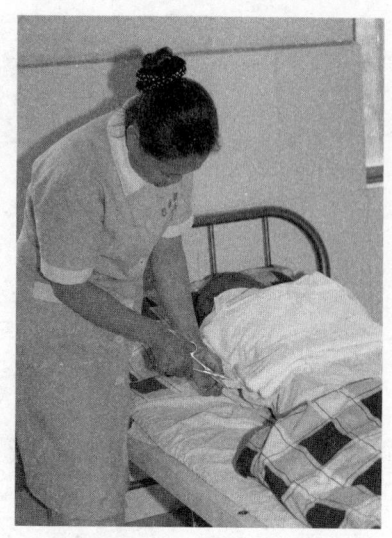

图 13-56　剪开烫伤处衣服

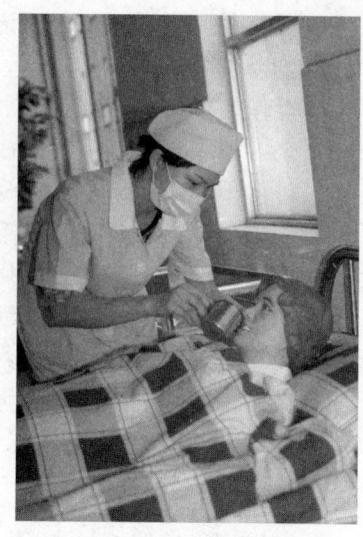

图 13-57　给老人用冰水漱口

如果老人突然跌倒在地上，护理员首先保持冷静的态度，与老人打招呼或用手触摸老人的面部，看看老人是否有知觉，如果清醒让老人协助共同完成以下动作：

注意事项：如果护理员正在为老人服务，旁边有老人跌倒时，应立刻叫其他人来协助，如果实在没有人来协助，应把正在护理的老人安顿坐稳，确保安全后方可离开去处理跌倒在地的老人。

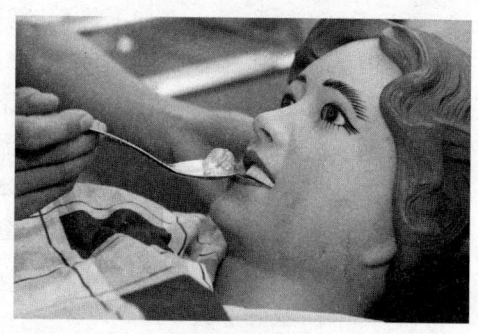

图 13-58　让老人含冰块

操作技术要诀：（图 13-59）
若有老人跌倒时，护理人员心莫慌。
首先单腿跪地上，帮助老人把头昂。
放在跪着的腿上，另一腿呈半蹲样。
双手扶住老人肩，试让老人呈坐姿。
双手交叉胸前放，接着一手托肩膀。
一手托在双膝下，抱起老人到床上。
体重较重的老人，需要两人来完成。
一人由后抱双肩，一人托膝同用力。
同时将老人抬起，轻轻平放在床上。

6. 昏倒在地的老人如何救治

操作技术要诀：（图 13-60，13-61）
若有老人昏倒时，护理人员心莫慌。
先与老人打招呼，若无反应要平躺。
如有义齿请记住，速把义齿来取出。

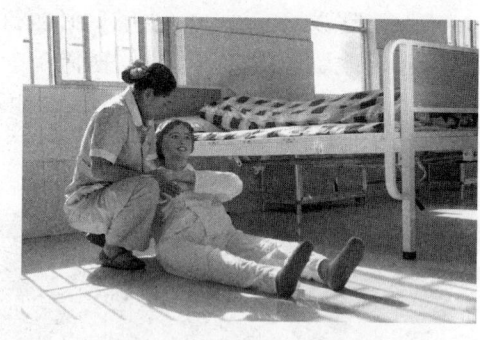

图 13-59　老人跌倒处理

随后一手托住腰,一手扶肩来翻身。
将身翻成侧卧状,将头轻轻侧一边。
托着腰部手收回,一手垫着老人腮。
手指应当向着外,防止口中有残渣。
吸入堵塞呼吸道,造成窒息出意外。
两腿弯曲有间距,急救同时要记住。
请人帮助找医生,及时治疗莫延误。

7. 老人意外摔伤处理

(1) 外出血

操作技术要诀:(图13-62,13-63)
老人如意外摔伤,护理人员莫惊慌。
询问老人的伤情,身体是否有痛处。
根据损伤的情况,就地作适当处理。
伤口流血要压迫,若无敷料包伤口。
床单衣物可包扎,压住伤口不放手。
若是玻璃钉子扎,切勿直压伤口中。
伤口周围施压力,包扎周围的伤口。
伤口包扎要记住,打结勿在伤口处。
异物露出在外面,固定伤口并抬高。
防止血液继续流,抢救同时呼救援。
鼓励除去人心慌,摔伤情况仔细填。

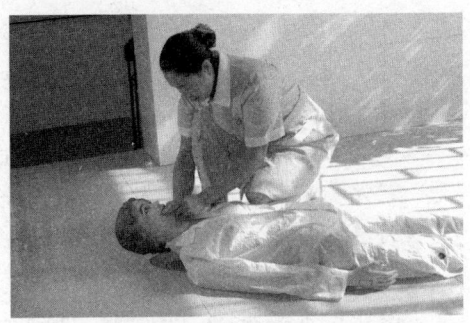

图13-60 昏迷老人处理

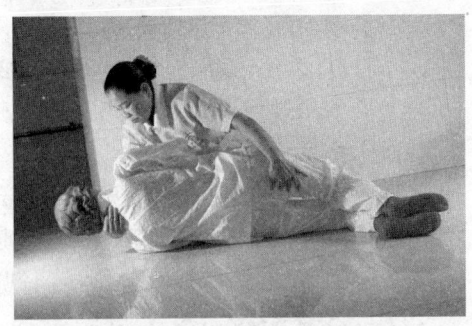

图13-61 昏迷老人处理

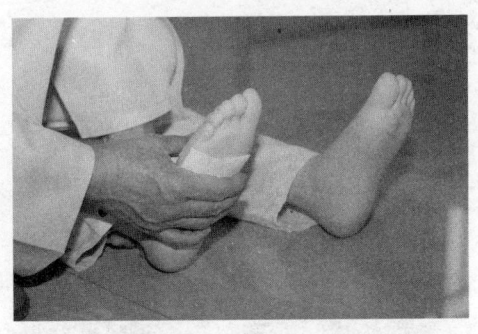

图13-62 伤口处理

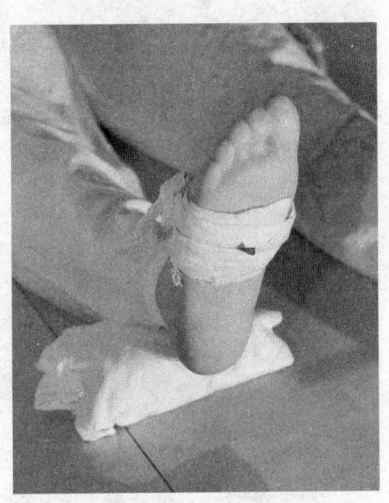

图13-63 伤口处理

注意事项:
动脉出血色鲜红,出血呈喷射状流。
静脉出血色暗红,血液从伤口涌出。
毛细血管出血时,血色鲜红很突出。

缓慢从伤口渗出，外伤出血要细察。
（2）内出血：
操作技术要诀1：
护理人员要注意，如是严重内出血。
老人受伤有表象，皮肤苍白又湿冷。
表情淡漠少言语，呼吸变浅口干渴。
烦躁不安意识乱，身体没有伤口处。
操作技术要诀2：（图13-64，13-65，13-66）
胸部出血的老人，保持半坐位姿势。
腹腔内出血老人，记住下肢要抬高。
大量呕血的老人，卧床静养必执行。
上腹部放冰水袋，注意老人要保暖。
老人若出现休克，稍稍把床尾抬高。
操作技术要诀3：（图13-67，13-68）
咯血老人应静卧，头侧偏轻拍背部。
清除口鼻内血块，保持呼吸道畅通。
切记不搬动老人，鼓励老人轻轻咳。

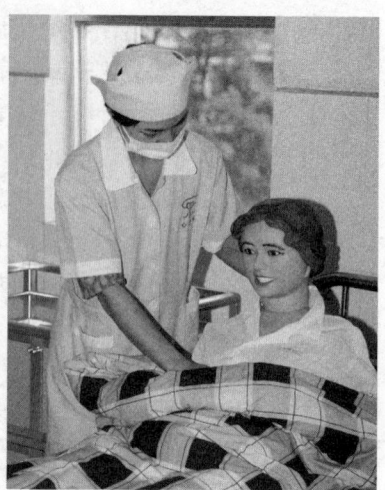

图13-64　胸部出血处理

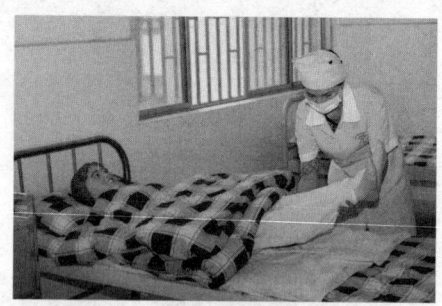

图13-65　腹腔出血处理

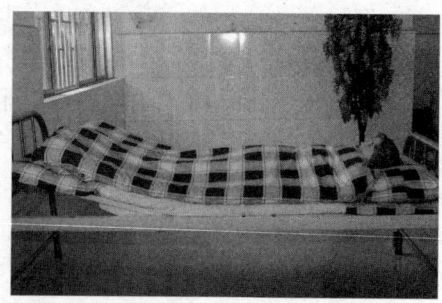

图13-66　腹腔出血处理

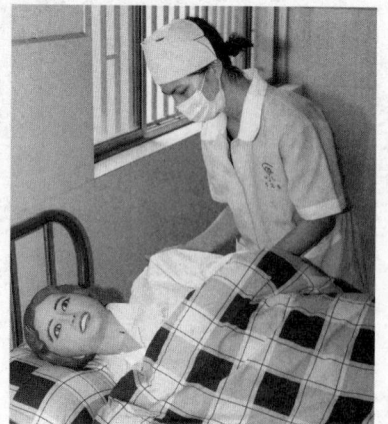

图13-67　咯血老人处理

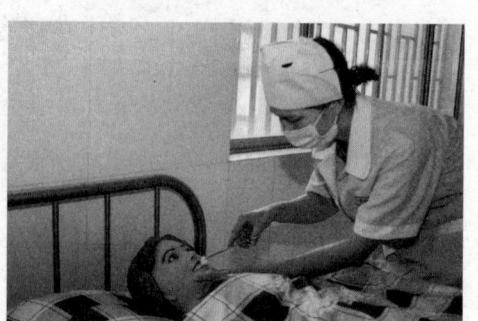

图13-68　咯血老人处理

不能强忍把血咽，立即打急救电话。
细察病情注变化，此时绝对不喝水。
防止手术麻醉时，发生呕吐和窒息。

8. 老人骨折处理

操作技术要诀：

老人不小心摔倒，进行救治要及时。
有疑似骨折症状，进行骨折的处理。
老人意识若清楚，疼痛地方好护理。
若是痴呆的老人，思维凌乱难表达。
全身仔细检查好，是否有肿胀变形。
皮肤颜色是否变，碰触部位否剧痛。
抢救过程呼救援，处理记录认真填。

（1）闭合性骨折处理

操作技术要诀：（图13-69，13-70）

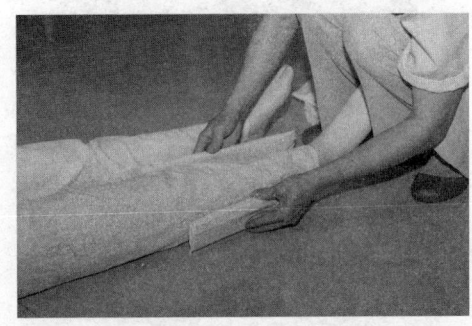

图13-69　老人骨折处理

骨折部位要放松，不可乱搬动老人。
骨折部位先固定，固定部位用夹板。
现场若没有夹板，可用木板和棍棒。
尺子雨伞均可用，厚杂志纸壳均可。
绷带床单撕开绑，受伤部位固定好。
观察受伤的末端，手套鞋袜必须脱。
防止伤处会肿胀，抬高伤处要记住。
上肢下肢有弯曲，断骨部位很危险。
会伤神经和血管。即使搬运不方便。

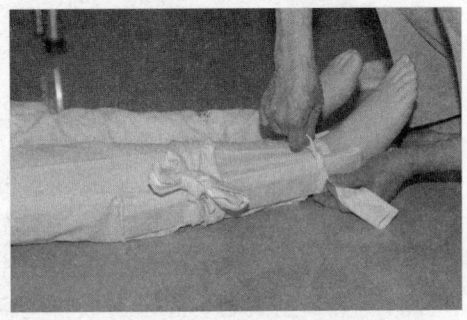

图13-70　老人骨折处理

姿势切不能改变，固定稳当再搬运。
抢救过程呼救援，处理记录认真填。

（2）开放性骨折处理

操作技术要诀：（图13-71，13-72，13-73）

处理伤口要注意，是否有骨刺露出。
如骨折断端在外，轻轻送回伤口内。
服务过程要沟通，分散老人注意力。
骨折部位衣服紧，脱好衣服再固定。
无法脱下剪刀剪，处理伤口后固定。
尺子雨伞均可用，厚杂志纸壳均可。
绷带床单撕开绑，受伤部位固定好。
观察受伤的末端，手套鞋袜必须脱。
防止伤处会肿胀，抬高伤处要记住。
固定稳当再搬运，保持舒适的体位。
抢救过程呼救援，处理记录认真填。

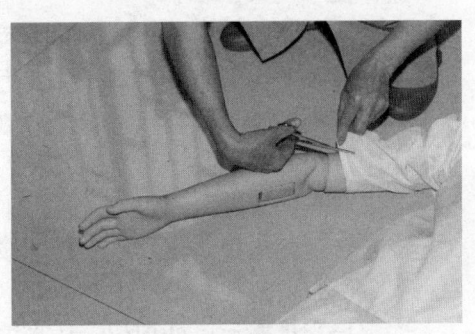

图13-71　老人骨折处理

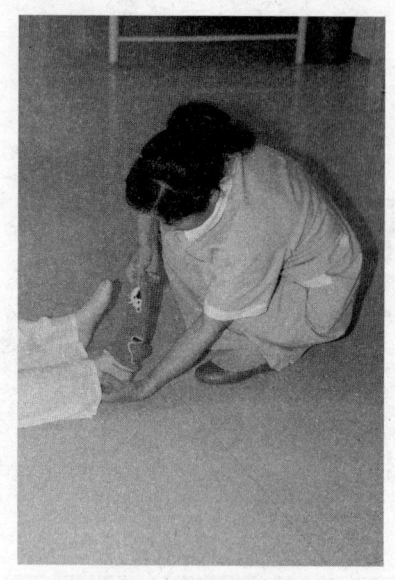

图 13-72 老人骨折处理

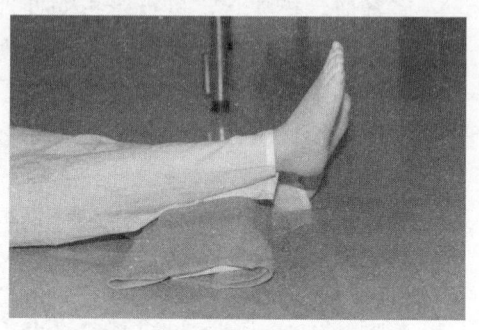

图 13-73 老人骨折处理

(3) 大腿骨折的固定法

操作技术要诀：（图 13-74）
老人大腿骨折时，处理同时呼救援。
服务过程要沟通，分散老人注意力。
夹板贴腿内外侧，外侧夹板要记住。
腋窝直到足尖处，固定夹板要注意。
固定部位按顺序，一绑腿根二膝盖。
三绑脚腕四臀部，五绑腰间六胸部。
没有合适的夹板，定在未受伤下肢。
固定绑带要记住，打结必在腿外侧。
固定稳当再搬运，处理记录认真填。

(4) 小腿〔胫骨、腓骨〕骨折固定法：

操作技术要诀：（图 13-75）
老人小腿骨折时，处理同时呼救援。
服务过程要沟通，分散老人注意力。
两个夹板同腿长，夹板贴腿内外侧。
固定部位按顺序，一绑小腿二脚腕
三绑膝盖四大腿，固定位置要仔细。
没有合适的夹板，定在未受伤下肢。
固定绑带要记住，打结必在腿外侧。
固定稳当再搬运，处理记录认真填。

(5) 手臂〔桡骨、尺骨〕骨折固定法：

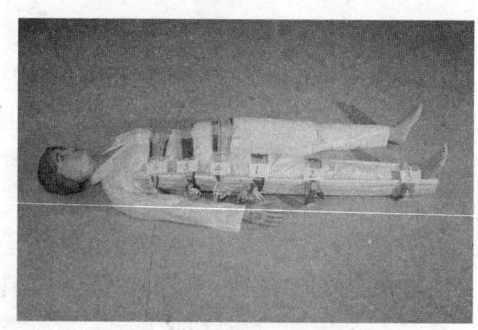

图 13-74 大腿骨折处理

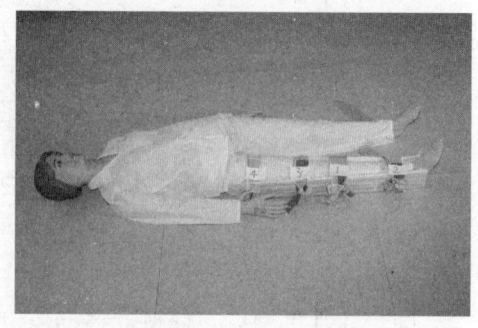

图 13-75 小腿骨折处理

操作技术要诀：（图 13-76）
老人手臂骨折时，处理同时呼救援。
服务过程要沟通，分散老人注意力。
肘关节直至指尖，手臂内外侧夹板。
若只有一个夹板，手背三角巾固定。
注意手心要朝上，也可固定在身体。
固定绑带要记住，打结必在手外侧。
固定过程细观察，处理记录认真填。

（6）肋骨骨折固定法：

操作技术要诀：（图 13-77）
老人肋骨骨折时，处理同时呼救援。
服务过程要沟通，分散老人注意力。
呼吸用手按胸壁，如是疼痛有缓解。
此处可为中心点，紧接宽绷带缠好。
趁着气体全呼出，迅速固定好绷带。
固定部位按顺序，一先绑紧胸中间
二则绑好胸下部，三再绑紧胸上部。
老人呼吸有困难，可将上半身垫高。
固定绑带要记住，打结勿在伤口处。
固定稳当再搬运，处理记录认真填。

（7）足部骨折固定法：

操作技术要诀：（图 13-78）
老人脚足骨折时，处理同时呼救援。
服务过程要沟通，分散老人注意力。
固定可用硬纸箱，纸板坐垫和浴巾。
固定脚趾要外露，打结勿在伤口处。
固定稳当再搬运，处理记录认真填。

注意事项：

老人疾病多样化，每个情况要熟悉。
疾病突发就瞬间，护理过程注观察。
身体变化有特征，勤学勤记勤钻研。
微妙细节不放过，点滴变化都记录。

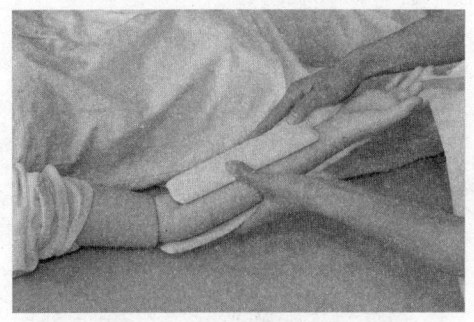

图 13-76　手骨折处理

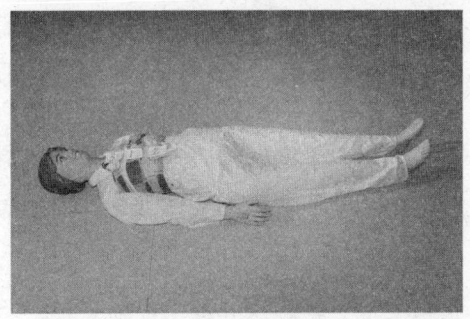

图 13-77　肋骨骨折处理

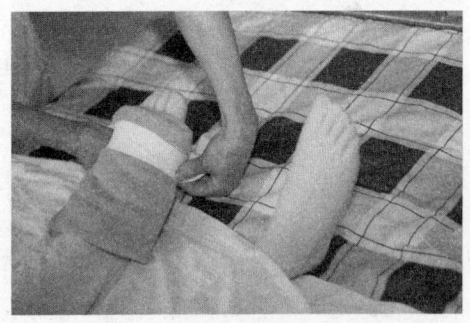

图 12-78　足部骨折处理

第五节　临终关怀

一、给老人愉悦减轻痛苦

准备物品：老人年轻时代照片、喜欢的书籍以及物品、荣誉证书、奖状、老人全家福等，也可播放音乐或电视节目。

（一）安慰老人

操作技术要诀：（图13-79，13-80）

备好物品老人前，愉悦声音先出口。
用手抚摸老人头，随后轻轻坐床旁。
握着老人手轻柔，禁问老人疼不疼。
鼓励赞美好话聊，照片荣誉一起赏。
烦躁骂人摔物品，老人发泄不禁止。
唠叨话语要倾听，点头答应不反驳。
不愿说话的老人，陪着老人听音乐。
昏迷无意识老人，肢体语言更重要。
根据信仰读经书，抚慰老人是目的。
老人变化细观察，舒适卧位要保持。
食物与水按需喂，用药止痛遵医嘱。
陪护过程不离开，护理记录认真填。

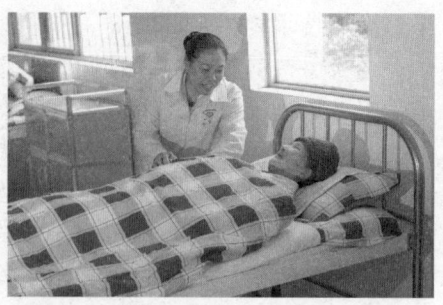

图13-79 临终关怀

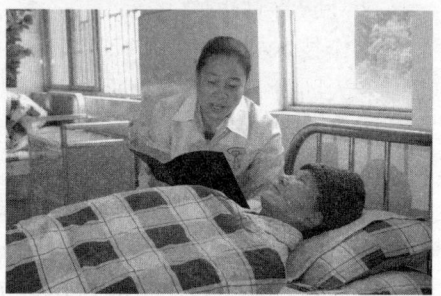

图13-80 临终关怀

（二）安慰家属

准备物品：房间布置要温馨，光线充足，有花、茶水、水果、书籍、报纸等。

注意事项：

尽量陪在家属旁，多给安慰与胆量。
放松心情陪老人，减少老人无助感。
指导家属来护理，帮助儿女尽义务。
家属安慰和关怀，老人喜乐满心怀。
后事物品准备好，减轻家属的负担。

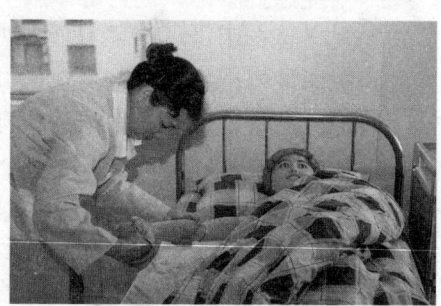

图13-81 遗体护理

二、遗体照料护理

准备物品：塑料水桶、温水、毛巾、寿衣。

操作技术要诀：（图13-81，13-82）

物品备齐老人前，服务过程话不停。[1]
洗脸完毕再脱衣，擦手前胸后擦背。
里衣外衣穿齐后，脱裤再擦好下身。
穿好里裤穿外裤，后穿袜子再穿鞋。
帽子戴好床单盖，脏衣脏裤收干净。
整理遗物要仔细，逐一逐项理清楚。

---

[1] 在做最终末护理（即遗体料理）时，我们通常是边给故去的老人擦身穿衣，边和他说话，就像老人仍在世一样。这也是一种对老人的尊重，祝福他一路走好！

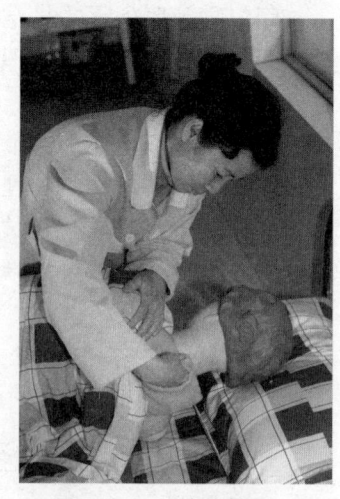

图13-82 遗体护理

交清遗物要签字，护理记录认真填。

三、终末清洁消毒

准备物品：消毒液、紫外线灯、毛巾、水桶等。
操作技术要诀：（图 13-83，13-84）
老人尸体送走后，及时消毒保清洁。
打开房间先通风，老人遗物收拾好。
床单被套要浸泡，浸泡时间三十分。
枕心被褥不忘晒，暴晒时间六小时。
配好消毒液擦洗，先擦墙面和柜子。
再擦床铺床头柜，再到地面卫生间。
最后紫外线消毒，时间用好四十分。
老人送走一天内，终末消毒必完成。
操作完毕物收好，消毒方式作记录。

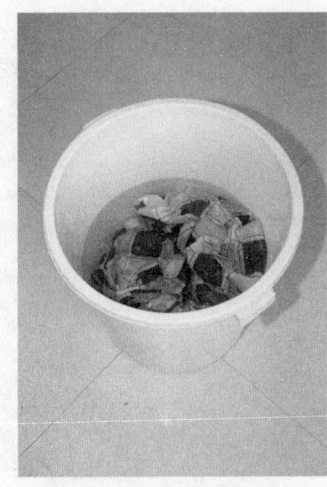

图 13-83 被褥消毒

第六节 消防器械操作方法

一、各类消防器材的使用方法

（一）干粉灭火器

适用范围：主要适用于扑救各种易燃、可燃液体、气体，以及电器设备火灾。
操作要诀：（图 13-85，13-86）
右手握稳着压把，左手托住好底部。
轻轻取下灭火器，右手提着向火跑。
距离火源二米处，取下保险销铅封。
迅速拔掉保险销，左手握稳着喷头。
右手用力压压把，左手喷头对准火。
对着火根摇摆喷，点滴火星不放过。

（二）泡沫灭火器

适用范围：主要适用于扑救各种油类、木材、纤维、橡胶等固体可燃物火灾。
操作要诀：
右手握稳着压把，左手托住好底部。
轻轻取下灭火器，右手提着向火跑。
距离火源八米处，右手捂住喷嘴部。
左手抓筒底边缘，头顶朝下底朝上。
用力上下抖动摇，立刻松开喷嘴口。

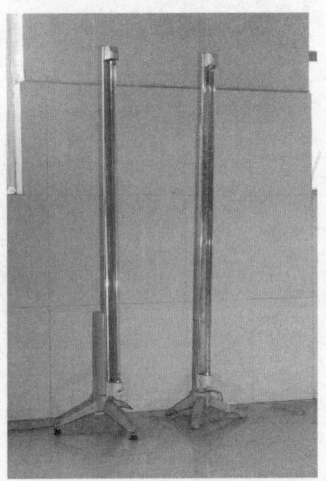

图 13-84 紫外线消毒灯

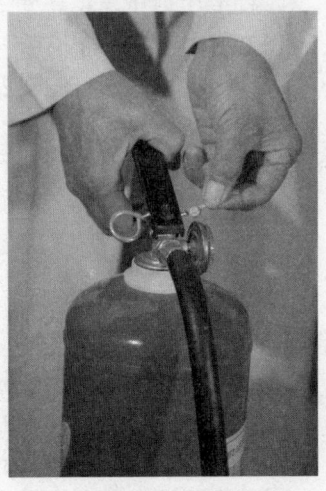

图 13-85 灭火器操作法

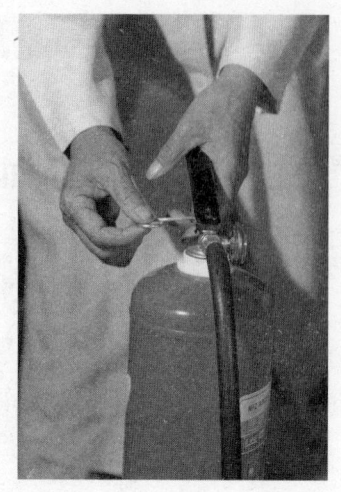
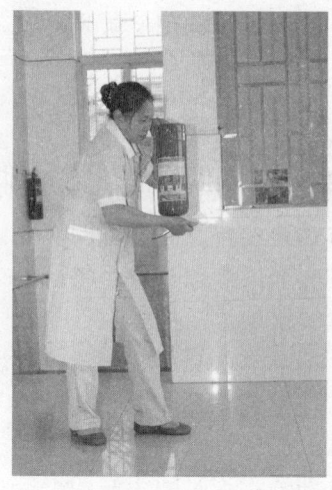

图 13-86A 灭火器操作法　　　图 13-86B 灭火器操作法

右手抓住筒耳部，左手抓筒底边缘。
喷嘴对准燃烧区，喷射过程往前走。
围着火焰喷灭绝，任务完成须注意。
灭火器必躺下放，记住喷嘴要朝地。

（三）二氧化碳灭火器

适用范围：主要适用于扑救易燃、可燃液体、气体，以及仪器仪表、图书档案、工艺品和低压电器设备等的初起火灾。

操作要诀：（图 13-87，13-88）

右手握稳着压把，迅速提到火现场。
距离火源二米处，取下保险销铅封。
迅速拔掉保险销，左手握着喇叭筒。
右手用力压压把，对着火源根部喷。
喷射过程往前推，直喷火焰全灭绝。

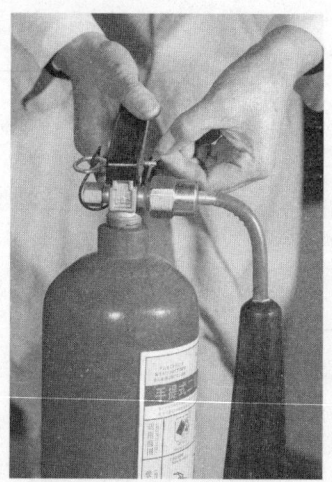

图 13-87 灭火器操作法

（四）推车式干粉灭火器

适用范围：主要适用于扑救易燃液体、可燃气体和电器设备的初起火灾，本灭火器推移方便，使用简单，灭火效果好。

操作要诀：（图 13-89，13-90，13-91）

迅速把车火前推，右手抓住喷粉枪。
左手展开喷粉管，胶管注意不打结。
取下保险销铅封，迅速拔掉保险销。
顺手按供气阀门，左手持住枪管托。
右手抓紧枪管把，手指扳动管开关。
对准火焰直喷射，喷射过程往前走。

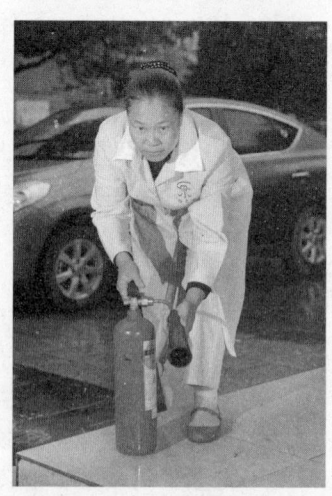

图 13-88 灭火器操作法

左右摆动喷粉枪，直喷火焰全灭绝。

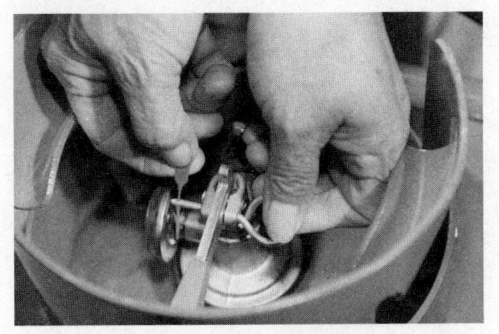

图 13-89　灭火器操作法

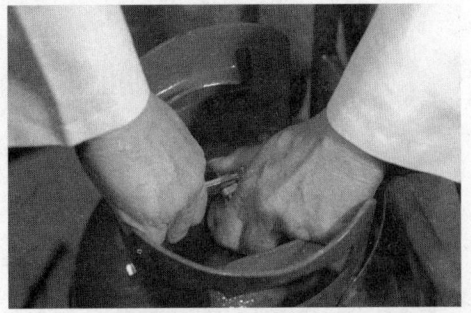

图 13-90　灭火器操作法

二、注意事项

发现火灾大声叫，镇定按规程操作。
若是电线起火灾，先把电闸来关闭。
迅速拿起灭火器，直喷火焰的根部。
如是其他起火因，是水还是灭火器。
直接喷射火源头，湿毯湿被可用上。
盖住火焰的根部，导致缺氧火灭绝。
湿毯湿被堵门缝，禁烟禁火灾蔓延。
开关插座常检查，潮湿天气注线路。
易短路来易起火，干燥天气特注意。
焦味糊味不放过，老人躺着禁吸烟。
房间禁火机火柴，防火意识牢牢记。

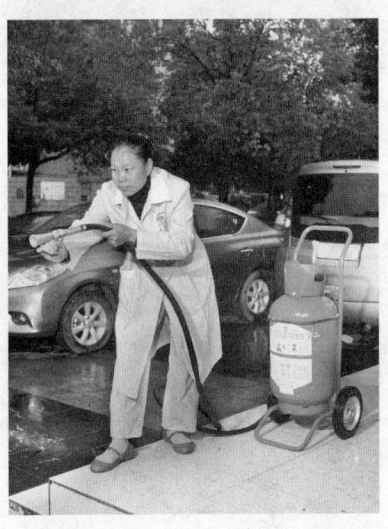

图 13-91　灭火器操作法

案例

黄女士，57 周岁，做手术导致植物状态，于 2006 年 5 月进入养老院，丈夫张先生非常疼爱黄女士，冬天由于天气寒冷，有一天他买了一款两个灯泡式的浴霸带到养老院，要求护理员每次换尿片、翻身及擦洗身子时插上电，对准黄女士照着，免得冻着，护理员告诉他，浴霸不能在床上使用，并且告诉张先生拿回家放在卫生间使用，同时又对他说，每次给患者进行护理时会注意保暖，让他放心，当护理员完成服务走开后，张先生就将浴霸插上电源放在了妻子的脚旁边，并且把棉被盖上，过一阵子他发现太热了，就把插头拔掉，关上电源回家了。当护理员闻到了焦糊味跑来时，把被子掀开，垫被棉胎已烧了一个大洞，庆幸没有造成人员伤亡。张先生以为关上电源并已拔掉插销就没事了，但浴霸温度过高，被褥已烤得非常干燥，再加上他走时，浴霸没有拿出来，盖在被子底下，温度无法散发导致起火。

从这个案例中看到，在护理工作中防火是非常重要的，上班勤巡查才能发现问题，及时处理，敏捷的反应和嗅觉能力也是每个护理员都要具备的。

附　　录

表1　老年人护理级别评估表

护理级别		老人情况
自理		意识清楚，思维功能及言行举止正常，没有无端举止言行，无行为能力障碍，自己能打水洗脸、洗澡、洗衣服、倒痰盂。
半护理	一级	意识正常，自己能走路、吃饭，但动作迟缓，帮助做好洗澡准备，自己能独立洗澡，自己能大小便。
	二级	肢体功能部分丧失，自己能缓慢行走，能自己进食，大小便能自理，需要他人帮助洗澡。
全护理	一级	意识和语言表达清晰，肢体功能丧失，但扶起能自己坐，大小便清晰，能自己进食，包括安静型阿尔茨海默病（记忆衰退，生活规律时有失常，情绪稳定）老人。
	二级	肢体功能丧失，卧床不起，大小便失禁，不能自己进食或吃半流食者及精神障碍性阿尔茨海默病。
	三级	肢体功能丧失，卧床不起，大小便失禁，不能自己进食或吃流食。包括暴躁型阿尔茨海默病（记忆衰退，生活规律失常，易激怒，乱走，大声喧哗，乱拿别人东西，有暴力倾向，破坏力强）老人。
特级护理		（具体情况另议）

表2　老年人护理难度系数评估表

姓名			性别		年龄		房间床位	
		护理项目情况分类					护理难度系数	老人选项
护理项目	洗脸漱口洗脚	1. 自己完全自理					1	
		2. 需要帮助打水，自己洗脸、漱口					2	
		3. 完全依靠护理员					3	
	吃饭或喂饭	1. 自己吃饭					1	
		2. 需要喂饭，吃得很快，10分钟之内					2	
		3. 需要喂饭，吃得较慢，10～15分钟					3	
		4. 需要喂饭，吃得很慢，15分钟以上；或在喂饭时乱动，导致很难喂饭					5	
		5. 躺在床上喂流食					3	

续表

姓名		性别		年龄		房间床位	
护理项目	饭量	1. 很少，一小碗				1	
		2. 正常饭量				2	
		3. 一大碗，接近双份				3	
	起床穿衣睡觉脱衣	1、自己起床穿衣，睡觉脱衣，不需要帮助				1	
		2. 手脚不便，需要协助起床穿衣、睡觉脱衣				3	
		3. 半身不遂，需要全程帮助起床穿衣、睡觉脱衣				5	
		4. 不能起床，在床上更换衣物、翻身				6	
	洗澡频率	1. 天冷时一周1次，天热时一周3～4次				2	
		2. 天冷时一周1～2次，天热时一天一次				4	
		3. 天冷时一周2～3次，天热时一天1～2次				6	
		4. 天冷时一周3次以上，天热时一天一次以上				8	
	洗澡方式	1. 自己打水，自己洗澡				1	
		2. 帮助打水，自己洗澡				3	
		3. 帮助打水，帮助洗澡，帮穿衣服				5	
		4. 不能下床，在床上擦身、洗澡和换洗衣服				6	
		5. 偏瘫，需要全程负责帮助洗澡，帮穿衣服				8	
	大便处理	1. 能自行处理				1	
		2. 脚能支撑，需要有人帮脱裤子，擦干净				3	
		3. 手脚无力不能支撑，需要有人帮助抱上、抱下马桶，脱裤子，擦干净				5	
		4. 不能下床，大小便在床上放便盆处理				4	
		5. 不能下床，大小便拉在床上，换洗尿片和床单被套				5	
		6. 大小便拉在床上，经常弄脏床单被套，要经常换洗尿片和床单被套				6	
	小便处理	1. 能自理				1	
		2. 脚能支撑，需要有人帮脱裤子（女）				2	
		3. 手脚无力不能支撑，需要有人帮助抱上、抱下马桶，脱裤子（女）				3	
		4. 不能下床，小便在床上放便盆处理（女）				4	
		5. 不能下床，小便拉在床上，换洗尿片和床单被套（女）				5	

续表

姓名			性别		年龄		房间床位	
护理项目	小便处理	6. 小便拉在床上，经常弄脏床单被套，要经常换洗尿片和床单被套（女）				6		
		7. 不能自理，需要帮套尿袋（男）				3		
		8. 需要套尿袋，但经常扯掉尿袋，弄湿尿布或床单、被套等（男）				6		
	大小便次数	大便	1. 一周一次			1		
			2. 2~3天一次			2		
			3. 1~2天一次			3		
			4. 每天一次			4		
			5. 一天一次以上			5		
		小便	1. 每3~4小时一次			男1	女2	
			2. 每2小时一次			男2	女3	
			3. 每1小时一次			男3	女4	
			4. 每1小时一次以上			男4	女5	
	体重	1. <30kg				1		
		2. ≥30kg				2		
		3. ≥35kg				3		
		4. ≥40kg				4		
		5. ≥45kg				5		
		6. ≥50kg				6		
		7. ≥55kg				7		
		8. ≥60kg				8		
		9. ≥65kg				9		
		10. ≥70kg				10		
		11. ≥75kg				11		
		12. ≥80kg				12		
	四肢灵活程度	1. 四肢灵活，可以完全自理				1		
		2. 手脚不太灵活，但是可以正常活动				2		
		3. 脑卒中偏瘫，半身能动				3		
		4. 脑卒中偏瘫或年纪大，四肢无力不能动弹				4		
		5. 四肢曲折紧贴身体				5		

续表

姓名			性别		年龄		房间床位	
护理项目	家属探视频率	1. 每周一次或以上					1	
		2. 每10~15天一次					2	
		3. 每20~30天一次					3	
		4. 一个半至两个月一次					4	
		5. 两个月以上一次					5	
	情感陪护	1. 不需要					1	
		2. 感觉寂寞,需要找人聊天说话等					3	
		3. 除需要找人聊天说话外,还喜欢打牌、下棋等					4	
		4. 脾气古怪,只信任某一特定的护理员,生活习惯也很特别,爱骂人					6	
	对电视节目的偏好	1. 不看电视或对电视节目无要求					1	
		2. 对某些电视节目有偏好					2	
		3. 脾气较大,一定要看自己喜欢的电视节目					3	
		4. 为了看自己喜欢的节目,常与其他老人发生冲突					8	
	精神状态	1. 精神正常,很少走动或不能动					1	
		2. 精神正常,经常串门、跑上跑下					2	
		3. 轻度痴呆,很少走动或不能走动					2	
		4. 轻度痴呆,经常走动、串门					3	
		5. 重度痴呆,安静型,不能走动,不会反抗					2	
		6. 重度痴呆,安静型,不能走动,有时会反抗					3	
		7. 情绪较狂躁,经常会胡言乱语,大喊大叫,不能走动,会反抗					5	
		8. 情绪很狂躁,经常会胡言乱语,大喊大叫,乱走动,会反抗					8	
	抗拒行为	1. 没有					1	
		2. 对子女或家属有些抗拒(不理不睬闹情绪等)					3	
		3. 对子女或家属很抗拒(发脾气、摔东西等)					5	
		4. 对养老院有些排斥、抗拒(经常吵闹,或是对养老院住宿、伙食、服务等比较挑剔)					7	

续表

姓名			性别		年龄		房间床位	
护理项目	抗拒行为	5.对养老院很排斥、抗拒（经常大吵大闹，或是对养老院住宿、伙食、服务等很挑剔，常与其他老人发生冲突，或有自残、自杀等行为）						
		护理项目难度系数总和为：_____ 记录人：_____ 老人家属确认：_____ _____年____月____日						

表3 康复护理记录表

姓名		性别		病因次数		护理级别		床号	
目前状况及训练目标									
第 期		上午			下午			训练情况	
日期									
日期									
日期									
日期									
日期									

康复师签名： 护理员签名：

(一) 从日常生活能力进行观察

表 4 病情观察表

观察内容	一般观察点	其他观察点	打分	结论
沟通能力	清醒度、语言、面部表情、手势	视力、听力、动机与想法、社交行为、与朋友或家庭的联系		
行动能力	姿势、行动与移动方式及能力、手势	痛感、防卫行为		
生命重要指征	脉搏、血压、呼吸、体温、痛感、清醒度	面部表情、手势		
呼吸能力	呼吸状况、痰	脸、手、脚发绀、缺氧		
自理能力	皮肤状况、黏膜状况	进行自理的能力		
饮食	营养状况、胃口、饮食行为能力	喜爱、厌恶的口味		
排泄物	大便、小便、痰、呕吐物、汗	颜色、味道		
穿着	方位感、行动能力	穿着挑剔、无所谓		
睡眠	睡眠时长、规律、质量	卧位、姿势		
日常安排	日常计划	不想动、无法执行		
性别感觉	泌尿系分泌物、行为方式	衣着选择、首饰或化妆的愿望、角色行为		
安全保障	自我防卫、移动方式、方位感	判断方向与定位能力、认知与反应能力		
社交生活	清醒度、沟通能力	兴奋、被动		
生存体验	社交行为、动机与想法	胆怯、纵容、勇敢		

（二）对具体病情进行观察

表5 姿势

症状	可能原因	结论
卧位异样，疲惫而不整洁	总体状况下降、脑卒中后的状态、休克、体重下降、低血糖、发热、抑郁等	
坐起或双臂撑在枕头上，坐到桌边把双臂摆到桌上	呼吸困难、肺病、胀气等	
侧身躺着，双腿蜷曲	胃痛、阑尾炎、防卫姿势、肢体萎缩	
坐时上半身向前倾俯	骨质疾病、脊椎病变	
部分躯体不能活动	伤口或神经障碍、脑卒中后的状态、脑部损伤、神经萎缩等	

表6 行走

症状	可能原因	结论
小步拽足行走，不能正常抬腿	帕金森病、高龄、身体虚弱	
跛行	髋关节移位、椎骨发炎、腿部有肿胀或骨折	
步伐不连贯，走一下、停一下	动脉血循环障碍、间歇性绞痛	
行走迟缓	瘫痪前兆、虚弱、精神负担过重或忧虑过度	
瞒跚	足部异常、髋关节痛	
步伐紊乱不稳	肌肉组织损伤、高龄、帕金森病	

表 7 动作连续性

症状	可能原因	结论
手、脚、躯干有控制不住的动作	亨廷顿舞蹈病、神经系统疾病、脑卒中、脑淤血	
动作缓慢	帕金森病、阿尔茨海默病、有痛感、抑郁	
动作停滞	帕金森病	
手脚轻微震颤	帕金森病、服用药物（如精神病类药物）	
动作紊乱不稳	高热、虚弱、疲惫、低血糖、服用药物（如精神病类药物）	
双手长时间紧握或不停摆弄衣服的扣子或带子	阿尔茨海默病、恐惧、不安	

表 8 眼部

症状	可能原因	结论
眼睛发红	哭泣、眼睛过干、眼部感染、过敏	
眼睛发痒（由病人告知）或有明显的摩擦痕迹	过敏、眼睛过干	
眼白发黄	胆管阻塞、肝炎、红细胞分解加快导致血胆红素浓度增高（溶血性黄疸）	
单侧眼睑下垂	脑卒中、眼睑腱膜退化、面神经炎	
眼睑发肿	肾病、对脸部或护发用品过敏	
瞳孔扩大	服用抗生素、止吐或止痛药物	
瞳孔缩小	服用止痛药	
瞳孔留滞	濒临死亡	
眼睑颤动	痉挛、眼睛过干	

表 9 面部

症状	可能原因	结论
"面具脸"（面部肌肉运动减少，表情呆滞）	帕金森病、抑郁	
面无表情、单侧脸部肌肉绷紧	脑卒中后遗症	
口眼歪斜	脑卒中（如在发作中应尽快通知医生）	
对外界刺激无明显表情反应	晚期阿尔茨海默病、服用精神病类药物	
面部绷紧扭曲	疼痛、肌体损伤、恐惧	

表 10 声音与语言

症状	可能原因	结论
说话声音非常低，只有嘴唇动	极度疲惫、虚弱、服用精神病类药物、濒临死亡	
单调应答	对谈话不感兴趣、极度疲惫、脑损伤	
语调焦虑	焦虑、阿尔茨海默病、精神分裂、精神创伤	
语调悲伤	抑郁	
语调忧虑	恐惧、精神疾病	
尖声大喊	恐惧、防卫、歇斯底里（护理记录中对此要有具体的行为描述）	
说话声音低哑	长时间高声喊叫、喉部或气管疾病	

表 11 呕吐

症状	可能原因	结论
饭前呕吐	厌食	
饭后呕吐	肠胃炎、厌食	

289

续表

症状	可能原因	结论
大量进食后呕吐	肠胃病、食管或胃肿瘤	
与进食状况无明显联系的剧烈呕吐	脑肿瘤、脑膜炎、放射疗法、肠道梗阻	
连续性呕吐	脑肿瘤、肝或肾疾病、食物过敏（如奶制品或高蛋白食品）	

表 12 排尿

症状	可能原因	结论
尿量少	喝水少、多汗、高热（每升高1℃体温每24小时需消耗1升水）、腹泻、心脏衰竭	
尿量多	喝水多、糖尿病、慢性肾炎、心脏功能障碍	
红色尿	急性肾炎、尿道结石、肿瘤	
黄褐色尿	急性黄疸型肝炎、胆道梗阻	
尿有甜味	糖尿病	

表 13 排便

症状	可能原因	结论
排便量增加	胰腺病变（如胰腺炎）、小肠的再吸收能力下降、大量摄入碳水化合物或粗纤维食物	
排便量减小	食物摄入量小、严重偏食、蛋白质摄入量大	
排便量少，但排便次数增多	乳糖摄入量较大	
无法或无意识控制排便行为	大便失禁、肛门附近神经功能障碍（如由小肠手术或骨盆射线治疗等引起）、脑功能障碍	

表 14 皮肤颜色

症状	可能原因	结论
皮肤苍白、灰白、乌黑	心脏衰竭、贫血、食物摄入量过少、大量出血、血压过低、休克、血小板减少导致皮肤坏死	
皮肤发紫	心脏衰竭、哮喘、心肌梗死	
皮肤发红	强烈日照、高热、血压过高、射线治疗、血液循环系统功能障碍、激素分泌失调	
皮肤发黄	青肿消退、肝炎、胆汁分泌失调、肾移植	
皮肤褐色	强烈日照、射线治疗、激素分泌失调	
皮肤棕红	病人涂了棕红色软膏或乳液（如含碘软膏）	

表 15 身体气味

症状	可能原因	结论
丙酮味（类似于烂苹果或指甲油的气味）	糖尿病、糖尿病性昏迷、过度节食（饥饿性酮症）	
尿味	尿失禁、个人卫生状况差、尿毒症	
坏疽气味、腐败性臭味或甜味	脓疱、溃疡、组织坏死、腐败	
甜味口臭	白喉、葡萄球菌感染、假丝酵母菌感染	

表 16 疼痛感

症状	可能原因	结论
突然的尖锐剧痛	意外导致的骨折或器官损伤	
阵痛	发炎、神经炎、脓疱	

续表

症状	可能原因	结论
突然出现的胸部疼痛,伴有呼吸困难或心悸	肺栓死、心肌梗死(女性患者的症状可能伴有虚弱和呕吐)	
脚底和小腿肚疼痛	下肢静脉曲张	
背部大面积隐痛	肌肉紧张	
痉挛疼痛	通常出现在腹部(便秘、肠梗阻等)	
火烧般疼痛	严重炎症或神经损伤	
阵发性绞痛	结石(肾、膀胱、胆囊等)	

表17 睡眠障碍

症状	可能原因	结论
嗜睡:睡眠时长因人而异,老年人正常睡眠时长约为6.5小时。嗜睡老人的症状为:反复躺下,整天眼皮发沉、打哈欠,总觉得很累,较早休息,不愿起床	较大精神压力,一般疾病,脑部病变(如阿尔茨海默病、帕金森病),精神障碍,重病康复期,服用安眠药、止痛药或精神病类药物	
失眠:老人无法入睡、整夜无眠(这个观察很花时间,但很重要)或者老人在夜里反复醒来,不能在有效睡眠时间内熟睡,有些老人感觉自己"一整夜没睡着"。很有必要对这类老人进行细致观察	心理压力,恐惧、担忧、抑郁,由高热或心律不齐导致的焦虑不安,睡前活动过于活跃(如看了使人兴奋的电影或看书),双脚或全身感觉冰冷,饥饿,就寝时间太迟,由痴呆导致睡眠节奏变化等,高血压、心悸、疼痛、激动、恐惧、担忧、抑郁、异味(尤其在凌晨2点到4点之间),噪声、异味,跟平时不同的睡眠环境(如气温太高或太低等)	